U0289452

花韵楼医案

（四卷本）

【清】顾德华 ◎ 著

宋立人 赵鸣芳 ◎ 辑校

蒋文杰 ◎ 参校

全国百佳图书出版单位

中国中医药出版社

·北京·

图书在版编目（CIP）数据

花韵楼医案：四卷本 /（清）顾德华著；宋立人，
赵鸣芳辑校 . -- 北京：中国中医药出版社，2024. 12
ISBN 978-7-5132-9028-9

Ⅰ. R249.49

中国国家版本馆 CIP 数据核字第 2024N4E086 号

中国中医药出版社出版

北京经济技术开发区科创十三街 31 号院二区 8 号楼
邮政编码　100176
传真　010-64405721
河北品睿印刷有限公司印刷
各地新华书店经销

开本 880×1230　1/32　印张 13.125　字数 282 千字
2024 年 12 月第 1 版　2024 年 12 月第 1 次印刷
书号　ISBN 978 - 7 - 5132 - 9028 - 9

定价　78.00 元
网址　www.cptcm.com

服 务 热 线　010-64405510
购 书 热 线　010-89535836
维 权 打 假　010-64405753

微信服务号　zgzyycbs
微商城网址　https://kdt.im/LIdUGr
官 方 微 博　http://e.weibo.com/cptcm
天猫旗舰店网址　https://zgzyycbs.tmall.com

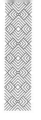

内容提要

　　本书是清代道咸间吴中著名女医顾德华所著，收录了顾氏一生所诊治的妇科疾病、内科杂病、外感热病等方面卓有成效的一百多例精彩医案。书中记录医案多为连续诊治，少则数诊，多则数十诊。顾氏医案颇具特色，行文舒展流畅，如行云流水，大有散文风格，没有刻板模式。书中医案记录翔实，对病情辨析精当，论述深入浅出，引用前人方药，多据证化裁，师古而不泥古。部分医案还附述医嘱，指导患者调养病体，怡襟畅怀，实为医案中难得一见之佳作。

　　1936年杭州裘庆元辑《珍本医书集成》时刊载《花韵楼医案》，可惜仅为原著中一卷，医案内容不足全书四分之一。为还原《花韵楼医案》全貌，弥补《珍本医书集成》中裘庆元氏之遗憾，现代著名中医学家宋立人、赵鸣芳教授，以家藏稿本为底本进行整理校注，并对顾德华生平进行详细考证，制作年谱，对其学术特点进行了初步梳理，为广大学者研究一代女医的学术思想和临证经验提供便利。

前　言

　　顾德华（1817—1868），字鬘云，因随夫姓，又称程鬘云。江苏吴县人，为清代道光、咸丰年间吴中著名女医、诗人。

　　顾德华早年师从"吴门七子"之一的韦光黻习国学诗文，成为苏州城中小有名气的闺秀诗人。著有《花韵楼诗稿》，不幸散佚。目前所存遗作只得十篇。顾氏自幼体弱多病，十六岁时身患暑温重证，濒临危境，后经救治，转危为安。翌年，其父顾开均患肺痈，因调治不当，不久病情转剧，几至不起，后经名医陈莘田挽治，方得脱离险境。由于两次涉于险境，顾氏深感医学之重要，感念只有医学之道，才能救人于生死之间，故谓之仁术。从而抛弃绣事，立志学医，遍览群籍，上自《黄帝内经》《伤寒论》诸家经典，中及许叔微、刘河间、李东垣、朱丹溪等诸家论著，下逮叶天士、薛生白温病学说，潜心研读，蹈实进取，"惟志、惟勤"，锲而不舍，历经八年，从而打下了坚实的医学理论基础。

道光庚子年（1840年）因罹患咳血之疾，顾氏至毗陵（今江苏常州）请名医李青崖诊治。在疗养过程中，李师发现顾氏"质地高明，本具夙慧"，且"灵光所到，触处皆通"，遂主动提出为其讲授医学，并收为门人。顾氏尽得李师所传，学以致用，磨炼一年，便医术大进。病愈分别之时，李师又谆谆教诲其，行医应"上报亲恩、中济疾厄、下救贫病"。顾氏在韦、李两位老师的培育和指引下，成长为一名多才好学、文化底蕴深厚、医学基础扎实、医德风尚卓越的吴中女医。行医之始，所治患者绝大多数是亲戚朋友相互介绍延请者，因疗效卓著，很快医名远播。她对每一位患者都能精诚相待，亲若家人，省疾诊病，精细周详，仁心仁术，深得社会好评。韦光黻曾赞扬道：女子能"昌明医道，淹博贯通者，于世少见"。

顾氏丈夫程文治，字夔梅，亦精医道，受业于名医陈莘田门下。顾氏夫妇志同道合，伉俪情深。其夫为人开明通达，正是由于丈夫的全力支持，顾氏方能专心致志于医疗事业，为病者服务，而且不断地发展提高。不幸的是夔梅英年早逝，致德华的后半生陷入了凄戚清苦的困境。

《花韵楼医案》是顾德华在韦师的建议和不断催促下，向病家索回"存而未失"的病案，于"深宵灯下，手编四卷"，从咸丰癸丑（1853年）春季开始，至庚申年（1860年）完稿（据汪朝棨跋）。总计收载病案86例。并于壬戌年（1862年）、戊辰年（1868年）撰医论两篇。

顾氏《花韵楼医案》具有多方面的特色，受到医学界的广泛重视：

1. 记载的病案通常数诊连续，从初诊开始到治疗结束，反映了疾病演变的全过程。如陶姓膈症一案，连续诊治三年余，共47诊，可使读者从中获得对该病比较全面的认识，同时对医案的可信度也有一定提高。正如清·叶霖批评《临证指南》的某些病案时说："是否有效，抑或偾事，不得而知。"关于这一点就无此顾虑了。

2. 顾氏采集症状详细周密，四诊俱全，妇女之间，更无隔阂，每能见微知著，辨病精确而及时，对病机描述，深切精当。

3. 引用古方多据证灵活化裁，"悟其理者，应变无穷"，认为泥古不化，即成糟粕。

4. 对不同意见和错误观点，常会相互探讨，或据理力争或提出批评，加深了对病证的理论认识。

5. 关切患者，病案中有许多体恤关怀患者和家属的语言和情节，使医案充满了人情味。

综上所述，《花韵楼医案》所涉内容丰富多彩，不是只有证、脉、方、药的八股式的刻板式方案所可比拟。

本次整理由现代著名中医学家、本草学家、文献学家、《中华本草》总编宋立人先生领衔。先生以鲐背之年，残年风烛之躯，亲为校订，历时共三载，易稿凡五次，呕心沥血，寒暑不辍，终于去夏稿成，然未及付梓，却因心力耗尽，遽归道山。回首其一生，出生于杏林世家，幼承庭训，矢志岐黄，躬耕文献，著作等身，然垂暮之年，仍壮心不已，孜孜矻矻，至死方休，思之不禁令人怆然泪下！余为全其夙愿，收集遗稿，加以修订，并将之付诸梨枣。为全面展示顾氏学术思想，根据主校本、参校本内容，将原书中并未收录的部分附录于后，以供学习参考。此外，书中对顾德华生平及其与同时代另一位名医顾德昌的兄妹关系等问题进行了详细的考证，并制作年谱，对其学术思想特点进行了初步梳理，还原了《花韵楼医案》的全貌，弥补了《珍本医书集成》之缺憾，同时也希望为广大学者研究一代女医的学术思想和临证经验提供便利。然本人水平有限，书中难免诸多错误，望诸位专家、读者提出宝贵意见，以便再版时修订提高。

赵鸣芳

2024 年 7 月于南京凤凰熙岸

校注说明

    为了恢复和保持顾德华《花韵楼医案》的原貌、特色，首先通过对各种版本相互校对，确定了底本、主校本与参校本。清末以来《花韵楼医案》辗转传抄的版本甚多，经收集整理主要有以下几种：《花韵楼医案》苏州顾允若家藏本，后经宋文烈寅伯抄写，宋爱人校勘，计四卷，简称四卷本。《花韵楼医案》程幼云抄本，五卷，后附医论二篇。扉页有程慈培、幼云女士章。藏上海中医药大学图书馆，简称五卷本。此版本前四卷与顾氏家藏本相同。《花韵女史医案》抄本，不分卷，为顾德华最早的资料性的初稿，内容甚杂，包含序言、医案稿、诗稿等。印行出版者一种：1936年裘庆元《珍本医书集成》第四册医案类刊行的《花韵楼医案》（简称医书集成本），内容是四卷本中的第四卷、五卷本中的第二卷。

    必须说明的是关于五卷本第五卷的问题。经初步考查，四卷本与五卷本中的前四卷所收医案相同，都是 86 个数诊连载的病案，是顾氏亲自编撰的正稿。而所谓第五卷中的病案，内容、体例与前四卷截然不同：患者姓名、住址、诊次，全被删除；只有个案，未见数诊连载者；且有相互重复；有的还是前四卷中遗存的底稿。因此可以看出，所谓第五卷实是收集一起的剩余残稿。初步认为，这是顾氏后人（程幼云）因亲情不忍舍弃而附入。

❶ 版本选择

本次整理以宋寅伯手抄四卷本为底本，程幼云录五卷本为主校本，其余各种抄本和已出版的版本为参校本。

底本：以宋寅伯手抄四卷本为底本，该版本源于苏州顾允若家藏之顾德华手订正稿，经宋爱人校勘，最为接近原貌，故以之为底本。

主校本：以顾德华后人程幼云所录五卷本为主校本，该版本为《花韵楼医案》早期稿本，前四卷与底本相同，第五卷为剩余残稿，基本保持原貌，故以之为主校本。

参校本：以《花韵女史医案》为主要参校本。其他如医书集成本，对第二卷校勘也颇有助益。

附篇：为全面体现顾德华学术思想，根据主校本及参校本内容，将原书中并未收录的部分附录于后。附篇一《剩案类编》为原书剩余残稿，收录于程幼云所抄五卷本中第五卷，现根据主校本第五卷补录。为保持原貌，将第五卷中与前四卷重复的内容进行保留。为方便阅读，将所有病案按疾病名称重新分类，并标注原第五卷中的序号。附篇二《蔡竹圃夫人会诊病案》原附于宋氏所抄四卷本之后，非原书内容，现根据苏州市立图书馆藏抄本进行对校。附篇三《医论二则》原附于程幼云所录五卷本之后，非原书内容，现根据主校本补录。附篇四《李青崖致顾鬘云信札一函》原为李青崖与顾德华往来书信，顾氏将其作为序言收录于书中，现将其附于书后，并与《花韵女史医案》进行对校。

❷ 校注方法

1. 原案竖写繁体，今采用简体横排形式，并对全书进行标点句读。如无相应简体字，则仍用繁体字，如顾鬘云的"鬘"字。义同形异的古今通假字，据底本所用而定，以保持原书面貌。凡避讳字不予改正，以保持原有的社会历史面貌。

2. 底本中凡正讹误，补脱漏，删除衍文，乙正倒文，均出校记。少数明显的传抄错误，随文改正，不出校记。

3. 字句舛误而校本也错落不正者，作理校以纠正之。文义相同或近似者并存之。

4. 案语中引用经典或医家文献，均核对原著，必要处加以笺释。

5. 原书各版本均为辗转传抄，讹误在所难免，书中药物名称、用药剂量不同者，以底本为主，不出校记。药物炮制方法明显不同者、缺漏者，予以校注说明。

6. 原书案首并无标题，为方便阅读，现于案首增补疾病名称，并标注序号。

7.原书本无目录，现据增补标题进行著录。

8.附篇一原无分类，现根据疾病种类重新编次，并标注原第五卷中序号。

宋立人

癸卯榴月于金陵杏聚村

自 序

　　余自幼体弱多病，常贻堂上忧，吴中名医无不延治。壬辰秋，年十六，患伤暑证。群医遍投香薷柴葛，继以连朴，汗不泄而神昏痉厥。延匝月，屡濒危险。昏昧中自思死不足畏，虑伤亲心，彻夜默求大士，黎明得微寐，梦至一高楼石梯耸空，三曲折而上，清洁无比。一人衣青氅，呼德华名，"上楼，有灵丹救汝"。余即叩谢，并问能赐丹益父母寿乎？曰："可。"喜极。至半梯，适大父⁽¹⁾来视疾，遂醒。乃令人遍访之，惟元⁽²⁾妙观斗姆殿符此境⁽³⁾。即往祷，而殿后竟有大士像，惊异不已，盖人所稀

（1）大父：祖父。

（2）元：本作"玄"，因避清讳，改作"元"字。他如玄明粉，玄参、玄武版等均同此例。

（3）境：原作"景"，误。据《花韵女史医案·自序》改。

迹处也。其时暑邪内陷，恹恹昏绝，自觉热极神迷，飘忽不知所之，复见衣皂袍冠纶巾者，以冷水一盂沃余顶，并嘱易医，顿然凉透心脾而醒。惟时严亲祷于庭中，慈母泣于床畔，竟得神气清楚，乃告所见。更延杏帆华君，投以玉女煎，渐次向瘳。病后，抛绣事，日以方书消遣。

癸巳秋，家君[1]患肺痈，即延陈莘田[2]先生诊视，云是风伤皮毛，热伤血脉，乃成脓，不治之症也。交冬转剧，咳呛呕脓，青红杂出，群医纷沓。余独信莘田先生，祖及父亦以为然。于是谨守方药，至甲午春，始得向痊。余经年侍奉，日事医药，因得读《内经》诸书，始知医道之难，非浅学所能窥也。

庚子岁，余患咳血。时已于归，奉堂上命，欲就医毗陵李青崖先生。适韦君绣[3]师至，极力赞成，并有送行书云：

（1）家君：称父亲为家君。《易·家人》："家人有严君焉，父母之谓也。"

（2）陈莘田：清道咸间吴中时医，世居枫桥，通内外科，尤擅疮疡，名重一时，广收门人。好旅游，"当其兴至，虽重资相召治症，不顾也"，都由门人应诊。筑养素园，饲仙鹤，社会声誉欠佳。现存医案多种。

（3）韦君绣：1789—1853，清·长洲（今江苏苏州）人。名光黻（fú），号涟怀、洞虚子。顾元熙弟子，顾德华的国学老师。与顾禄为莫逆友。与姚燮、包世臣友。博览群书，多才多艺，通《易》学，精堪舆术。善弹琴，能文工诗，并擅书画，为"吴中后七子"之一，礼佛为居士。曾从张友樵研习岐黄，后居枫桥行医，但问津者稀。辑有《鹅湖小绿天》《寒山寺汉铜佛像题咏汇编》。著有《蕊珠居集论》《闻见阐幽录》《广雅纂》《在山草堂集》等。

西风叶落苇轻航，映镜梁溪偻倚粧；

野鹜家鸡都莫问，并飞鸳鸟渡寒塘。

怀抱而今得好开，九龙岭翠足徘徊；

胜他一服逍遥散，只怕清凉又费才。

上池金液长华芝，扶病看山欲雪时；

涵养心源能守静，登临好在莫题诗。

金子珰家筠管健，卜恒顺店月梳斜；

才人一例耽文玩，不买斩新剪彩花。

乃果行。

青崖先生年逾古稀，仁厚耿介，善养生术，颜其书室曰"养性山房"。因赁屋比邻，息心⁽¹⁾调治。一日，知余在寓作思乡诗，谓曰：心境不空，药难挽病。令偕外子，日听讲解医书。遂禀白父母，同执贽其门。李师无门人侍案，临证之例，惟以问答贯通者为善。辛丑春，病愈返棹吴门。青崖师谆谆谕以"上报亲恩⁽²⁾、中济疾厄、下救贫病"为心。余恐学力浅陋，不敢妄操其权。壬寅年，吴中患三阴疟者甚众，有族妪疟延半载，医药遍投不效。必欲商治，始勉应之，幸即获瘥。由是戚党亲谊，相召日众，情不能却。然闺阁中鲜解方药，故方后间有详注者也。壬子

（1）息心：原作"悉心"，误。据《花韵女史医案·自序》改。息，安宁、静止。

（2）恩：原脱，据《花韵女史医案·自序》补。

冬，奉家大人命，为韦君绣师旧疾复作，悬审病机，乃知关格重证，药力难挽。乃备陈原委，疏方呈之，极蒙称许。命将前后方案，检录存稿。然向无录本，由是于诸病家存而未失者索归，缮呈巫文，师命刊以问世[1]。癸丑春，避风鹤惊[2]于吴山家祠，归时知韦师殁于鹅湖。复得遗训，嘱付剞劂[3]。因于深宵灯下手编四卷[4]，就正高贤，知不免贻笑方家也。案中皆系妇科，间有尊亲长上治案，亦附录焉。

鬟云顾德华谨识

（1）师命刊以问世：此句后《花韵女史医案·自序》有"自愧识浅，坚辞至再"句。

（2）风鹤惊：指战争引起的惊恐。

（3）嘱咐剞劂：此句后《花韵女史医案·自序》有"不敢重违其命"句。

（4）手编四卷：原脱，据《花韵女史医案·自序》补。因"深宵灯下"语气未完，应有"手编四卷"，才能"就正高贤"。

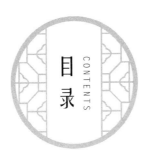

目录 CONTENTS

卷一

卷二

卷三

卷四

附 篇

花韵楼医案（四卷本）

卷 一

第一案　三阴疟

程右　二十五岁　黄家巷　一诊

产后半载未复，加以暑热伏营，凉风束卫。交肃霜令，其邪溜[1]入足少阴络[2]，瘀痰凝阻，气血不能循序流行，发为大疟。午后寒盛于背，日晡乃热，热极神蒙，黎明始解；汗泄虽多，未得遍体，腰[3]痛如折。经闭五月，左胁结痞[4]；疟期发于子午卯酉之日[5]。舌苔薄白，脉息左关尺细涩而弦，右尺亦弦，关部濡滑。阅前方，俱用小柴胡汤。然所谓三阴疟者，当于三阴参究。拟宣和营卫气血，通调督任阴阳。

（1）溜：本作"攻"，据五卷本改。古时流、溜、留互通。如《针灸甲乙经·津液五别》"水下流于膀胱"的"流"，《太素·津液》作"溜"，《灵枢·五癃津液别》作"留"。顾氏则引申为流传之意。

（2）络：本作"经"，据五卷本改。

（3）腰：本作"骨"，据五卷本改。

（4）左胁结痞：即《金匮要略》所云"疟母"。

（5）疟期发于子午卯酉之日：指疟疾发于子日、卯日、午日、酉日。每隔二日，发一日，为三日疟。见《丹溪心法·疟病证治》：疟"作于子午卯酉日者，少阴疟也；寅申巳亥日者，厥阴疟也；辰戌丑未日者，太阴疟也"。本证发于子午卯酉日，故断为少阴经疟。

鹿角霜三钱（煅）　　紫苏叶三钱　　　小川芎七分[1]

元武版[2]一两（酒炙）　全当归三钱（酒炒）　独活七分

炙鳖甲一两　　　　　赤芍药三钱　　　　真川贝三钱（去心）

白蒺藜三钱（去刺）　广郁金一钱（切）

【华注】督脉贯背，任脉走腹。鹿角霜温通督脉以解寒，元武版滋养任脉以缓热；鳖甲能攻血络瘀结，合龟版兼[3]驱营分伏暑；川芎以畅血郁，刺蒺藜合归芍循行营卫之间，使其导引紫苏、郁金、独活、川贝，以祛伏风结痰。盖伏邪一化，气血自然流行，何寒热之有哉！

程右　二诊

疟来寒轻过半，热势亦缓而短，脉息颇觉流畅。证机虽然向佳，然必得畅汗[4]至足，邪从阳化，庶可告痊。以前法参入[5]越鞠丸加减。

全当归三钱　　　　香青蒿二钱五分　　鹿角霜一钱五分（煅）

赤芍药一钱五分（酒炒）真川贝三钱（去心）元武版一两（酒炙）

白蒺藜三钱（去刺）　小川芎三分　　　　制香附一钱五分

炙鳖甲一两

（1）七分：女史本作"五分"。

（2）元武版：原作"玄武版"，即龟甲，亦称龟版。玄武，古代传说中的北方之神，指龟，或指龟、蛇。本草中作龟的别名。版，指古代书写用的片状物，如竹简、木简、龟腹甲等。

（3）兼：女史本作"并"。

（4）畅汗：五卷本、女史本作"汗出"。

（5）入：原脱，据五卷本补。

程右　三诊

昨日疟期，辰初即至，寒象式微，随热随汗，汗出至胫，已刻即解。胃气渐醒，神情亦振。左脉弦数，右部濡滑，舌苔化黄，中心露质。大便燥结，间日一行。所幸[1]形寒渐止，由于伏风将[2]化。治法当清血分暑邪，兼理气血痰郁。

香青蒿二钱	全当归三钱（酒炒）	元武版七钱（酒炙）
制香附一钱五分	黑山栀一钱五分	赤芍药一钱（炒）
炙鳖甲一两	川贝母三钱（去心）	白蒺藜三钱（去刺）
广郁金一钱		

程右　四诊

两日来[3]，不寒微热，此伏暑从阴经转入阳明之佳象[4]也。便秘未行，拟疏通腑气以化余邪。

淡豆豉二钱	香青蒿一钱五分	炙鳖甲一两
白杏仁三钱（研）	生赤芍一钱五分	全瓜蒌三钱（打）
苦桔梗七分	粉丹皮一钱五分	白茯苓三钱

程右　五诊

余热全解，疟邪尽[5]矣。盖治疟之法，必使邪从外达，先止

（1）所幸：五卷本、女史本作"今"。

（2）将：本作"渐"，五卷本、女史本均作"将"，据改。

（3）来：原脱，据五卷本补。

（4）佳象：本作佳境，文理不通，据五卷本改。

（5）尽：女史本、五卷本后有撤净二字。

寒后止热，可无反复。俗谓疟疾忌人探问，殊属无稽，试思伏邪尽撤，岂有因人一问而可复聚乎？今当调[1]脾胃、养气血、消疟痞、通癸水[2]，可奏全功矣。

制首乌四钱	青蒿梗一钱五分	姜半夏一钱五分
东白芍一钱五分	生冬术二钱	单桃仁三钱
粉丹皮一钱	白蒺藜一钱五分（炒去刺）	生鳖甲一两
净归身一钱五分	广郁金五分[3]	

先服二剂，后桃仁易柏子仁，再服二剂。

程右　六诊

疟止匝月，饮食胜常，昨日经通，色带紫滞。舌红苔黄，脉息和缓。治宜养肝之体，疏肝之用。

生冬术一钱五分	川贝母三钱（去心）	制香附一钱五分
广郁金五分	柏子仁三钱	净归身一钱五分（酒炒）
川断肉三钱（酒炒）	甘杞子三钱	赤芍药一钱五分
白蒺藜二钱（去刺）		

程右　七诊

癸水将净，治法宜上养心脾生化之源，下养冲任受贮之血。

| 熟地炭四钱（酒炒） | 归身炭一钱五分 | 柏子仁三钱 |
| 紫石英三钱（煅） | 白芍药一钱五分（土炒） | 新会皮五分 |

（1）调：原脱，五卷本作"理"、女史本作"调"，今据女史本补。

（2）癸水：指月经，亦称"月信"。

（3）广郁金五分：原脱，据五卷本补。

姜半夏一钱五分　　生冬术一钱　　　　　粉丹皮一钱五分
酸枣仁三钱　　小红枣三枚（去核炒香）(1)

【华注】癸卯正月，族姒潘夫人患大疟已延半载，其至戚为吴中名医，久治无效，日渐委顿。子璇夫兄(2)，托外子乞余诊治，谊不容辞。盖余髫年时，曾祖母与四叔祖先后患此症，遍请(3)名家医治年余，卒(4)至不起。又尝(5)闻须待三年为期，或能不治自愈之说。然每见久病之人，必至脾伤腹膨浮肿，肝虚寒热不已，或用丹方(6)、符咒、截疟法等，每每反复变端。余(7)初至毗陵，即请问于青崖师，细究其源。师云：暑邪为疟，浅则日发，深为间疟，极深即是大疟矣。皆由湿热痰滞，阻其气血，惟越鞠丸可作主方。然须于疟发之时，按其在何一经及脉证现象，变通用之，非可执定也。盖《内经》脏腑皆有疟，不独少阳也。太阳阖则为寒，阳明开则为热。司开阖之机关，应是少阳枢机，所以以少阳为正疟。乃知读方书而执其方者，如取糟粕；悟其理者，自能应

（1）小红枣三枚（去核炒香）：原脱，据女史本补。

（2）子璇夫兄：原文前本有"乃"字，今据五卷本改。

（3）遍请：本作"诸"，据五卷本改。

（4）卒：本作"将"，误，据女史本、五卷本改。

（5）尝：原脱，据五卷本改。尝，曾经。

（6）丹方：又称"单方"，即民间流传的验方。唐·卢照邻《与洛阳名流朝士乞药直书》："客有过而哀之者，青囊中出金花子丹方相遗之，服之病愈。"

（7）余：原脱，据五卷本补。

变无穷，是以临证必先求本。今证起于客夏，夷人事扰上洋，避嚣乡间[1]，其时当产后。今将脉证合参，知邪袭肾经也。心有所得，乃敢次序定方，竟获速效也，亦幸焉。

第二案　暑温邪陷心包

潘右　三十一岁　新桥巷　一诊

怀麟六月，病起寒轻热重，热退不净[2]，已延两旬。连热不退，烦躁神蒙，白㾦满布。现在两昼夜昏迷不语，目珠上窜，面色青皖，肌肤灼热盛于夜分，有时自笑，口泛白沫。曾经呕蛔，大便旁流[3]，小溲短少。脉息两关洪数，右更带弦，舌绛苔黄，中心干裂，唇燥色白，上齿干板。证机危险若此，姑与详究病源，设法以救之。盖始由暑热蕴于营分，暑风束于肺卫，病发秋分之前，邪伏未深。治法当先解卫风，继清营热，即可向痊。而医者统名之曰暑风湿热袭于少阳阳明，误以柴胡先升其肝胆气火，复投黄连、厚朴等味，以致寒抑卫阳，燥伤胃液，邪未达而阴液先伤，

（1）夷人事……避嚣乡间：此句据五卷本改。夷人事，即第一次鸦片战争。上洋，即上海。1942 年 6 月，英军攻占吴淞、宝山。

（2）热退不净：原脱，据五卷本补。

（3）旁流：本作"自遗"，据五卷本改。旁流，即热结旁流，是阳明胃家实，燥屎内结而下泄臭水，宜大承气汤。

肝阳痰火上升，挟邪内迫营分，乃成壮热而反无汗矣。伤寒之邪，从足六经传变；伤暑之证，邪从手经先传。凡暑风首[1]先犯肺，倘一失治，传入心包，尤易易耳。今按现在脉证合参，显然[2]暑热内陷手厥阴经，卫风[3]已从白瘩而泄，用药宜缓顾气分，急急转以滋血养血而化暑热，以作背城借一[4]之计。

犀角尖三钱（锉，先煎）　羚羊角二钱（锉，先煎）　真川贝三钱（去心）

大青叶二两　　　　　大生地一两　　　　　生白芍一钱五分

薄荷露一两（冲）　　大麦冬三钱　　　　　鲜生地二两（打）

生黄芩一钱五分　　　濂珠粉五分

【华注】现在汤药难进，据述昨日王兰坡先生所开人参汤，入口即泛，点滴未曾下咽。此系营分热极，肝阳直升无制，胃气上逆之征。先令其饮西瓜浆水三匙，俱得咽下，明乎肝胃之气得凉即降也。再用白荷花露倾入煎剂，频频温服。

潘右　二诊

昨日如法服药，幸俱下咽。夜来似乎得寐，肌热略缓，目珠虽不上窜，然犹瞪定神迷，频频自笑，舌不能伸，语言模糊，循

（1）首：原脱，据五卷本补。

（2）显然：本作"显见"，据五卷本改。

（3）卫风：本作"卫气"，据五卷本改。

（4）背城借一：语出《左传·成公二年》："请收合余烬，背城借一。"又称背城一战。形容做最后一搏。

衣摸床⁽¹⁾，营热尚炽。凡邪陷心包，当用牛黄丸、至宝丹以畅清虚之府⁽²⁾，此时又恐香开动胎，邪热乘虚入脏，则断难挽回矣。还宜守定昨法，或能发斑⁽³⁾发疹，邪从外达，可冀转机耳。

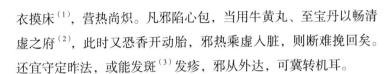

犀角尖三钱（锉，先煎）　淡元参三钱　　黑山栀一钱五分

大生地一两　　　　生天冬二钱　　　天竺黄三钱

鲜生地二两　　　　淡黄芩一钱五分　生白芍一钱五分

大青叶二两　　　　鲜竹叶心四钱　　白荷花露四两（分二次冲）

潘右　三诊　酉刻

神情脉证与晨间仿佛。据述胎元呆定，谅系神志不清，莫辨动静，决非胎气损伤也。大便热泄已止，肝风未熄，须防痉厥。

晨方可服头次、二煎。另用濂珠粉六分，匀两次，用白荷花露调服。

潘右　四诊　辰刻⁽⁴⁾

寅卯时倏然厥逆，逾时醒而有力起坐，狂妄谵语，辱骂殴人，自咬指甲俱尽。现在神志略定，所喜脉数之象颇减，营热竟

（1）循衣摸床：出自《伤寒论·辨阳明病脉证并治》，亦做捻衣摸床。指患者神昏时，双手不自地抚摸衣被或床缘。多见于邪盛正虚或元气将脱的危重病候。是神昏患者常见的无意识动作，其中患者手抚衣被，如有所见，称为循衣；手常摸床，似欲取物，称为摸床。

（2）清虚之府：即肺。《理虚元鉴》曰："肺气一伤，百病蜂起，风则喘，寒则嗽，湿则痰，火则咳，以清虚之府，纤芥不容，难护易伤故也。"

（3）发斑：本作"发狂"，形近之误，据改。

（4）辰刻：原脱，据五卷本补。

有外泄之机，惟嫌尺脉不贴⁽¹⁾。病久阴伤，肝吸肾阳⁽²⁾，恐其邪正不胜而成脱，尚属险关也。

大熟地五钱	乌犀尖一钱五分（镑，先煎）	生牡蛎一两（先煎）
怀山药三钱	羚角片二钱（先煎）	嫩钩勾五钱（后下）
淡天冬二钱	元参心三钱	生白芍一钱五分
生草梢三分	陈金汁⁽³⁾一两（冲服）	

潘右　五诊　晚刻

晨方服后，下午谵语始止，脉象颇静，胎元无恙。今夜风波看来可定，不必另方。频与黄米清饮，以养胃阴可也。

潘右　六诊　晨诊

昨宵稍能安寐，呓语喃喃，肌热大减，神志已清，包络之邪渐化，诚幸事也。自觉心悸脘闷，痰涎艰出，渴不多饮，犹属营虚热恋。其脘闷，并非风邪痹肺并滋补之故，乃胃火上逆所致，

（1）贴：安定、安贴。

（2）肝吸肾阳：吸，《玉篇》载"吸，引也"，有"引动"之意。《临证指南医案·吐血》有"心神易动，暗吸肾阴"。

（3）陈金汁：即粪清，亦称金汁。晋·葛洪《肘后备急方》：（伤寒时气温病）"病已六七日，热极，心下烦闷，狂言见鬼，欲起走。绞粪汁，饮数合至一二升。谓之黄龙汤，陈久者良。"《别录》称"人屎"。后世本草皆有记载，其制法不断改进。明·汪机云："用棕皮绵纸上铺黄土，浇粪汁淋土上，滤取清汁，入新瓮内，碗覆定，埋土中一年取出。清若泉水，全无秽气，年久者弥佳。"但医者每以秽贱之品而少用。叶天士《临证指南医案》用治烂喉丹痧，称莹白金汁。顾篯云治邪传营分，热陷心包者用之颇频，且云："金汁救热陷有神效，并治大便热泄尤妙。"

因用药有霄壤之别，不得不为之详辨。仍拟滋营，佐以清理阳明，可冀日臻佳境矣。

生西洋参三钱	天花粉三钱	柏子仁三钱
鲜霍斛一两	大麦冬三钱（去心）	川贝母三钱（去心）
细生地一两	羚羊角二钱（先煎）	瓜蒌皮三钱
黑山栀一钱五分	鲜芦根一两（去节）	鲜莲子五钱（去心）

潘右 七诊

余热宿滞，俱蒸阳明，时有汗泄，肌热已退，额热未净，夜寐醒来，气火上升，微有烦扰，咽关干痛，胃不思纳[1]，转矢气而不大便。舌红渐淡，根苔黄厚。左脉和静，右关滑数。一派腑浊未通，余热留恋之机，若用承气下法，格碍胎元，惟宜清胃润肠为妥。

西洋参二钱	大麦冬二钱（去心）	火麻仁三钱
鲜首乌一两	鲜竹茹三钱	柏子仁三钱
鲜霍斛一两	川贝母三钱（去心）	松子仁三钱
鲜芦根二两（去节）		枇杷叶露二两（冲）

潘右 八诊

昨宵寐醒，颈项微微汗泄，烦扰未作，胸脘气逆颇平。舌苔渐化，稍能安谷，小溲短赤，大便虽然未通，胃中邪滞已得下行一步矣。再守昨法。

| 西洋参一钱五分 | 肥知母一钱五分 | 火麻仁三钱 |
| 鲜首乌一两 | 柿霜三钱 | 柏子仁三钱 |

（1）胃不思纳：五卷本作"杳不思谷"。

鲜霍斛—两　　　　大麦冬⁽¹⁾三钱　　　黑山栀—钱五分

瓜蒌皮三钱　　　　鲜芦根—两（去节）

潘右　九诊

夜寐颇安，清晨自索进粥。惟少腹有癥块从两胁间逆攻作痛，自云素有是证。谅由腑热闭结，肝失疏泄，宿疾萌发耳。拟温胆汤、通幽丸合而加减。

西洋参—钱五分　　　小青皮三分　　　莱菔子—钱五分

鲜佛手—钱五分　　　细生地五钱　　　鲜竹茹—钱五分

火麻仁三钱　　　　川贝母三钱（去心）　川石斛三钱

柏子仁三钱

潘右　十诊

癥痛稀缓，大便虽燥结幽门⁽²⁾，想旦夕可通。今不能急下，恐致劫津生变，所恃热邪将净，胃能纳谷。姑拟滋肾阴以助胃关通降之法。

大熟地四钱　　　　生枳壳五分　　　生白芍—钱五分

枇杷露—两（冲）　　柏子仁三钱　　　全瓜蒌三钱

大麦仁⁽³⁾三钱　　　松子仁三钱　　　肥知母—钱五分

（1）大麦冬：本作"大麦仁"，据五卷本改。

（2）幽门：此二字原脱，据五卷本补。《难经·四十四难》："胃为贲门，太仓下口为幽门。"这里的幽门，泛指阳明肠胃。

（3）大麦仁：《授时通考》云，"大麦……皮粗粒大，成米谓之大麦仁"，应指去皮的谷实。宋·许叔微《普济本事方·卷六》治消渴之三消丸"以冬瓜汁煎大麦仁汤送下"。本草未见"大麦仁"之名。《别录》云："大麦，主治消渴，除热，益气调中。"顾氏用之亦取其和胃调中之功。一说大麦仁即大麦芽。

黑芝麻三钱

另备人参须七分、生西洋参七分，同炖好，候大便时服，再进稀粥半碗。一扶脾弱气陷，一防胃虚火越，勿以寻常之嘱而忽诸。

潘右　十一诊

今晨便通未畅，所幸气阴未见转虚。右脉弦，贯尺之浮部，乃气滞下注大肠之见端也。腹痛止而未和，纳谷稍增，舌苔略化，津液亦润，渐入坦途矣。

西洋参一钱五分	酸枣仁三钱（打）	鲜霍斛一两
大熟地六钱	知母一钱五分	生白芍一钱五分
柏子仁三钱	大麦仁三钱	苏梗汁三分（冲）
鲜稻叶五钱	枇杷叶露一两（冲）	

潘右　十二诊

昨戌刻大便续通而畅，小溲清长，诸恙皆平。慎饮食起居，以防反复。

细生地五钱	生白芍一钱五分	橘白三分
鲜稻叶五钱	怀山药三钱	云茯苓三钱
川石斛三钱	西洋参一钱五分	炒枣仁三钱
大麦仁三钱		

潘右　十三诊

日来胃醒加谷，神脉渐振。时有耳鸣头晕之象，乃阴虚肝胆火升所致也。

细生地六钱　　　羚羊角一钱五分（镑，先煎）　鲜竹茹一钱五分

生白芍一钱五分　　西洋参一钱五分（另煎冲）　金石斛三钱

广橘白五分　　　怀山药三钱　　　　　　云茯苓二钱

炒枣仁三钱　　　生甘草五分[1]

潘右　十四诊

诸恙皆安，当补气顺气，养血清血，冀其本元早复，胎元稳
固，足月而产，则大功告成矣。

台参须七分（另煎冲）　炒枣仁三钱　　　鲜竹茹一钱五分

大生地六钱　　　生甘草三分　　　川石斛四钱

制冬术一钱五分　　云茯苓三钱　　　黑山栀一钱五分

陈阿胶二钱　　　春砂仁五分（后下）

【华注】癸卯七月，沈芗洲母舅至舍，为其友马驾山先生之
爱女患恙垂危，诸医束手，必欲招往一诊。婿家乃新桥巷潘氏，
时虽酷暑蒸人，不敢方命[2]。及往，其姑出示诸医方，余恐纷扰
心机，屏不一视。诊得两关脉虽俱洪大，以见证合参，右寸关乃
本经伏热，左寸关由乎肝胆气火客之也。面色㿠白，唇淡薄如
纸，此属热极似寒之证。想诸高贤已不肯开方，云病已至此[3]，
以后决无归咎于余之事。但不能进药奈何？余乃取西瓜浆亲自喂

（1）生甘草五分：原脱，据五卷本补。

（2）方命：违命，抗命。方，违背之意。五卷本作"妨命"，误。

（3）云病已至此：原脱，据五卷本补。

之，竟欣然下咽。遂将诸名家积有寸许之方一一读之。始而无一不用柴胡、黄连、川朴及二陈汤。盖半夏、陈皮两味，本宜于脾胃湿痰气滞之病，苟属表风里热，阴虚体质者，服之伤液，不易得汗，汗后或多舌干口渴。然人皆看惯，不疑为害。医家亦复写惯，亦不细究。或有病家以习见之药，虽不对证，亦为合意；罕见之药，极合证机，每多疑惑，不独二陈也。邵杏泉先生曾投石膏两剂，王兰坡先生复作中虚木动，用旋复代赭汤降逆气。然营热肝火上升，故皆不效。因筹思脉证，非大剂犀角不能清畅营热，不必泥其有削胎元之说[1]。盖血热则妄行，血凉则凝静，凝静则胎安，苟能去病，即是保胎法也。由是决决断定焉，于重用犀羚之外[2]，合以大青叶凉解蕴热，薄荷露辛凉透窍，濂珠粉清心以镇肝阳。至明晨热象渐露，酉刻复诊，邪有将可透达之机。余返舍后，细思此证已有生机，若心包络之邪外泄，每多发狂，狂时倾跌着地，或误食生磁器等，则非药力可救。适雷雨阵作，复遣人冒雨而往，嘱令慎防之，果如所虑。然若非病家笃信于余，余虽尽心力，亦何用哉！

（1）非大剂犀角……削胎元之说：见《雷公炮炙论》，犀角条："妇人有妊勿服，能削胎气。"顾氏在两难之间，提出"去病即是保胎"，选用了犀角，说明治病需掌控标本缓急。胎元，五卷本作"胎气"。

（2）决断……之外：原脱，据五卷本补。

第三案　类中

庆左　五十九岁　织署　一诊

坎为肾水，两阴涵阳；离为心火，两阳涵阴[1]。心肾机关，息息相通，曲运神机。坎宫阳乃透露出水而化巽[2]，巽为肝风也。风性善行数变，中于阳明之络，唇口歪斜，舌络牵强，右臂不用，肩背筋挛，形如覆碗，指屈难伸。今诊得其病起于上年冬至阳升之初，今口喎虽正，余尚依然，脉息弦滑洪数，舌绛少苔。素处北方高寒之地，今荣任江南，地气温暖，去冬仍须火炕，亦未免鼓动风阳。凡类中风证，首推侯氏黑散[3]，守脏真[4]而固气，填空隙以驱风，然于土衰木摇者宜之。今据脉证，当宗河间阳动化火，火盛生风为合机。适届收藏之令，尚祈药力而外，佐以静养，愈期可卜也。

制首乌一两　　　　白归身一钱五分　　　　瓜蒌皮三钱

（1）坎为肾水，两阴涵阳，离为心火，两阳涵阴：《易传》八卦和古代中医学理论的关系。如坎卦（☵），两阴爻，中涵一阳爻，属水，医学中为肾；离卦（☲），两阳爻，中涵一阴爻，属火，医学中为心。

（2）坎宫阳乃透露出水而化巽：五卷本"坎"后有一空格脱字，据女史本补一"宫"字。其原意是坎卦有一阳爻，显露出水而化巽（☴）。

（3）侯氏黑散：《金匮要略》方，治大风四肢烦重，心中恶寒不足者。尤在泾云："（此方）去风除热，补虚下痰之法俱备，以为中风之病，莫不由是数者所致云尔。学者得其意，毋泥其迹可也。"顾氏也说"于土衰木摇者宜之"，意谓对于本病"类中"不合。

（4）脏真：见《素问·平人气象论》，该篇主旨讨论平人五脏四时之脉，其根本皆在胃气。姚止庵云："五脏既以胃气为本，是胃者五脏之真气也，故曰脏真。"

鲜竹沥一两（冲）　整玉竹五钱　　　生白芍一钱五分

甘枸杞三钱　　　柏子仁三钱　　　云茯苓三钱

黑芝麻三钱　　　羚羊角二钱（锉，先煎）　濂珠粉五分

小红枣三枚（去核）

庆左　二诊

连宵寐能安贴，诸恙稍平。据从前每进再造丸、活络丹辛温之药，必不舒和，诚是阴虚阳露可知。然阳虽露而未致于散，急当育阴以维之。

大熟地五钱　　　肥知母一钱五分　明天麻五分

淡苁蓉二钱　　　净归身二钱　　　羚羊角二钱（先煎）

整玉竹五钱　　　白芍药一钱五分　广橘白七分

人参须一钱（另煎冲）　鲜竹沥一两　　　鲜桑枝一两

庆左　三诊

脉证和平，胃纳稍增，有时头蒙若胀，牙龈齿痛紫肿，此皆风火动痰之见端。然痰乃虚痰，风亦虚风。青崖师云：肝升必挟瘀痰，即云从龙意。必使阴足涵阳，胃气清肃，水谷入腑，方可生长气血，灌溉经络，至是而指节流动矣。

生熟赤首乌各五钱　川贝母三钱（去心）　甜梨肉一两

生牡蛎一两（先煎）　整玉竹五钱　　　川郁金一钱

嫩钩勾三钱（后下）　炒苡仁三钱　　　云茯苓三钱

金石斛三钱　　　肥知母二钱[1]

_____

[1] 肥知母二钱：原脱，据五卷本补。

庆左　四诊

肝阳痰火，时犹闪烁于胃中，渴思冷饮，便燥牙痛，秋暑更易烁金。仿玉女煎大意。

鲜生地一两　　　　生甘草三分　　　　怀牛膝一钱五分

大麦冬二钱（去心）　白扁豆三钱　　　　金石斛三钱

生白芍一钱五分　　甜梨汁一杯　　　　青蔗浆一杯

云茯苓三钱　　　　左牡蛎一两

庆左　五诊

阳明为气血之海，又主一身之络，热则络伤。法当制厥阴以熄内风，和阳明以缓络痛。

大生地一两　　犀角尖二钱（先煎）　东白芍一钱五分

陈阿胶二钱　　嫩钩勾四钱（后下）　甘草梢三分

金石斛三钱　　整玉竹五钱　　　　　小胡麻三钱

白蒺藜二钱　　甜梨汁一杯　　　　　指迷茯苓丸[1]一钱五分（绢包）

庆左　六诊

酸楚略减，大次指略可屈伸。肺胃清肃之令得行，治宜凉血平肝。

大熟地五钱　　西洋参一钱五分（另煎冲）　嫩钩勾四钱（后下）

怀山药三钱　　大麦冬二钱（去心）　　　　川贝母三钱（去心）

（1）指迷茯苓丸：又名茯苓丸。治臂痛不能举，由伏痰在中，上行攻臂所致。药用茯苓一两，半夏二两，枳实（或枳壳）、风化硝各半两。为末，生姜汁糊丸，如桐子大，每服三十丸。

整玉竹_{五钱}　　　生甘草_{三分}　　　怀牛膝_{一钱五分}

左牡蛎_{一两（先煎）}　云茯苓_{三钱}

庆左　七诊

匝月来，以甘凉濡润阳明，兼熄心肝之火，脉数颇平，纳谷日增，肩背高凸之处已平大半，指臂亦可舒展。秋分在迩，加入益气之品。

人参须_{七分（另煎冲）}　整玉竹_{五钱}　　　粉丹皮_{一钱五分}

大熟地_{五钱}　　　大麦冬_{二钱五分（去心）}福橘络_{一钱五分}

怀山药_{三钱}　　　生甘草_{三分}　　　左牡蛎_{五钱（先煎）}

云茯苓_{三钱}

庆左　八诊

内风必属气火所化。所谓治风先治血，血行风自熄。然血枯宜补，血瘀宜通，有虚实两途之分也。

大熟地_{五钱}　　　粉丹皮_{一钱五分}　云茯苓_{二钱}

当归身_{三钱}　　　陈阿胶_{二钱五分}　新会皮_{五分}

嫩钩勾_{四钱（去心）}　甘枸杞_{三钱}　　　山药_{三钱}

宋半夏[1]_{一钱五分}　桑椹子_{二钱}

庆左　九诊

新凉外袭，已由汗孔发散。胃液渐可滋长，而虚阳风火之威，

（1）宋半夏：取制半夏净片，用陈皮、苏子、青礞石、天花粉、五味子、白前、枇杷叶等药煎汁拌和，使之吸尽，晒干入药。最早只由苏州山塘街宋公祠制卖，因称宋半夏，又称宋制半夏、苏半夏。

藉此亦能平定矣。育阴潜阳中，佐以清和肺肝，合于秋令之用。

大熟地五钱　　　怀山药三钱　　　川贝母三钱（去心）

制首乌五钱　　　五味子五分（打）　左牡蛎一两

大麦冬二钱（去心）云茯苓三钱　　　甘杞子三钱

羚羊角二钱（先煎）新会皮五分　　　川杜仲三钱

【华注】病者系余之寄父，曾延吴仲山[1]先生诊过，在前屡用活络丹，服之不适。及招余，寄父母执意不服吴方为示。不得已，奉命诊视，虽承万分坚信[2]，深虑肝风入脏，只得谨慎用药，寄父又遇荣恩连任，四时调理多方，此略选要旨耳。归京时风痰竟得痊愈，幸叨寄父母之福庇，华岂有实学哉！

第四案　伏暑泻痢

庆左　四十八岁　织署　一诊

暑邪交秋为痢，白少红多，日夜数十度，腹痛下注少腹，水谷难进。脉左右俱细，舌苔白腻。虽非厥阴热痢，然清贵之脉，

（1）吴仲山：1780—1873，名斐融。清·阳湖（今常州武进）人，居县境之印墅。世业医，至仲山而尤精，就诊者日以百计，旦暮门无绝踵。认为只有"深入乎医之道，始能变通乎医之经而获捷效"。林文忠公则徐抚苏时，慕名邀请视疾，疾猝愈。公服其技，书联云："知君侭有回春术，愧吾原无济世才。"既有崇扬，又自谦恭。但吴仲山于庆氏一案以逐寒祛风之剂，用治内风类中，确是忙中失误了。

（2）及招余……坚信：本作"及余诊视"，据五卷本改。

类多六阴，而或六阳⁽¹⁾。且自居江南卑湿之乡，每患脾泄，肝木常易乘中土，故病情庞杂颇险，当宗急先治标法。

北柴胡五分　　　　焦建曲三钱　　　　山楂炭三钱

益元散三钱（绢包）　小川连五分　　　　炒赤芍一钱五分

荠菜花⁽²⁾三钱　　小青皮七分（麸炒）　粉丹皮一钱五分

侧柏炭三钱

庆左　二诊

痢次大减，痛亦随轻，已能进谷，幸免噤口之虑矣。肾阴肠液交亏，祛邪中宜乎顾本，可许日臻佳境矣。

生炒白芍各一钱五分　炒青皮五分　　　　制首乌四钱

粉丹皮一钱五分　　　炒苡仁三钱　　　　小川连五分

赤茯苓二钱　　　　　焦建曲三钱　　　　益元散三钱（绢包）

白粳米五钱

庆左　三诊

伏暑已化，肝脾未和，脉带弦象，脏真气血未尽通调。当养肝益脾、摄肾和胃互相协理⁽³⁾。

北沙参五钱　　　　　生甘草三分　　　　广陈皮五分

生炒白芍药各一钱五分　宣木瓜五分　　　酸枣仁三钱（炒）

（1）而或六阳：原脱，据五卷本补。

（2）荠菜花：为荠菜的花序。味甘淡，性凉，气微清香。功能清热利湿，凉血止血。治湿热痢疾、腹泻，小便赤涩不利。《日华子本草》载其"治久痢"。

（3）协理：本作"调理"，于文义不通，据五卷本改。

炒苡仁三钱　　　　　制首乌五钱　　　　白归身一钱五分

人参须一钱（另煎冲）　小红枣三枚

庆左　四诊

脉静神怡，胃醒思谷，土弱之体，肝木易动，当怡养以助全功[1]。

人参须一钱（另煎）　怀山药三钱　　　　炒枣仁三钱

炒白芍一钱五分　　　白茯苓三钱　　　　宣木瓜五分

白粳米三钱　　　　　甘枸杞三钱　　　　川石斛三钱

生甘草三分

第五案　痢伤气阴

沈右　四十九岁　新街　一诊

秋分气候，暑邪下趋二肠为痢，白多红少，病交十八日，其痢次周时尚有四五十度之多，痢且不畅，而痛急呼号，频频厥逆，冷汗如注，鼻准四肢清冷，里急后重，气坠脱肛，杳[2]不纳谷。气阴将竭，邪势[3]尚盛，肠胃津液欲涸。口舌咽关疳糜满布，告脱之机毕露，危哉！危哉！

（1）以助全功：本作"以奏功"，据五卷本改。

（2）杳：本作"久"，据五卷本改。杳，消失。这里指胃口消退。

（3）势：本作"热"，形误，据五卷本改。

台人参一钱（另煎冲）　小青皮三分（麸炒）　广郁金五分

白芍药一钱五分（土炒）　焦建曲三钱　　　煨木香五分

生甘草三分　　　　　　粉丹皮一钱五分　　砂仁末五分（后下）

荸荠花三钱

西琥珀五分，另研末调服。

沈右　二诊

痢势略畅，痛势略缓，乃痛随痢减也。脉息沉细如丝，左关更带数急，营分尚有伏热，为刚肝内动之象。舌红苔不立[1]，边尖起刺，微见白痦，此系胃气稍有化机[2]，伏邪复返表分而分泄矣。究恐正不支持，险关未越也。

台人参一钱（另煎冲）　制川朴五分　　　淡吴萸三分

益元散三钱（绢包）　　炒白芍一钱五分　淡黄芩一钱五分

荸荠花三钱　　　　　　炒赤芍五分　　　小青皮五分

鲜佛手一钱五分

沈右　三诊

昨宵痛阵虽有，厥逆未作，痢下白积颇多，垢下极畅。大势虽有转机，然痢伤肾阴，泻伤脾阳，其始误投桂附之剂温守，故不能去病而反益病。今舌质光红，脉来细数，口糜忽盛忽衰，神情疲倦，气怯音低。所望胃思纳谷，津液可生，上则自然驱散表

（1）立：本作"起"，误，据五卷本改。

（2）化机：五卷本作"可有权"。

邪，下则可以转⁽¹⁾运里滞，庶有生机把握也。

台人参—钱（另煎冲）　地榆炭—钱五分　　菟丝子三钱（盐水炒）

荠菜花三钱　　　　生白芍—钱五分　　小青皮五分

潼蒺藜三钱（去刺）　鲜佛手—钱五分　　生甘草三分

广郁金五分　　　　西琥珀五分（研末调冲）

沈右　四诊

舌刺稍平，苔犹未布。昨日大痛之后，连下宿垢，色黑坚燥，自觉脘腹舒和，渐思谷食。自辰至未，腹痛未作，惟逆气下陷，肛门沉坠，肠脂自滑而下，红白兼有，状如鱼脑。显然早投温补，暑邪积滞内阻⁽²⁾。盖外邪不去，正气不复；正气不充，外邪日恋，所以邪正势不两立也。然脏宜守，腑宜通，一定之理。用药之计，当于通补中斟酌之。

台人参—钱（另煎冲）　煨肉果四分　　　地榆炭—钱五分

北沙参三钱　　　　生甘草二分　　　煨木香四分

生白芍—钱五分　　鲜佛手—钱五分　　春砂仁五分（研，后下）

菟丝子三钱　　　　琥珀屑五分（分二次冲服）

沈右　五诊

痛稀痢畅，病有转机，但时有便下坚实，毫无积滞；时而便下溏泄，腹中毫不作痛，岂非肠脂枯极之征耶？所幸恶心已止，

（1）转：五卷本作"灌"。

（2）内阻：本作"所致"，据五卷本改。

今日纳谷得进[1]，可望胃液生而口糜渐化。惟目光昏暗，视不见物，足冷头胀，肛门沉坠，此皆肝脾肾三阴并亏之见端也。

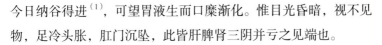

台人参一钱（另煎冲）	炒枳壳七分	煨肉果四分
淡苁蓉三钱	白归身一钱五分（盐水炒）	
五味子三分（炒）	大熟地四钱（新会皮五分拌炒）	
白芍一钱五分	生甘草三分	煨木香五分
菟丝子三钱（炒）	北沙参三钱	鲜佛手一钱五分

沈右　六诊

痢次[2]昼夜仅有四五度矣。昨宵曾下蛔虫，胃气较疲，肠胃脂膏极薄，水谷难运，犹虑正气不克磨耐耳[3]。凡口糜、恶心、下蛔，皆属痢之重证，须加意挽之。

台人参一钱（另煎冲）	北沙参三钱	川石斛三钱
苡米仁三钱（炒）	淡苁蓉三钱	煨木香五分
五味子五分（打）	鲜佛手一钱五分	菟丝子三钱
生白芍一钱五分	焦麦仁二钱	

沈右　七诊

治痢大概，不越通补两法，素体弱而病亦久，断不可过于攻伐。宵来无寐[4]，心中悸惕，营阴亏耗，想月事及期将至矣。痛

（1）进：本作"佳"，形近之误。

（2）次：原脱，据五卷本补。

（3）不克磨耐耳：本作"不充"，据五卷本改。

（4）无寐：本作"能寐"，据五卷本改。

痢尚⁽¹⁾未全止，乃邪少虚多之候也。

台人参一钱（另煎冲）　　云茯苓三钱　　　　　　大熟地五钱

鲜藕肉一两（去皮）　　白归身一钱五分（土炒）　菟丝子三钱

白粳米五钱（绢包）　　酒炒白芍一钱五分

酸枣仁三钱（小川连五分水拌炒）　　　　　　　川石斛三钱

麸炒枳壳五分

沈右　八诊

肝脾肾脏阴亏乏之际，气亦下陷，经至淡且少，形神已极委顿，非补不可。盖肝主藏血，血虚气陷⁽²⁾，扰于肠胃，亦能助⁽³⁾暑湿余邪而肆虐也。

台人参一钱（另煎冲）　土炒归身一钱五分　煨木香三钱

春砂仁五分（后下）　　大熟地四钱　　　　炒白芍一钱五分

麸炒青皮七分　　　　　盐炒菟丝三钱　　　炒枣仁三钱

炒苡仁四钱

沈右　九诊

经行即止⁽⁴⁾，内中可免伤营之虞。昨今晬时⁽⁵⁾，便只一次，间

（1）尚：本作"虽"，据五卷本改。

（2）血虚气陷：诸本皆作"血虚气"三字，据本案病机的进退，"气"下当补一"陷"字。

（3）助：原脱，据五卷本补。

（4）止：五卷本作"至"，误。

（5）晬时：本作"两日"，据五卷本改。晬时，即一周时。指一天的某一时辰至次日的同一时辰。《灵枢·上膈》载："下膈者，食晬时乃出。"

有红白肠脂，痛虽缓而胃气尚疲，间有恶心，右关脉带弦劲。宗酸甘化阴、甲己化土[1]法。

台人参一钱（另煎冲）　　麸炒青皮七分　　乌梅炭五分

炒白芍三钱　　　　　　　酸枣仁三钱　　　枳实炭五分

左金丸五分（包）　　　　炙甘草五分　　　云茯苓三钱

玫瑰花瓣四分

沈右　十诊

脉弦颇和，胃思进谷，肝平则胃和也。舌尖略有布苔，病机渐涉坦途。然运脾须忌刚燥，养胃宜乎甘平，当兼参[2]脉证以分治之。

人参条一钱（另煎冲）　　炒归身一钱五分　桑椹子三钱

炙甘草五分　　　　　　　乌梅肉五分　　　炒白芍三钱

菟丝子三钱（盐水炒）　　左金丸三分（绢包）炒枣仁四钱

苡米仁三钱

沈右　十一诊

肾火蒸生脾土，心火降生胃土，胃气刚有生发之机，却值心事纷纭，心肝之火上炎，少寐减食，脉来弦数，舌心尚剥。阴阳

（1）甲己化土：典出《素问·五运行大论》"土主甲己"。属运气学说，按天干纪年，结合五行，说明天地万物之生长演化。古有"甲己化土，土合脾胃"之说。本案所说，意在"培补脾胃"。

（2）兼参：五卷本作"缕晰"。

枢纽未坚，何堪纵情思虑，盖思虑之患，甚于他害⁽¹⁾。

台人参一钱（另煎冲）　　酸枣仁五钱（小川连三分拌炒）

桑椹子三钱　　　　　西琥珀四分（研冲）　　　五味子五分（打）

煨肉果三分　　　　　元眼肉二钱　　　　　　生甘草五分

炒白芍一钱五分　　　川贝母三钱（去心）

沈右　十二诊

得寐神安，脉证⁽²⁾向佳。惟肾阴极伤，脾阳下陷，肛脱难收，肠脂自滑而下。经云：阳根于阴。今若升举脾气，恐吸⁽³⁾动虚阳为呃；滋纳肾阴，防滞脾气为肿，故治痢难于善后⁽⁴⁾也。仿薛立斋⁽⁵⁾补中益气汤合六味丸法。

人参条一钱五分（另煎冲）　　炒枣仁三钱　　　　大熟地五钱

广橘白五分　　　　　　白芍药三钱　　　　　煨肉果七分

菟丝子三钱（盐水炒）　　五味子三分　　　　　云茯苓三钱

煨升麻三分

（1）思虑之患，甚于他害：本作"思虑之为患，甚于一切之为患也"，据五卷本改。

（2）脉证：本作"脉象证"，衍文，据五卷本改。

（3）吸：原脱，据五卷本补。

（4）善后：五卷本作"末后"。

（5）薛立斋：即薛己（1486—1558），明·吴县人。字新甫，号立斋。曾任御医、太医院院使。学术上重视脾肾，临证多用八味丸、六味丸补益真阴真阳，以建立本元。薛氏著述颇丰，辑校古籍亦多，后人将其集中于《薛氏医案》中。其对脾肾两虚证常以补中益气汤与六味地黄丸同用，顾氏将其化裁于一方。

沈右 十三诊

痛痢皆止，大便亦调，脉象软数弦细。滞下一证，补中总宜带通为妙。

人参条一钱五分（另煎冲）　　煨肉果五分　　宣木瓜一钱（炒）

绵黄芪一钱（小川连三分拌炙）　煨木香五分　　乌梅肉五钱（炒）

大熟地五钱　　　　　　　　　煨升麻三分　　左金丸三分（绢包）

沈右 十四诊

清阳不升，浊阴不降，大便燥结，肠脂时下，脉息依然，舌苔渐布。谨[1]守脾肾，佐以扶胃养肝。

人参条一钱五分（另煎冲）　　煨肉果五分　　　大熟地四钱

绵黄芪二钱　　　　　　　　地榆炭一钱五分　　炙升麻二分

五味子五分　　　　　　　　白芍药一钱五分　　广藿梗一钱

炙甘草三分　　　　　　　　荷米饭[2]三钱

鳖头骨[3]七枚（去皮肉炙）

沈右 十五诊

多寐则肾阴可复，而脾气呆钝，所幸胃气渐长，舌苔已立，惟气注肛门未已，仿东垣法加减。

（1）谨：五卷本作"下"。

（2）荷米饭：用鲜荷叶包煮的米饭，取其生发清阳，和胃助脾。《药性裁成》载："粳米造饭，用荷叶煮汤者宽中。"

（3）鳖头骨：治脱肛。见宋《仁斋直指·卷十四》："鳖头散，鳖头慢火炙焦黄，为末。涂敷肠头，用软纸衬，轻轻按入，仍以方寸匕，食前米饮调下。"

人参条一钱五分（另煎冲）　　土炒归身一钱五分　　煨升麻三分

绵黄芪一钱五分　　　　　　土炒白芍一钱五分　　制冬术八分

云茯苓二钱　　　　　　　　新会皮七分　　　　　炙甘草七分

鳖头骨灰七个

沈右　十六诊

昨投补中益气法，颇合证机，脉象神情俱得向佳。仍守昨法，参入守肾之品。

人参条一钱五分（另煎冲）　　大熟地四钱　　　　绵黄芪一钱五分

白芍药一钱五分　　　　　　新会皮一钱五分　　制冬术一钱五分

煨升麻三分　　　　　　　　制半夏一钱五分　　炙甘草五分[1]

加酒浸蜜林檎[2]一枚

沈右　十七诊

痢后肠胃虚细，大便坚实，便时[3]脐上必有微痛，此系液枯之故。脉息带弦，素有肝邪为患，想此时亦乘虚窃踞也。

甜冬术一钱五分　　小柴胡三分（醋炒）　　大熟地四钱

白芍药一钱五分　　炙甘草五分　　　　　沉香汁三分

当归身一钱五分　　麸炒青皮五分　　　　宣木瓜一钱（炒）

（1）制半夏一钱五分、炙甘草五分：原脱，据五卷本补。

（2）林檎：俗称花红，小苹果、沙果，为蔷薇科苹果属植物花红的果实，有下气宽胸、生津止渴、和中止痛之功效。本案取其酸甘化阴之意，用于湿热泻痢之恢复期有和脾益胃之功。

（3）便时：本作"便上"，误，据五卷本改。

沈右　十八诊

脉证日臻佳境，惟夜分溲多，乃肾虚也。胃旺加谷之际，须防过饱伤脾。

台人参一钱（另煎冲）	北五味三分（打）	大熟地五钱
生冬术一钱五分	生白芍一钱五分	煨升麻二分
怀山药三钱	当归身一钱五分	煨益智六分
绵黄芪三钱	川石斛四钱	小红枣三枚（去核）

第六案　虚损咳血

汪右　史家巷　一诊

女子以肝为先天，今一损于肝而为寒热。肝传肺，为咳嗽失血；肺传脾，继增痛泄。上下损及中州，越人已畏[1]。盖肺金喜润恶燥，脾土喜燥恶润。土有生金之功，当握中枢，扶持后天。秋分金木交争，深恐难度此关。

| 绵黄芪一钱五分 | 白归身一钱五分 | 制首乌三钱 |

---

[1] 越人已畏：越人，即秦越人，又名扁鹊，著《难经》。其在《难经·十四难》中谈到"损脉之为病"时说"从上下者，骨痿不能起于床者死；从下上者，皮聚而毛落者死"，刘完素《素问病机气宜保命集·虚损论》进一步阐明虚损之上下传变，感寒则损阳，阳虚则阴盛，损自上而下，治之以辛甘淡，过于胃则不可治也。感热则损阴，阴虚则阳盛，故损自下而上，治之宜苦酸咸，过于脾则不可治也。本案是肺劳虚损，已"损及中州脾胃"，治颇棘手，故称越人已畏。

白元米⁽¹⁾四钱　　　生白芍一钱五分　　　甘枸杞三钱

炒山药三钱　　　　白茯苓三钱　　　　炙甘草三分

大麦冬二钱（去心）　燕窠屑三钱（绢包）

汪右　二诊

脉情细数，如雀啄粟。经闭，侧眠，形瘦⁽²⁾骨立。承下问，姑为勉力支持，以纳谷是宝为望。

怀山药四钱（土炒）　云茯苓三钱　　　甘枸杞一钱五分

小红枣三个（去核）　北沙参四钱　　　炙甘草三分

白芍药三钱　　　　大麦冬二钱（去心）　酸枣仁三钱

燕窠屑三钱（绢包）

汪右　三诊

产后肝郁不舒，脾元受损，左胁下结痞坚满，经闭寒热，咳呛音嘶。左关脉弦涩，右关弦数且劲，弦为肝燥，涩是血枯，虚数而无和缓，深属虚款⁽³⁾，难许恢复者也。

整玉竹三钱　　　　　　生甘草三分　　　　大熟地三钱

大麦冬一钱五分（去心）　川贝母二钱（去心）　白蒺藜一钱五分（去刺）

羚羊角一钱五分（镑，先煎）　　　　　　　怀山药三钱（炒）

苡米仁三钱　　　　　　野蔷薇瓣三分

（1）白元米：即白糯米，别名稻米、江米。性味甘温，有益气补中之功。《本草纲目》言其有"暖脾胃，止虚寒泄痢，缩小便，收自汗，发痘疮"之功。

（2）形瘦：诸本均作"形神"，疑误。据后文云患者"大肉已脱"，改。

（3）虚款：本作"疑虑"，于文义不通，据五卷本改。

如无花瓣，以露三钱代之，亦妙。

汪右　四诊

前进清和肺肝，流行左右循环之路，气血升降渐调，音闪略响，胃纳颇和。虽有善机，未云尽善。

北沙参五钱　　　　广郁金三分　　　　大熟地四钱

大麦冬二钱（去心）　云茯苓三钱　　　怀山药三钱

川贝母三钱（去心）　生米仁三钱　　　乌贼骨二钱（炙）

生甘草五分

汪右　五诊

近来忧思郁结，体质亏损已极[1]，再加肝木横逆，胃伤纳减，呛甚音嘶，大肉已脱。急急屏除俗虑，加以养生工夫，希图苟延岁月而已。

大熟地五钱　　　　白归身一钱五分　　川贝母三钱（去心）

制冬术一钱五分　　枣仁三钱　　　　　生甘草三分

燕窠屑三钱（绢包）　白芍药一钱五分　　云茯苓三钱

白粳米三钱（绢包）

汪右　六诊

胃思厚味，食下腹痛，夜分咽哽，喉痹起瘰，间有水呛。此能食非生气兴发，显系肾阴告竭，虚阳泛于胃而烁于肺，经云"壮火食气"是也。右关脉数，尺部已空，虚波喘脱急防[2]。

（1）体质亏损已极：五卷本作"损体何堪"。

（2）虚波喘脱急防：本作"虚防其喘脱"，据五卷本改。

大熟地八钱	炒枣仁三钱	煅牡蛎一两
北沙参五钱	怀山药四钱	白芍药一钱五分
厚杜仲三钱	大麦冬二钱（去心）	炙甘草一钱
川贝母二钱（去心打）		

第七案　乳癖

汪右　三十六岁　一诊　史家巷

烦心忧郁，吸动刚肝，抵于肺胃，胸膈隐痛，食下作梗，胃运窒滞[1]，大便闭结坚燥，半月一行，关格[2]之渐也。两寸脉情幸未过偏，当未雨绸缪，计及金水涵藏之地[3]。

鲜生地七钱	川贝母三钱（去心）	整玉竹三钱
柏子仁三钱	瓜蒌皮一钱五分	玉桔梗七分
真柿霜三钱	蜜芦管一两	野蔷薇露五钱（冲）
大麦冬二钱（去心）	云茯苓三钱	

（1）食下作梗，胃运窒滞：五卷本作"食下作梗梗然，不胜涩窒"。

（2）关格：病名。《诸病源候论》谓"大小便不通……由阴阳气不和，荣卫不通故也。"《医醇賸义》则谓：此由心肝之火，煎熬太过，营血消耗，郁蒸为痰，而致喉下作梗，食入作吐，日渐便溺艰难。汪氏案中所云"关格"与此义近。

（3）计及金水涵藏之地：本作"用金水涵藏法"，据五卷本改。计，考虑，谋划。金水涵藏之地，应在中州脾胃。

汪右　二诊

肝升太过，肺降失令。昨投甘凉濡润，胃纳稍加，大便渐润。其郁火有时熏灼包络，心悸少寐，虽属肝邪移动，望其循经外达[(1)]为妙。

西洋参一钱五分（另煎冲）　　生甘草三分　　　　柏子仁三钱

鲜首乌八钱　　　　　　　云茯苓三钱　　　　五味子三分

大麦冬二钱（去心）　　　川贝母二钱（去心）　蜜芦管一两

陈花头海蜇一两（洗）　　大地栗[(2)]三枚（去皮）

汪右　三诊

脉弦较退，胃阴受伤已久[(3)]，痰阻气机，乳房宿结一核，幸未成病。感触忧思，必致痛楚。当怡养情志，勿令成溃，溃则阴气受耗，难于收敛者也。

旋覆花一钱五分（绢包）　川贝母三钱（去心）　　制首乌五钱

瓦楞子三钱（煅）　　　大麦冬一钱五分（去心）　柏子仁三钱

鲜竹茹一钱五分　　　　羚羊角一钱五分（镑，先煎）炒枣仁三钱

真橘叶五瓣　　　　　　福橘络一钱五分

（1）外达：本作"分达"，形近之误，据五卷本改。

（2）地栗：即"荸荠"，《本草再新》谓其有"清心降火，补肺凉肝，消食化痰，破积滞，利脓血"之功。荸荠与海蜇相伍，即雪羹汤，有养阴清热、润肺止咳之功效。

（3）已久：本作"未久"，误，据五卷本改。

汪右　四诊

上焦火逆⁽¹⁾渐平，经净太早，心脾血枯也。柔养脾阴以制肝阳之动。

西洋参一钱五分	制首乌四钱	白归身一钱五分
大麦冬一钱五分（去心）	甘枸杞一钱五分	生白芍一钱五分
生甘草三分	炒枣仁三钱	川贝母一钱五分（去心）
怀山药三钱	青橘饼一角	元眼肉二钱五分

第八案　暑瘵寒热咳嗽

汪右　十五岁　一诊　史家巷

寒热缠绵两月，咳嗽音闪，耳聋足痿，舌绛起刺，神志呆钝，见证虽似劳怯，医论亦皆相同。然细思之，却有生机逗露也。其耳聋若作肾真竭者，脉情亦不相合，其中实有暑热凉风留顿⁽²⁾，营卫气血被邪所耗，痰火上痹⁽³⁾，清肃之令失司。暑瘵⁽⁴⁾似痨，尚非

（1）逆：本作"热"，为音近之误，据五卷本改。

（2）顿：本作"恋"，据五卷本改。

（3）痹：本作"升"，据五卷本改。

（4）暑瘵：清·叶霖《增订伤暑全书》："盛暑之月，火能灼金……有劳热躁扰，而火动于心肺者，令人咳嗽气喘，骤吐血衄血，头目不清，胸膈烦渴不宁……是名暑瘵。"顾氏在治法上，"先轻疏其上，后清滋其里"，取得较好疗效，犹多创新。

绝证耳。先当轻疏[1]其上，肺气宣和，痰火自降，然后清滋其里，营阴得养，邪热可化矣。备拟方以消息之，尚希诸高贤斟酌去取。

牛蒡子二钱五分（杵）　川贝母二钱（去心）　青蒿梗一钱

大麦冬二钱（去心）　纹秦艽一钱　鲜竹茹三钱

鲜生地一两　生甘草三分　金石斛三钱

野蔷薇露一两（冲）

汪右　二诊

舌刺颇平，苔黄亦淡，热象俱已得减，耳略可听。试思肾气告竭[2]之耳聋，断无复聪之理。即此一着，病机更有把握矣。

细生地四钱　生赤芍一钱　青蒿梗一钱

白茅根一两　金石斛三钱　生甘草三分

鲜竹茹一钱五分　嫩桑枝五钱　大麦冬二钱（去心）

川贝母二钱（去心）　元参心三钱

汪右　三诊

旬日来，病机[3]十去八九。然亦赖病家信用之坚[4]，庶能有此奇验。否则琴韵虽清，迥异筝琶，而不遇知音，终归无用也[5]。

西党参三钱　大熟地四钱　白归身一钱五分

（1）轻疏：本作"疏通"，于文义欠妥，据五卷本改。

（2）告竭：五卷本作"溃散"。

（3）病机：五卷本作"病患"。

（4）信用之坚：五卷本作"知识明见"。

（5）否则……无用也：五卷本作"譬诸琴韵清远，迥异筝琶，非知音莫辨也"。

　　小红枣三枚（去核）　厚杜仲三钱　　　桑椹子二钱

　　炒枣仁三钱　　　　　大麦冬二钱（去心）整玉竹三钱

　　生白芍一钱五分

第九案　噎膈痛呕

何　五十九岁　一诊　金太史场

　　高年胃液枯槁，肝木挟痰侵于肺胃，噎膈起经四月，水谷不能下咽，胸脘梗痛，痛连右胁，胀而拒按。舌苔布白，其质光红。噎则痰黏上泛，病由情志内伤，深为可虑。

　　枇杷叶三钱（去毛筋）枳壳汁三分（冲）　郁李仁三钱

　　旋覆花一钱五分（绢包）瓜蒌皮三钱　　　青橘饼一角

　　金铃子一钱五分　　　单桃仁三钱（打）　鲜芦根一两（去节）

　　青盐半夏一钱五分　　野蔷薇露一两（冲）

何　二诊

　　痛势已缓，呕亦未作，虽是善机，尚不足恃。大便旬日一行，困苦异常，乃肝升太过，肺降失令[1]也。拟交加饮[2]加味。

（1）肺降失令：五卷本作“肺降不及”。

（2）交加饮：原作“交加散”，见《本事方》卷十。方用生地黄五两（取汁），生姜五两（取汁），二味之渣，互用相对之汁浸渗一日使用。治妇人荣卫不通，经脉不调，腹中撮痛。本案用生地黄与生姜同打入药，既滋养胃液，又逐寒止痛。

鲜生地七钱（生姜肉七分同打）　　　郁李仁三钱

生白芍一钱五分　　瓜蒌皮三钱　　　小青皮五分（麸炒）

苦桔梗五分（磨冲）　广郁金三分（磨冲）　金铃子三钱（蜜炙）

枇杷叶五钱（去毛筋）　白芦根一两（去节）　野蔷薇露一两（冲）

何　三诊

日来稀粥可进，并不作噎，唯食后胸膈隐隐梗痛，呼吸欠利，两脉细弦[1]。肺伤气阻，致食物留于脘而失运也[2]。

鲜生地七钱（生姜肉七分同打）　　　炙鳖甲一两

怀山药三钱　　旋覆花三钱（绢包）　单桃仁三钱

紫石英四钱（煅）　生白芍一钱五分　瓜蒌皮三钱

怀牛膝一钱五分

何　四诊

叠进交加饮滋养胃液，呕噎减轻过半，络中瘀痰渐化，痛已全止。时届夏至大节，慎防反复。

鲜生地八钱（生姜肉八分同打）　　　白芍药三钱

杜苏子一钱五分（蜜炙）　　　野蔷薇露一两（冲）

嫩芦根一两（去节）　　　生姜肉八分

金铃子一钱五分（蜜炙）　　　桔梗汁三分

枇杷叶五钱（去毛）　　　广郁金五分（磨冲）

（1）两脉细弦：五卷本作"脉细弦劲"。

（2）肺伤……失运也：五卷本作"肺阻食留于胸，胃阻食留于脘也"。

何　五诊

右脉有一线弦象，贯于关底，乃郁肝侵肺之征也。所患未久，肠胃脂膏尚不至枯竭。但斯证最似寒饮[1]，每每误投刚燥。观诸舌白不渴饮可知。经云"上下不并，良医弗为"[2]，故诸书皆云不治，当设法[3]挽之。

鲜生地八钱（生姜肉八分同打）		瓜蒌皮三钱
怀山药三钱	生甘草五分	紫石英三钱（煅）
麦冬肉二钱（去心）	生姜肉八分	鲜藕汁一杯（冲）
左金丸五分（绢包）	生白芍一钱五分	怀牛膝一钱五分

何　六诊

昨令食枇杷，下咽颇润，以甜者多食可滋肺阴也。并以猪肺、大肠煮烂如糜为饭菜，即与饭同熬如稀粥，徐徐咽下，竟无噎塞梗痛之患。连食两三日，亦可通利纳谷道路。

谷食渐进，大便续通，所有舌上蒸出浮苔已化，质见光[4]红，可知胃浊得降，方露枯象[5]。每见误执舌白为湿，多投燥剂

（1）最似寒饮：本作"最是寒象"，误，据五卷本改。

（2）上下不并，良医弗为：《素问·生气通天论》："故病久则传化，上下不并，良医弗为。"王冰注："并为气交通也……上下不通，阴阳否膈，虽医良法妙，亦何以为之。"《广雅·释诂》："为，瘉也。""弗"，顾氏诸本都作"勿"，误。

（3）设法：五卷本作"破格"。

（4）光：原脱，据五卷本补。

（5）方露枯象：本作"不露枯象"，误，据五卷本改。

者，则贻害不少矣。

西洋参一钱五分	生白芍一钱五分	怀山药三钱
大麦冬二钱（去心）	白粳米五钱（绢包）	怀牛膝二钱
生甘草五分	鲜藕肉一两	燕窠屑三钱（绢包）

何　七诊

大节已过，幸得脏真[1]安稳。时值暑热外迫，腻浊滋血之品，姑缓用之，当酸甘化阴以生胃津。

鲜藕肉一两	生甘草三分	燕窠屑三钱（绢包）
蜜翠梅[2]三枚	白粳米五钱（绢包）	白芍药一钱五分
整玉竹三钱	白扁豆三钱	川石斛五钱
大麦冬二钱（去心）		

何　八诊

肝胃和洽，气血渐可恢复，病根幸未深固。今值新秋燥令，法当滋肾水以养肺金，金水相生，肝木自平，可许痊愈[3]矣。然须节饮食，戒恼怒。盖治病易，养病难也。拟用丸剂缓调。

大熟地八两（炒）	云茯苓三两
粉丹皮一两五钱（盐水炒）	怀山药四两（炒）
建泽泻一两五钱（炒）	山萸肉二两（炙炭存性）

（1）脏真：原脱，据五卷本补。

（2）蜜翠梅：翠梅即青梅，蜜翠梅为青梅的蜜饯，有甘酸化津之功。

（3）可许痊愈：原无此四字，据五卷本补。

上药如法制度，用双合法为末，开水泛丸，如椒目大。以生枳壳五钱、苦桔梗七钱，研末为衣。每晨空心淡盐汤送下四钱。

第十案　呃逆

王　一诊　来凤桥

心脾抑郁，气不摄血。血崩之后，肝阳暴升，挟痰逆胃，肺失清肃之气，金木交争而为呃逆，呃连百余声不已。前方纯用滋品[1]，据述药汁浓腻如胶。今按得左关脉弦细，寸部窒塞。每逢呃作时，旁人吸烟草喷之，香窜鼻窍即止。以此合脉并参，胃虚气不摄血，血去三阴内亏，上焦肺胃间却有痰浊凝滞。若独理痰气，犹恐虚阳飞越；一味腻补，更其壅闭肺气。备参末议于诸高贤法中，撤去阿胶、麦冬，固守其下，轻疏其上何如？

炒枳壳七分　　　　　　　酸枣仁三钱

大熟地四钱　　　　　　　春砂仁五分（研后下）

苦桔梗五分（磨冲）　　　大白芍三钱（淡吴萸三分同炒）

山萸肉二钱（炒炭）[2]　　川贝母一钱五分（去心）

炙陈皮五分　　　　　　　炮姜炭五分

（1）滋品：五卷本作"滋纳"。

（2）炒炭：本作"炙"，据五卷本改。

王　二诊

昨投开上摄下剂，呃竟大减，今卯刻至未，只见三五声。并得畅吐厚痰，胃气亦醒，脉仍濡细，面色㿠白。不独肝肾阴亏，中气亦极虚馁也。

人参条一钱（另煎冲）　　炒冬术一钱五分　　炒枳壳三分

小红枣三枚　　　　　　大熟地四钱　　　　炒枣仁三钱

苦桔梗二分（磨汁冲）　山萸肉一钱五分　　炒白芍三钱

川贝母二钱（去心）

第十一案　烂喉丹痧

羹梅[1]　一诊

传染风温时疫，丹晕红而痧尚未透，胸闷口渴，喉关腐势极盛，腻痰涌塞，舌苔厚白，质绛尖刺，呓语心烦少寐。营虚之体，又值春深气候，温邪多而寒邪少，不敢例进温表，亦不敢清凉抑遏表风。同议方，候高明赐教。

淡豆豉三钱　　　　　　生赤芍一钱五分　　左秦艽一钱五分

白杏仁三钱（去皮尖打）牛蒡子三钱（炒打）　土贝母三钱

净蝉衣五分（后下）　　苦桔梗一钱五分　　马勃五分

甘中黄三分

（1）羹梅：即顾燮云之夫程羹梅。

羹梅　二诊

汗泄颇畅，喉腐大减，痧子遍透，色泽紫滞，营分热也。舌苔化黄且薄。用昨法，略加轻清。盖胃汁薄者，过发其汗，必化燥而有液涸风动之变。故清热之剂，不可太早，不可稍迟，用之适当其时方妙。或执表汗[1]须带清补善其后之说，可谓误尽苍生不少耳。

冬桑叶一钱五分　　　生赤芍一钱五分　　淡豆豉三钱

广郁金五分　　　　　牡丹皮一钱五分　　连翘心二钱五分

白杏仁三钱（去皮尖打）牛蒡子三钱　　　　土贝母三钱（打）

甘中黄五分

羹梅　三诊

喉腐已净，邪热亦退，而痧子回动，汗多咳少，眠食向[2]安，仍宜养阴[3]以化余邪。

鲜霍斛一两　　　　　　　蜜桑叶一钱

象贝母一钱五分（去心）　白茅柴根一两（去心）

淡黄芩二钱五分　　　　　粉丹皮二钱五分

蜜桑枝二钱五分　　　　　白杏仁三钱（去尖皮）

牛蒡子一钱五分（打）　　生甘草五分

净连翘一钱五分（去心）　鲜枇杷叶五钱（去毛筋）

（1）汗：原脱，据五卷本补。

（2）向：本作"尚"，形误，据五卷本改。

（3）养阴：五卷本作"养液"。

虁梅　四诊

痧后肺胃液伤，余火未化，肝阳藉[1]升，耳鸣失聪，肌肤发痒，营阴大亏。

鲜生地七钱　　　　鲜竹茹二钱五分　　生苡仁三钱

鲜霍斛一两　　　　元参心二钱五分　　白茯苓二钱

羚羊角一钱五分（先煎）生甘草五分　　　大麦冬一钱五分（去心）

川贝母二钱（去心）　鲜茅根一两（去心）

【华注】丹痧[2]一证，发于心营肺卫之间，治法必先疏通肺气，风从汗达，痧必随透，喉腐自化。风邪既泄，即可清营化热，热退痧还，然后滋养肺胃津液，以清余热，万无失者[3]，此言顺证遇良药[4]也。倘病人温邪重而胃汁薄，必然邪热烁津，汗不易畅，风未达而化燥，喉腐蔓延，少寐烦躁，口渴颧赤，甚而津伤火炎，痰潮汹涌，此非风寒痰塞可比，急当气营双解，方可营救。盖阴虚之人，温邪重者，病起即见危证[5]，司命者幸勿明知其理，故意避忌凉药，错执无凭之说，温散涤痰，牢不可

（1）藉：因也，凭借。本作"上"，误，据五卷本改。

（2）丹痧：即烂喉丹痧，亦称喉痧、烂喉痧、疫痧，西医学称猩红热。此病始见于清雍正十一年（癸丑），即公元1733年。最早记载于叶天士《临证指南医案·疫》。关于喉痧的证候治疗，可参阅陈耕道《疫痧草》，丁甘仁《喉痧证治概要》。

（3）者：本作"着"，误，据五卷本改。

（4）遇良药：原无此三字，据五卷本补。

（5）危证：本作"危险"，据五卷本改。

破，以免物议而保声名。直待热陷心包，方议论纷纭，投以大剂清药[1]。倘救济不及，伊谁之咎。呜呼！病者心神焦灼，诚如涸辙之鱼，求救无门，惨亦甚矣！或幸[2]不死，汗多津伤，痧火逗留，延成怯象者不少。缘斯证虽属咽喉外疡，实即瘟疫也。当宗吴又可、河间法论类推。近见执煞温表一法，不论春尾夏初，概用麻黄温肺，每致口渴转甚；或以[3]葶苈泻肺，往往邪随气陷。若审定果有寒邪抑肺，寒痰留肺，自宜紫苏、荆芥温表，重则非麻黄不可，定然[4]热随汗解，汗泄痰平，效验较清药必速。所难者，用之要当其证耳。医乃司生人之命脉[5]，世俗不知精求其理，徒借此以为糊口之需，此医道之所以日下也。

癸卯四月，外子因莘田师患恙，代为出诊，染是疾归，承诸同道探视议方，或拟羚羊角、枇杷叶露，其时丹晕燉红，痧未出透，喉腐发秽，蔓延极盛。余思虽无寒邪，亦当先开肺气，驱散风邪，羚羊角清肺，恐遏表风，枇杷叶露每易滑肠，若大便溏泄，痧更难透。乃与外子商之，表药中择无温燥之性者，佐以黄

（1）大剂清药：五卷本作"紫雪清药以为重剂险剂"，"紫雪清药"应指紫雪丹和清营汤，二者均为《温病条辨》治邪陷心包之方。

（2）幸：本作"因"，误，据五卷本改。

（3）或以：原脱，据五卷本补。

（4）定然：原脱，据五卷本补。

（5）司生人之命脉：五卷本作"上古三坟之一"，孔安国《尚书传·序》曰"伏羲、神农、黄帝之书，谓之三坟"，黄帝之书包括《黄帝内经》，故医家以黄帝为鼻祖，故称医为三坟之一。

米清饮代茶，滋生胃液，汗即遍透，病亦随减。盖汗乃津液所化，胃液足，汗泄畅而邪自易化。外感初起，药不误投，决无变险之理。《伤寒》[1]一百十三方，类多救逆，非敢妄肆议论，盖自留心医学后，所见如是，窃悯之而不敢言[2]，姑申管见[2]，质诸当代高贤以为如何，愿有以教之为幸[3]。

第十二案　烂喉丹痧

吴　三十三岁　一诊　三茅观巷

丹痧畅透，过表汗多，阴液告竭，邪无出路。痧点白腐，喉舌咽关密布，目窜风动，神蒙呓语，肌热灼手，势极危笃。勉拟犀角大青汤[4]背城一战之计。

乌犀尖三钱（先煎）	元参心三钱	细生地一两
白茅根一两（去心）	大青叶一两	甘中黄五分
鲜霍斛一两	陈金汁一两（冲）	飞青黛五分
川贝母三钱（去心）		

（1）《伤寒》：原作"金匮"，误。据文义改。

（2）窃悯之而不敢言，姑申管见：原脱，据五卷本补。

（3）愿有以教之为幸：原脱，据五卷本补。

（4）犀角大青汤：《张氏医通》方，治瘟出大盛，心烦，狂言闷乱。方用犀角二钱，大青一钱五分，玄参、升麻、黄连、黄芩、黄柏、山栀各一钱，生甘草八分，水煎。顾氏去三黄、升麻、山栀，易金汁、青黛以清热解毒。

吴　二诊

神清脉缓，风险定矣。疳腐大减，热将退净，仍守昨法减轻之。

乌犀角一钱五分（先煎）　　　羚羊角一钱五分（先煎）

鲜霍斛一两　　　　　　　　甘中黄五分

鲜生地一两　　　　　　　　川贝母三钱（去心）

大麦冬一钱五分（去心）　　　元参心三钱

肥知母二钱五分　　　　　　粉丹皮一钱五分

【华注】甲辰年，吴中丹痧盛行，沿家传染，病辄连毙数人，莫不惊心裂胆。丙午年，胞妹小瑛亦患之，因汗泄太过，营虚热炽。莘田先生投犀角时，药初下咽，风动痉厥而绝，不及救援矣。余屡欲探视，双亲恐其传染，禁不许往。时有吴姓遣妪叩阶求治，云是伤寒危证。及诊，知系丹痧甚重。余急欲辞归，病家挽衣哀恳，不得已，勉一诊视，即向外室撰方，知诸医束手[1]。乃进大剂清营化毒法，并与吹药一方。明晨复招，竟已转机，亦机缘也。

附吹药方[2]于后。

西牛黄五厘（研）　　　　指爪甲五厘（瓦上焙黄）

龙脑片二厘（研）　　　　上濂珠三分（研细）

飞青黛六分　　　　　　象牙屑三分（瓦上焙黄，研）

_____

（1）束手：五卷本作"谢绝"。

（2）吹药方：此方即锡类散。尤在泾《金匮翼·卷五》引张瑞符方，原名烂喉痧方，也治乳蛾、喉风、牙疳等证。今用于治疗口腔黏膜溃疡、慢性菌痢、慢性结肠炎、霉菌性阴道炎、宫颈糜烂等。

墙上壁喜窠[1]廿个（瓦上焙黄）

上七味和匀，研极细末，吹药先将子药[2]频吹。继以此方甚妙。

第十三案　伏暑疟疾

沈　三十六岁　一诊

伏暑轻而凉风重，疟来寒战，便溏头痛，汗出不畅，脉细弦，舌白腻，少阳疟兼脾气虚而湿胜者，仿仲圣法[3]加减。

炒柴胡五分	炒防风一钱五分	牛蒡子三钱（杵）
嫩苏梗一钱五分	炒冬术一钱五分	左秦艽二钱五分
广郁金五分	鲜佩兰一钱五分	广藿梗一钱五分
炒赤芍一钱五分	焦建曲三钱	

（1）壁喜窠：即壁钱幕，又称壁茧、白蟢窠，为壁钱科动物壁钱的卵囊。质韧，体轻，以干燥、洁白、有光泽者为佳。壁钱生活于老住宅的墙壁、屋角、门背等地方，结扁圆如钱币的白色网，网周引出许多放射状触丝，昼伏夜出，捕食昆虫。用治烂喉痧、喉痹、乳蛾、牙痛、疔疮、创伤出血、呕逆、咳嗽等。

（2）子药：五卷本作“子字”。

（3）仿仲圣法：指《伤寒论》治太阳少阳合病的柴胡桂枝汤法，意在用柴胡解少阳之疟，桂枝解太阳未净之表邪。但本证是少阳疟而夹暑湿，风邪未净，所以不用桂枝，而用藿、佩、防风、苏梗。

沈　二诊

寒热式微，风从汗解，疟可即止者也。

炒柴胡三分　　　　　广藿梗二钱五分　　　焦建曲三钱

鲜佛手一钱五分　　　炒防风一钱　　　　　香青蒿一钱

生甘草三分　　　　　佩兰叶一钱五分　　　嫩苏梗一钱

炒赤芍一钱五分　　　赤茯苓三钱

沈　三诊

疟止，便未实，素体脾虚，当培土运湿为治。

炒冬术一钱五分　　　新会皮七分　　　　　炒白芍一钱五分

鲜佛手一钱五分　　　白茯苓三钱　　　　　姜半夏一钱

川石斛六分　　　　　广藿梗一钱五分　　　炒苡仁三钱

焦建曲三钱（包）

第十四案　暑风疟疾

小鬟　一诊

饮井水为起病之源，卧石床为酿病之渐，暑热内伏，凉风外束，由是疟成矣。

炒柴胡五分　　　　　炒防风一钱五分　　　淡黄芩七分

玉枢丹⁽¹⁾一锭　　大豆卷三钱　　左秦艽一钱五分

香青蒿一钱五分　　鲜藿香一钱五分　　陈香薷七分

牛蒡子三钱（杵）　　炒赤芍一钱五分

小龚　二诊

昨晚热透汗畅，呕吐痰水，风寒已解。惟脉数苔黄，里热未清也。拟清营疏卫。

鲜生地五钱　　生赤芍一钱五分　　广陈皮五分

生姜汁三匙（冲）　　香青蒿一钱五分　　炒防风一钱

广郁金三分　　益元散三钱（绢包）　　淡黄芩一钱五分

左秦艽一钱　　鲜佛手二钱五分

小龚　三诊

疟未作，神情尚觉委顿，舌绛口渴，再清营热可也。

鲜生地六钱　　赤茯苓三钱　　广郁金五分

白茅柴根一两（去心）　　淡黄芩一钱五分　　块滑石三钱

炒麦仁三钱　　香青蒿二钱五分　　黑山栀二钱五分

鲜佛手一钱五分

（1）玉枢丹：又名紫金锭，由山慈菇、五倍子、红芽大戟、千金霜、麝香、雄黄、朱砂组成。每锭一钱，每次服三至五分，开水调服。有解毒辟秽、祛痰开窍之功。内服多治暑季发痧，呕吐腹泻，或神迷惊厥；外用治疮疡初起。

第十五案　瘅疟

谢幼　三岁　一诊　上津桥

痉厥壮热，痰喘目窜，前一日曾见热象痉象，谅由瘅疟[1]热盛，质小不克任受所致，非惊风也。急清营热以挽救之。

犀角尖一钱（多煎冲）	香青蒿一钱五分	纹秦艽一钱五分
陈金汁一两（冲）	鲜生地一两	牛蒡子三钱（打）
嫩钩勾三钱（后下）	白杏仁三钱（去皮尖）	生赤芍一钱五分
生甘草三分		

谢幼　二诊

昨服药后，夜半热退神清，自思进粥。今日脉象平和，舌黄有刺，试看明日如何？

鲜生地五钱	淡黄芩一钱五分	广橘白五分
鲜稻叶五钱	白杏仁三钱（去皮尖）	生甘草三分
川石斛三钱	川贝母三钱（去心）	赤茯苓二钱五分
焦麦芽三钱		

谢幼　三诊

午刻但热不寒，未曾痉厥，瘅疟已准，仍宜清解。

鲜生地五钱	肥知母一钱五分	纹秦艽一钱五分

（1）瘅疟：指阳气亢盛，但热不寒的疟疾。《素问·疟论》载："其但热而不寒者，阴气先绝，阳气独发，则少气烦冤，手足热而欲呕，名曰瘅疟。"

天露水[1]一杯（和入）　生甘草三分　　　玉桔梗一钱五分

鲜霍斛五钱　　　　鲜芦根一两（去节）　香青蒿一钱五分

赤芍药一钱五分　　块滑石三钱

谢幼　四诊

疟热式微，渐能化谷，乳宜少进，恐生痰热也。

鲜霍斛五钱　　　　生甘草三分　　　　鲜佛手一钱

肥知母一钱五分　　云茯苓三钱　　　　川贝母三钱（去心）

焦麦芽三钱　　　　白粳米三钱　　　　天露水一杯（和入）

第十六案　瘅疟

马幼　七岁　一诊

瘅疟患经匝月有余[2]，肌肉削瘦，纳谷式微，据述服清药、表药俱不合，乃脾气虚弱之故耳。有涉怵之机[3]，拟益气清疏并进。

绵芪皮一钱五分　　左秦艽一钱　　　天花粉一钱五分

（1）天露水：亦称甘露水，秋后夜间用瓷盘盛取的露水。取其清淡生津之意。陈藏器《本草拾遗》云：“甘露水，味甘美，无毒。食之润五脏，长年不饥。”（见《政和经史证类备用本草·卷五》）

（2）有余：原脱，据五卷本补。

（3）机：征兆。本作“象”，据五卷本改。

薄荷叶五分（后下）　　生冬术一钱五分　　香青蒿一钱

焦麦芽三钱　　　　　　整玉竹三钱　　　　川贝母一钱五分（去心）

生甘草三分

马幼　二诊

脾气竟能健运，谷食渐增，热缓易汗，病机已有把握，可许
无虑矣。

整玉竹三钱　　　　　　左秦艽一钱五分　　香青蒿一钱五分

鲜佛手一钱五分　　　　嫩冬术一钱五分　　生甘草三分

生知母一钱五分　　　　天花粉二钱　　　　川贝母一钱（去心）

焦麦芽三钱

马幼　三诊

中气一醒，伏邪自达，仍守前法损益之。

人参须七分（另煎冲）　整玉竹二钱　　　　天花粉三钱

青蔗浆一杯（和入）　　大麦冬一钱（去心）　左秦艽一钱五分

肥知母一钱五分　　　　生草梢三分　　　　香青蒿一钱

天露水一杯（和入）

马幼　四诊

肌肤甲错已润，神脉亦复，口渴多汗，伏热未净，当清热以
养胃津。但幼童不能自慎饮食，宜入运脾之品。

台参须一钱（另煎冲）　生石膏六钱　　　　川贝母二钱（去心）

天露水一杯（和入）　　鲜霍斛五钱　　　　生甘草三分

天麦冬各一钱五分（去心）　白茯苓三钱　　　苡米仁三钱

焦麦芽_{三钱}

马幼　五诊

热止易饥^{（1）}易怒，邪已化而脾胃亦复，惟阴液多亏，故肝火易升耳。

整玉竹_{二钱}　　　麦门冬_{一钱（去心）}　　　羚羊角_{一钱五分（多煎）}

甘露水_{一杯（和入）}　鲜霍斛_{五钱}　　　　生甘草_{三分}

川贝母_{三钱（去心）}　炙鳖甲_{三钱}　　　　云茯苓_{三钱}

炒苡仁_{三钱}

马幼　六诊

疟止半月，饥多^{（2）}食旺，肝火时升，两目涩赤，拟和脾养胃，以清木火。

嫩冬术_{一钱}　　　　整玉竹_{二钱}　　　　云茯苓_{三钱}

甘蔗汁_{一杯（和入）}　鲜霍斛_{四钱}　　　　麦门冬_{一钱五分（去心）}

生甘草_{三分}　　　　羚羊角_{一钱五分（多煎）}

真川贝_{二钱（去心）}　大麦仁_{三钱}

马幼　七诊

舌黄化而肝火较平，胃阴复，脾气醒，可无反复矣。

（1）易饥：原脱，据五卷本补。

（2）多：五卷本作"长"。

细生地四钱　　　　云茯苓三钱　　　　麦冬肉一钱五分

糯稻根须^{（1）}一两　　生冬术一钱五分　　生甘草三分

川石斛三钱　　　　整玉竹三钱　　　　真川贝一钱五分（去心）

焦麦芽三钱

（1）糯稻根须：《本草再新》载："味甘，性平，益胃生津，止虚汗。"

花韵楼医案（四卷本）

卷二

第十七案　膈症

陶右　四十二岁　戊申年[1]**　一诊　大石头巷**

肝阴内耗[2]，燥气化火，胃脘作痛而呕吐，大便闭结。患经七载，屡发屡重[3]，舌绛脉数，胃津营液并亏，乃关格之根柢[4]，非寻常肝气痛可以香燥破气而治之也。

乌犀尖一钱（多煎）	郁李仁三钱	陈海蛰一两（漂）
鲜生地八钱	柏子仁三钱	乌梅肉八分
云茯苓三钱	江枳壳五分	炒白芍三钱
左金丸五分（绢包）	大地栗三枚	金铃子一钱五分

陶右　二诊

便通呕止，痛胀亦缓，眠食较安。盖血热肝升，得凉则降，降则胃气通调。拟和脾养肝，佐理肠胃痰热。

乌犀尖一钱（多煎）	怀山药三钱	柏子仁三钱
鲜藕肉一两	鲜生地五钱	云茯苓三钱
怀牛膝一钱五分	真川贝三钱（去心）	炒米仁三钱（包）
小青皮五分		

（1）戊申年：即公元 1848 年。

（2）肝阴内耗：本作"肝气内耗"，误，据五卷本改。

（3）屡发屡重：本作"屡重屡发"，据五卷本改。

（4）根柢：本作"候"，据五卷本改。

陶右　三诊

肝调胃和，神脉安静，时值暑热气燥[1]，营虚食少之体，宜乎养阴和脾为佳。

生洋参一钱五分（另煎，冲）　　柏子仁三钱

云茯苓三钱　　　　　　　　白荷花露一两（冲）

鲜首乌五钱　　　　　　　　五味子三分（敲）

炒苡仁三钱　　　　　　　　川贝母二钱（去心）

川通草五分　　　　　　　　小青皮三分

第十八案　膈症

陶右　庚戌年[2]　一诊

营虚血热，血不养肝，肝升犯胃，上压太仓[3]。太仓，胃之上口也。气结为痛，呕则痛止，是以每痛必自探吐，反复不已，胃液枯竭，遂成膈症。每投桂附，痛呕转剧。近又误以火酒摩背，并服无名末药，其药香烈异常。近月每日只进稀粥两匙，大肉俱脱，营液枯槁殆尽。每觉热气上涌，口泛白沫，稠腻如饴，此乃

（1）气燥：五卷本作"外迫"。

（2）庚戌年：即公元1850年。

（3）太仓：指胃。《灵枢·胀论》："胃者，太仓也。"太仓者胃之上口也，误。据《难经·四十四难》胃之上口应是"贲门"。

虚火内燔，肺胃津液所化也，最属忌款[1]。脉弦细数，舌红苔黄，便燥闭结。虽云痛宜温通，但芳香辛烈，难施于血枯液涸之体。拟滋水生肝，和养胃阴，冀能进谷，亦不过勉[2]延岁月而已。

台参末五分（冲）　　白蒺藜一钱五分（去刺）　　淡苁蓉三钱

野蔷薇露五钱（冲）　　生白芍三钱　　　　　　　怀山药三钱

怀牛膝二钱　　　　　　淡吴萸三分　　　　　　　台乌药五分（磨冲）

上沉香二分（磨冲）

陶右　二诊

环口色青，肝乘胃也。欲救胃气，必先平肝，欲疏肝木，当调脾土，此治病求本法也。然非若三年前之心肝郁火独盛，可以清畅疏通，直捷施治即效[3]者，比今则中气伤而元阳难伏矣，殊属棘手之至。治从各方合参，用辛通胃阳，兼理郁火。

台人参五分（研末冲）　小川连五分　　　　　淡苁蓉三钱

炒白芍一钱五分　　　　益智仁五分　　　　　炒枣仁三钱

炒山药三钱　　　　　　云茯苓三钱　　　　　沉香汁五小匙（冲）

陶右　三诊

痛呕稍减，沫亦较少，然亦不足恃也[4]。其痛呕吐沫，每酉戌时为甚，夜半则平。或言病发于阴分，谓之阳不用事，每以阳

（1）忌款：本作"忌象"，据五卷本改。

（2）勉：五卷本作"扶"。

（3）直捷施治即效：原脱，据五卷本补。

（4）然亦不足恃也：五卷本作"然减不足言也"。

虚治。殊不知脾虚血热，血分郁火为患，无不见重于阳明旺时者也。古人此言，必因阳虚诸证而设。用药者，必当详审脉证，岂可固执一见也[1]。

人参须一钱（另煎冲）	淡吴萸三分	细生地五钱
炒山药三钱	炒白芍二钱五分	台乌药一钱
广郁金三分	炒枣仁三钱	白蒺藜二钱（去刺）
川贝母二钱（去心）		

陶右　四诊

能纳难运，责在于脾，盖月余未曾进谷，旋转之机少[2]利，日晡自觉气火上逆，嗳腐吞酸，心头灼热[3]。经云：谷气不盛，则生内热[4]是也。

台参须一钱（另煎冲）	生白芍一钱五分	小川连三分
益智仁五分	云茯苓三钱	细生地四钱
焦米仁三钱	煅瓦楞三钱	净当归一钱五分

陶右　五诊

日来右关脉颇有生气，知饥知味，日晡痛呕亦微，其肝邪不

（1）固执一见也：五卷本作"但凭时象作确论乎"。

（2）少：本作"失"，据五卷本改。

（3）心头灼热：五卷本作"五心灼热"。

（4）谷气不盛，则生内热：见《素问·调经论》："谷气不盛，上焦不行，下脘不通，胃气热，热气熏胸中，故内热。"顾氏概述其大意耳。

致横决为患[1]。

制首乌四钱	净归身一钱五分	老苏梗一钱
炒白芍一钱五分	炒枣仁四钱	川贝母二钱（去心）
云茯苓三钱	鲜竹茹一钱五分	炒苡仁三钱

陶右　六诊

参脉左涩右滑，涩为血虚，滑为痰盛。水谷入胃，泛浊于腑络，必呕吐始松，胃失下行之令耳。经水两月未至，经乃冲脉所司，冲系阳明统属，胃少纳谷，血海自然受盛不足[2]，须调和脾胃升降之机，血足自行[3]也。

小川连三分（姜汁炒）	柏子仁三钱	炒山药四钱
川贝母二钱（去心）	炒枣仁四钱	半夏曲一钱五分
西珀末五分（冲）	元眼肉五枚	广郁金五分

陶右　七诊

经至即止，肝胃不和，瘀痰阻络，或呕或泄，或胀或痛，无一非木邪乘胃为患耳！

净归身一钱五分	云茯苓三钱	柏子仁三钱
广郁金七分	东白芍一钱五分	怀山药四钱
厚杜仲三钱	炒枣仁三钱	川贝母三钱（去心）
白蒺藜一钱五分（去刺）		

（1）不致横决为患：五卷本作"亦不骤然下降为患"。

（2）受盛不足：本作"受乏"，据五卷本改。

（3）血足自行：本作"血乃自行"，据五卷本改。

陶右　八诊

纳谷旺而呕止四日，二便通利，胃气已得冲和[1]之机，生机可望。肝病忌术[2]，因肝为刚脏，宜柔宜和，而燥烈之药，恐激其怒性耳。倘痛胀已止，合以柔和之品[3]，则术之燥烈，未尝不可用以培脾。

北沙参四钱	净归身一钱五分	炒米仁三钱
青果三枚（敲）	制首乌四钱	生白芍一钱五分
半夏曲一钱五分	制冬术一钱五分	柏子仁三钱
宣木瓜七分		

陶右　九诊

脉证渐渐向佳，上午已照常纳谷，惟日晡肝气冲逆，胸脘隐然梗痛，不敢进食。拟益阴以和脾胃。

制首乌四钱	小川连三分	半夏曲一钱五分
炒白芍三钱	枳实炭七分	炒苡仁三钱
乌梅肉[4]五分	金铃子一钱五分	川通草七分

（1）冲和：五卷本作"敷布"。

（2）肝病忌术：白术的禁忌首见于《伤寒论》"理中丸"下，有"脐上筑者，肾气动也，去术……吐多者，去术……腹满者，去术"。刘涓子《痈疽论》："溃疡忌白术，以其燥而闭气。"肝病亦然，如气滞郁结，胀痛呕逆，宜疏宣，宜柔和，燥烈闭气之品自当忌用。缪希雍《本草经疏》亦云："肝肾有动气者勿服。"

（3）合以柔和之品：原脱，据五卷本补。

（4）乌梅肉：五卷本作"乌梅炭"。

陶右　十诊

上午胃纳颇增，胸膈梗痛亦平，咽物尚噎，所幸肌肉渐长，津液亦回。至戌时自觉热气上涌，渴思冷饮，仍宜养胃阴以杜木火冲逆。

鲜藕肉一两（去皮节）	云茯苓三钱	炒苏子一钱五分
橄榄肉三枚	白粳米五钱（绢包）	炒米仁三钱
川贝母三钱（去心）	生白芍三钱	炒白芍三钱
冬瓜皮三钱		

陶右　十一诊

迩来一月，阳明气血日长，经水下行色淡兼紫，不能通畅。盖冲脉上贯于胃，下通于肾，血虚血瘀，肝挟冲脉反从上逆，呕吐不已。当苦泄厥阴，清降阳明，以防厥逆，切不可执经行要温通之说，盖温则升，升则血亦上逆矣。

西洋参一钱五分	旋覆花三钱（绢包）	炒枳实五分
左金丸三分（绢包）	生首乌五钱	柏子仁三钱
台乌药一钱五分	金石斛三钱	云茯苓三钱
怀牛膝一钱五分		

先用青蔗浆一杯，和生姜汁少许，微温服之，然后进药。

陶右　十二诊

肝邪升则化火化风，降则化气化寒。前拟清泄肝胃，原属治标之计。盖肝病种种之险，莫如越胃凌心。昨服蔗浆后，呕止而经行大畅，冲心之势顿止。前呕黑水甚多，此即瘀血郁久所变，

《易》云"龙战于野，其血玄黄[1]"是也。然病始于肝，子病及其母，肾亦亏矣。唯恐经后郁阳复升，宜滋肾平肝，从阳明以镇冲脉。

大熟地五钱	菟丝子三钱	旋覆花一钱五分（包）
鸡子黄一枚	紫石英四钱	怀山药三钱
怀牛膝一钱五分	陈阿胶一钱五分	小红枣三枚
小川连三分		

陶右　十三诊

郁阳从经行而畅，虚阳由血虚而复升，夜来少寐，痰中带有鲜血，渴思冷饮，脉数舌剥，见证如此，显非清滋不可。盖是证易于误为饮邪，温凉殊途，故辨证为难耳[2]！

细生地六钱	大麦冬一钱五分（去心）	白茯苓三钱
鲜藕肉一两（去皮节）	炒丹皮一钱五分	五味子五分（敲）
怀山药三钱	白粳米四钱（绢包）	炙鳖甲三钱
柏子仁三钱	生甘草五分	

陶右　十四诊

日来脉息向佳，惟血室空虚，郁阳复扰，饮食下咽，胸膈微有梗痛作噎。盖肝木内藏相火，培养营阴，当用凉剂以畅郁火。

（1）龙战于野，其血玄黄：见《易·坤卦》。高亨注："二龙搏斗于野，流血染泥土，成青黄混合之色。"指国家战乱和朋党之争。顾氏引此以喻病机之消长变化。

（2）盖是证……故辨证为难耳：底本无此句，据五卷本补。

北沙参三钱　　　　陈阿胶一钱五分　　　犀角汁三分（冲）

大麦冬二钱（去心）　东白芍三钱　　　　檀香泥一钱

怀山药三钱　　　　生甘草五分　　　　白茯苓三钱

加：青蔗浆一杯（冲），生姜汁三小匙（冲）。

陶右　十五诊

证机向安，宜从脾胃着想。叶氏所谓"脾宜升则健，胃宜降则和"，仿此意，参入补脏通腑，与证尤合。

北沙参三钱　　　　枳实炭五分　　　　半夏曲一钱五分

青蔗浆一杯（冲）　炒米仁三钱　　　　乌梅炭八分

益智仁五分　　　　怀山药三钱　　　　生姜肉七分

大腹皮一钱五分（洗）

陶右　十六诊

纳谷如常，渐能行动，步履力尚未足，下午口渴咽干，大便燥结。前贤以呕而便燥谓之叶落根枯，拟滋养金水两脏，即是平肝之意。

大熟地五钱　　　　麦冬肉二钱　　　　怀山药三钱

元武版一两（先煎）　五味子三分（簸）　　云茯苓三钱

净归身一钱五分　　川贝母三钱（去心）　川石斛三钱

东白芍二钱五分　　生甘草三分

陶右　十七诊

痛呕噎膈，百日来未曾反复，脾胃之气，颇能蒸化津液，欣喜为之过望矣。务宜息心静养，静则生阴，阴足阳藏，庶无变幻。

北沙参三钱　　　大熟地五钱　　　柏子仁三钱

生甘草三分　　　大麦冬二钱（去心）　　净归身一钱五分

炒米仁三钱　　　怀山药三钱　　　东白芍一钱五分

云茯苓三钱

陶右　十八诊

一阳来复，脏阴未足之体，虚火略有扰动，以坚守肝肾，培补根柢[1]为要着。

熟地炭五钱　　　枳实炭三分　　　怀山药三钱

青果肉三枚　　　白归身一钱五分　　乌梅炭五分

柏子仁三钱　　　生白芍一钱五分　　大麦冬二钱（去心）

云茯苓三钱

陶右　十九诊

膈症由危向安，近日稍有咳嗽，虽是一时伤风传染，然则娇脏久虚，内风易于烁肺耳。

白杏仁一钱（去皮尖）　麦冬肉一钱五分　　生紫菀八分

杜苏子一钱　　　炙甘草三分　　　象贝母一钱（去心）

牛蒡子八分（杵）　　炒白芍一钱五分　　炒米仁四钱

陶右　二十诊

久病新瘥，感风鼻塞咳嗽，须防引动呕吐，姑以轻剂治标。

（1）根柢：原脱，据五卷本补。

白杏仁一钱（去心皮）　　　左秦艽一钱　　　　生紫菀一钱五分

牛蒡子一钱（杵）　　　　　生甘草五分　　　　杜苏子八分

象贝母一钱（去心）　　　　生米仁三钱　　　　白前胡五分

陶右　二十一诊

咳嗽已缓，眠食如常，癸水如期而至，色泽俱正，诸恙未曾反复，滋养金水，兼理冲脉。

川贝母二钱（去心）　　　紫石英三钱　　　　生紫菀一钱

大麦冬二钱（去心）　　　柏子仁三钱　　　　陈阿胶一钱五分

广郁金五分　　　　　　　滁菊花一钱　　　　怀山药三钱

旋覆花一钱（绢包）

陶右　二十二诊

经行初净，肝风微有循[1]肺，所幸饮食不减，痛呕未作，气阴渐能恢复也。

大熟地五钱　　　　　甘枸杞三钱　　　　整玉竹三钱

生紫菀八分　　　　　左牡蛎四钱　　　　滁菊花八分

甜冬术一钱五分　　　甜梨肉一两（去核）　麦冬肉二钱

生枣仁三钱　　　　　云茯苓三钱

陶右　二十三诊

此期经行颇畅[2]，纳谷不减，然肝脾阴虚未复，尚防经后阳

（1）循：抚摩，接触之意。

（2）颇畅：本作"颇旺"，误，据五卷本改。

升为患[1]。

大熟地五钱　　　制冬术一钱五分　　　滁甘菊一钱

柏子仁三钱　　　净归身二钱　　　怀山药三钱

川石斛三钱　　　炒枣仁三钱　　　福橘白五分

白粳米四钱（绢包）　鲜藕肉一两

陶右　二十四诊

经后胁中微胀，郁邪余波也。脉弦细数，舌绛尖刺，根苔黄厚。肝脾血虚未复。

大熟地五钱　　　甘枸杞三钱　　　怀山药三钱

甜梨肉一两　　　麦冬肉三钱　　　玉竹片三钱

炒米仁三钱　　　五味子四分（敲）　旋覆花二钱（绢包）

老苏梗一钱

陶右　二十五诊

神脉平善，惟咽干口渴，皆是肺胃津液未复，肝火易于熏烁也。

整玉竹三钱　　　白扁豆三钱　　　大熟地五钱

南枣肉三钱　　　大麦冬二钱（去心）　生白芍一钱五分

炒苡仁三钱　　　甘枸杞三钱　　　白粳米四钱（绢包）

柏子仁三钱　　　菟丝子三钱

（1）为患：原脱，据五卷本补。

陶右 二十六诊

严寒外迫，阳得潜藏，诸症皆安，乘时滋填肝肾，参入从气引血法。

人参条一钱五分（另煎冲）　　　　　　大熟地四钱

白扁豆三钱　　　　生甘草五分　　　　大麦冬二钱（去心）

甘杞子三钱　　　　白茯苓三钱　　　　甜梨肉一两

整玉竹三钱　　　　柏子仁三钱　　　　生白芍三钱

南枣肉三枚

陶氏膏方案

膈症四月以来，幸能收效[1]，大肉脱而复长，此乃病家之福也。经云"三阳结谓之膈，二阳结谓之消"[2]，此皆言津液枯槁，阳土燥结也。决非辛温可通，当专滋阳明，勿动肝火，水源布化不息[3]，方无反复。

人参须五钱（煎浓汁）　生韭汁一小杯　　　青蔗浆一碗

净牛乳一小碗　　　　元眼肉五钱（煎浓汁）　鲜藕汁二碗

甜梨汁一碗

（1）幸能收效：五卷本作"由渐而痊"。

（2）三阳结谓之膈，二阳结谓之消：见《素问·阴阳别论》："二阳结谓之消，三阳结谓之隔。"王冰注"二阳结，谓胃及大肠俱热结也。肠胃藏热则喜消水谷。三阳结，谓小肠膀胱热结也。小肠结热则血脉燥，膀胱热则津液涸，故膈塞而不便泻。"膈，通隔。《广韵》："隔，塞也。"

（3）布化不息：本作"充足"，据五卷本改。

上药和匀，熬膏时用白蜜两匙、生姜汁一匙，收如饴糖，徐徐频服。

第十九案　膈症

陶右　壬子年[1]正月　一诊

膈症由危向安之后，偶经暴怒动肝，肝火上逆，痰亦上泛，呕吐瘀血，紫黑成条。时届春升木旺，阴虚阳亢之体，宿痰又复反复，深为可虑。

老苏梗一钱五分	瓦楞子三钱	鲜首乌四钱
鲜藕汁一杯（冲服）	小川连三分	东白芍一钱五分
女贞子三钱	宋半夏一钱五分	云茯苓三钱
粉丹皮一钱五分		

陶右　二诊

呕瘀虽止，舌苔灰浊而干，寐中惊惕，大便四日未行，右脉弦滑带数，显属肝火挟痰，蒸于胃腑也。宜滋胃液以疏肝，和脾气以润肠。

| 鲜藕汁一杯（冲） | 姜半夏八分 | 怀牛膝一钱五分 |
| 鲜首乌一两 | 金石斛三钱 | 云茯苓三钱 |

（1）壬子年：即公元 1852 年。

炒白芍—钱五分　　　西洋参—钱五分　　　　瓦楞子三钱

鲜竹沥五钱（冲）

陶右　三诊

肝火略降，胃阴渐复。肺司布化，脾司默运，肾司收摄，三脏之真气久耗。加以阴阳偏胜，肝火过旺，以致病发。今便后神倦脘痛，乘此可补之机，拟生脉散，佐疏肝之品以消息之[1]。

人参须—钱（另煎冲）　　　　白归身—钱五分

酸枣仁三钱　　　　　　　　制首乌五钱

大麦冬—钱五分（去心）　　　生白芍—钱五分

枳实炭三分　　　　　　　　六味地黄丸四钱（绢包）

五味子五分（敲）　　　　　瓦楞子三钱

蜜制姜—钱

陶右　四诊

连进扶胃平肝，痛止得寐，惟右关脉弦细搏指，阴虚肝火闪烁，胃中易生痰热也。

人参须—钱（另煎冲）　白归身—钱五分　　制首乌五钱

蜜制姜—钱　　　　　麦冬肉三钱　　　　生白芍三钱

肥知母—钱　　　　　五味子五分（敲）　淡元参—钱五分

瓦楞子三钱

（1）以消息之：原脱，据五卷本补。

陶右　五诊

日进补养气血法，胃气虽见恢复，右关脉息稍振，饮食亦增。然究虑曾大吐涎沫[1]，诸书皆云膈症吐沫者，虽大补气血，难收全功。目前尚可扶持，夏至阴竭阳升时候，诚虑变险。

人参须一钱（另煎冲）	怀山药三钱	炒白芍一钱五分
大熟地五钱	白茯苓三钱	北五味五分
元武版五钱（先煎）	瓦楞子三钱	真旗参[2]一两
白粳米四钱（绢包）	鲜藕肉一两（去皮节）	

附：致韫之甥媛信札一函

昨日造府，未晤为怅，尊堂之恙，的系膈症，虽然几次挽回，但金水两竭，脾土并衰，屡屡反复，总虑难以支持。承尊慈厚谊如云[3]，挽以重任，不敢固辞，自当竭尽绵力，扶持到底。但望转达尊父大人，务须访求明眼一评，他时免遭物议，诸希亮鉴不宣。

陶右　六诊

膈症因怒反复后，呕止胃醒，纳谷日增，腑气遂通，升降之机，又得旋转矣。

大熟地五钱	枸杞子三钱	云茯苓三钱
真柿霜三钱	大麦冬二钱（去心）	怀牛膝一钱五分

（1）然究虑曾大吐涎沫：原脱，据五卷本补。

（2）旗参：即西洋参，亦称花旗参。

（3）如云：原脱，据五卷本补。喻情谊之盛大深厚。

炒米仁三钱　　　　　北五味五分（敲）　　炒枣仁三钱

炒山药三钱

陶右　七诊

匝月来，饮食胜常，神气亦复，山舆跋涉，不觉疲乏，真幸事也。惟望无烦恼感触，毋为饮食所伤，不致反复方妥。

人参须一钱五分（另煎冲）　　　炒苡仁三钱

大熟地四钱　　　　　　　　　真柿霜三钱

大麦冬二钱（去心）　　　　　　炒麦仁三钱

甘杞子三钱　　　　　　　　　北五味五分（敲）

白茯苓三钱　　　　　　　　　炒枣仁三钱

陶右　八诊

饥时迟食，食觉过饱，吞酸嗳腐，日晡热气上涌，痛胀并作，探吐黏痰不少，口渴，舌干光红尖刺。究系肝脾久损，金水两亏，难于调养。拟养血和脾以治其本，理气平肝以治其标。

鲜首乌四钱　　金石斛三钱　　　　　金铃子一钱（盐水炙）

炒苡仁三钱　　大麦冬二钱（去心）　　小青皮三分（炙）

大麦仁三钱　　北五味五分（敲）　　　老苏梗一钱

白茯苓三钱　　水泛六味地黄丸八钱（绢包）

陶右　九诊　辰刻

昨晚子刻，便后陡然厥逆，妄言妄见，诊脉实已沉绝，面白如纸，唇淡目瞑。向日调理，惟于补中寓疏，疏中寓补。据述昨医投旋覆花汤，不过撤去补药。膈症久延，反复数四，阴血告竭，阳亦随亡，亦不可指他医之过也[1]。经云"脱阳者见鬼，脱阴者目盲"[2]，勉拟仲景法[3]以邀天相。

台人参三钱（另煎冲）　　生白芍三钱　　　五味子一钱（敲）

炙甘草五分　　　　　　制附子一钱　　　炒枣仁五钱

大黑枣五枚（去核）

陶右　十诊　申刻

药下片时，脉复神定，妄言妄见已止，面色㿠白，骇人心目，自觉脘胁微痛。但用药本如用兵，挽回散失之元阳，如收败卒，此番[4]阵伍溃乱，未易奏绩也。

台参条三钱（另煎冲）　白归身一钱五分　云茯苓三钱

益智仁五分　　　　　生白芍一钱五分　煨姜一钱

大黑枣五枚（去核）　甘杞子三钱　　　炒枣仁三钱

姜半夏一钱

陶右　十一诊

脉息右尺渐复，关部弦数，唇色渐红。阳回之后，当毓阴以维之。但阳气散失之后，未可骤加腻补，姑执中[5]以缓守之。

（1）亦不可指他医之过也：原脱，据五卷本补。

（2）脱阳者见鬼，脱阴者目盲：语出《难经·二十难》，经指《难经》。

（3）仲景法：指仲景四逆加人参汤意。顾氏取其中人参、附子二味，即《妇人良方》参附汤。功能回阳益气，治阳气暴脱，四肢厥逆，汗出气急，神昏晕厥，脉微欲绝，舌淡白等，心阳衰竭者，均有较好疗效。

（4）此番：原脱，据五卷本补。

（5）执中：原脱，据五卷本补。

台人参一钱五分（另煎冲）　　生冬术一钱五分

左牡蛎一两　　　　　　　　北五味七分（敲）

炒枣仁三钱　　　　　　　　制首乌五钱

炙甘草五分　　　　　　　　炙陈皮五分

甘枸杞三钱

陶右　十二诊

昨宵寐稍足，惟有悸惕之状，虚阳欲潜，缘阴血少涵，复有欲跃之意也。胃渐思谷，虽是善机，所虑脾元艰运，肝肾之气不得聚藏也。

台人参一钱五分（另煎冲）　　炒枣仁三钱

大熟地五钱　　　　　　　　小红枣三枚（去核）

五味子五分（敲）　　　　　白茯苓三钱

左牡蛎五钱　　　　　　　　炙甘草五分

麦冬肉二钱　　　　　　　　生冬术一钱五分

陶右　十三诊

叠进扶养正气，尚可支持，瘀结胃络为痛，正气复一分，肝邪露一分也。今值辛日，金木交争，虚波宜慎。

人参条一钱五分（另煎冲）　　生藕汁半茶杯

元眼肉二钱　　　　　　　　韭菜汁五小匙

生姜汁五小匙　　　　　　　小红枣三枚（去核）

陶右　十四诊

宵来痛势大减，颇得安寐，便后虚象亦少，纳谷颇增，仍守益气生津之法。

台人参一钱五分（另煎冲）　　炒白芍一钱五分　　云茯苓三钱

大麦冬二钱（去心）　　炙甘草五分　　元眼肉五枚

五味子五分（敲）　　川贝母二钱（去心）　　鲜藕肉一两

陶右　十五诊

夜分胁痛稍作，脉有神，饭食较可，胃气幸得扶住，惟络中瘀痰犹积，肝木欲达不达，循胁抵脘为痛。肝之动，责在脾之弱，脾弱运迟，水谷不克速化，积为瘀痰，阻塞气机而痛作。其关格与痰饮大相背谬[1]，《金匮》五饮[2]曰：流饮、支饮、积饮、悬饮、溢饮，皆有脉证为凭。多由浊痰凝聚于中，有火煅炼则成痰，无火煅炼则为饮。饮，水也。今则始由肝病作呕，呕伤胃津，因而大吐白沫，肌肉尽脱，食物哽噎，大便闭结，舌光剥，口生糜，瘀血屡呕[3]。始由阴伤，继及阳散[4]，饮邪留滞于胃，皆以[5]温通为法，断无任受清滋之理。昔年只以温燥太过，痛呕转甚，故必以清降滋阴，方有转机。病家恐未知原由，妄生议论，故为申明而详辨之，质诸高明，以为然否？

（1）其关格与痰饮大相背谬：原作"其痰饮与"，据五卷本补。
（2）五饮：历代医著痰饮种类记述不一，《金匮要略》痰饮证治，有痰饮、悬饮、溢饮、支饮四种。顾氏误记，多一"积饮"。又，其中"流饮"，即是四饮中狭义的"痰饮"。
（3）瘀血屡呕：原脱，据五卷本补。
（4）始由阴伤，继及阳散：本作"阴伤阳散"，据五卷本改。
（5）皆以：本作"宜以"，据五卷本改。

台人参一钱五分（另煎冲）　　炒米仁三钱（包）

炒枣仁四钱　　　　　　　　云茯苓三钱

大麦冬三钱（去心）　　　　大白芍一钱五分

川贝母二钱（去心）　　　　大麦仁三钱

五味子七分（敲）　　　　　元眼肉五枚（去核）

陶右　十六诊

纳谷较昨又增，惟脉来沉微，尚属阴不维阳，阳少坚固之意，务宜坚守中州，摄纳肾气，是乃至嘱。告别旬日，望诸高贤主议。

台人参一钱五分（另煎冲）　　炒枣仁四钱

甘枸杞三钱　　　　　　　　六味地黄丸四钱（绢包）

制首乌四钱　　　　　　　　炒白芍三钱

白茯苓三钱　　　　　　　　菟丝子三钱

炒苡仁三钱　　　　　　　　小红枣三枚（去核）

陶右　十七诊

据云服过诸医桂附辛温之药，三日夜痛无定晷，不食不寐，神情困顿，腰腹顿作肿满，此乃阴竭阳散之征也。去秋用砭法时，即恐阳散肿满，愈难措手。毋庸嫁祸于人，实深虑预防之久矣[1]。今者复承见信，固辞不获，谊联兰谱，悲从中起，惟唤奈何而已[2]！

（1）毋庸嫁祸于人……久矣：原脱，据五卷本补。

（2）悲从中起……而已：本作"勉竭绵力而已"，据五卷本改。

台人参二钱五分（另煎取汁）	牛乳半杯
藕汁一杯	人乳半杯
韭汁七小匙	姜汁五小匙

陶右　十八诊

痛势虽缓，肿势仍然，饮食虽多，胃液已涸，病如油干灯烬[1]，惟念主人厚情，务欲扶一日为一日[2]之计，明知大势已去，然余亦安敢不尽心力乎！

台人参一钱五分（另煎冲）	大麦冬一钱五分（去心）
川贝母一钱五分（去心）	黄牛乳一杯
大熟地五钱	炒枣仁四钱
炒白芍三钱	益智仁五分
元眼肉三钱	春砂仁五分

第二十案　暑湿便泄神昏

沈　三十八岁　一诊　马铺桥

暑湿郁蒸为病，邪从三焦分布募原，形凛壮热。医投表风下滞，热陷[3]便泄。病经十二日，邪涉心包，神昏舌缩，恐难救逆

（1）病如油干灯烬：原脱，据五卷本补。
（2）扶一日为一日：本作"勉为转危"，据五卷本改。
（3）热陷：本作"热随"，据五卷本改。

也。以求方恳切，勉尽心力以挽之[1]。

生冬术一钱	川贝母三钱（去心）	赤茯苓三钱
淡黄芩一钱五分	广郁金七分	赤芍药一钱
细生地一两	甘草梢三分	元参心三钱
竹卷心三钱	陈金汁一两（冲）	至宝丹三分（另研冲）

沈 二诊

便泄止而神志略清，舌尚抵齿难伸。苔布灰黄，唇裂齿燥，温邪内炽，未可视为坦途也。

细生地一两	天竺黄三钱	元参心三钱
生冬术一钱	川贝母三钱（去心）	赤芍药一钱
淡黄芩一钱五分	苦桔梗七分	竹叶心三钱
陈金汁一两（冲）	野蔷薇露一两（冲）	白茅柴根一两（去心）

沈 三诊

温邪颇化，肤热已退，渐思纳谷，脉证俱有转机，可从阳明清泄之。

生洋参一钱五分	元参心三钱	川石斛三钱
鲜首乌一两	生甘草三分	鲜竹茹二钱五分
嫩冬术一钱五分	川贝母三钱（去心）	云茯苓三钱

（1）以勉之：本作"云"，据五卷本改。

第二十一案　暑湿

眉侄　一诊

暑湿郁蒸，壮热自汗，腰酸腹痛，脉滞数，舌苔粉白满布，中心更厚，四肢不温，胸痞气结，形凛热盛，此邪客募原也。盖湿温一证，与伤寒传经不同，若误用升表燥湿⁽¹⁾，必致胃液告涸，热陷昏痉。《金匮》有湿家不可汗，汗之则变痉是也。惜乎宗经旨者鲜矣⁽²⁾。

生冬术一钱　　　　左秦艽一钱　　　　赤茯苓一钱五分

白蔻仁五分（研，后下）　淡黄芩一钱五分　　焦建曲一钱五分

苦桔梗七分　　　　广郁金三分　　　　大豆卷三钱

牛蒡子三钱（打）

眉侄　二诊

病交三日，汗泄热衰，汗收复热，热时舌白更厚⁽³⁾，谵语口渴，渴不多饮，便溏兼有瘀血，腰痛如束，四肢清冷。黎明得微汗后，热蒸湿化，舌白转黄。无形之暑邪弥漫三焦，尚如烟霏雾敛，当于疏化湿热中，参入芳香之品，俾轻扬和解。

（1）燥湿：原脱，据五卷本补。

（2）惜乎宗经旨者鲜矣：原脱，据五卷本补。

（3）舌白更厚：原脱，据五卷本补。

生冬术一钱　　　　赤茯苓一钱五分　　　炒苡仁三钱

淡黄芩一钱五分　　福橘络一钱　　　　　白蔻仁五分（研，后下）

广藿香一钱五分　　左秦艽一钱　　　　　黑山栀一钱五分

鲜桑枝五钱　　　　野蔷薇露一两（冲）　鲜佩兰一钱（搓香后下）

眉倕　三诊

肢冷热缓，脉息有神，脾气醒而邪将化矣。便溏、腰酸痛俱止，可免内陷之虑。

生冬术一钱　　　　淡黄芩一钱五分　　　广郁金三分

嫩桑枝五钱　　　　大豆卷三钱　　　　　左秦艽一钱

牛蒡子三钱（打）　广藿梗二钱　　　　　生赤芍一钱

白蔻仁三分（研，后下）

眉倕　四诊

病经六日，邪化热退。盖外感[(1)]初治中窍，无不应手告痊矣。

人参须一钱（另煎冲）　云茯苓三钱　　　炒麦芽三钱

白扁豆三钱　　　　生冬术一钱　　　　　福橘白五分

地枯蒌三钱　　　　川石斛三钱　　　　　生甘草三分

苡米仁三钱（炒）

【华注】湿温证多发于四五月间，始由肾水内亏，阳升泛浊，湿遏真阳，脾土又弱，口鼻又吸受时邪，郁蒸为病。足胫冷，发

（1）外感：本作"湿感"，据五卷本改。

热不扬，舌苔粉白，筋络酸痛，大便或泄或闭。或见足冷、热不扬⁽¹⁾，谬指阴证，禁用凉药，深属可笑。胸闷痞以枳壳、枳实破气破滞；舌白以二陈、川朴燥之，并以赤苓、泽泻利其小便，谓利湿，遂使胃液、肾液皆被劫伤，汗不能泄者，妄也。盖湿热风邪，皆从气夺而陷，自利昏谵，痉厥立见。其证实系湿郁太阴，热蒸阳明，肺气失宣，三焦合病，邪从募原分布营络，所以或有寒热往来盛衰之象。湿中之热，若不速清速化，易涉心包昏愦，缘里真早怯，变险多在旬日间耳⁽²⁾。以伤寒分六经，温热须究三焦也。

辛丑仲夏，余患肝厥时，延请青崖师在苏。潘晋卿先生尊人亦患是证，邀师诊视，邪已内陷昏蒙，方用犀角、附子。吴医七人俱用人参、柴胡升提，反笑师方为妄僻。因此主人不敢服，遂进以众议之方⁽³⁾，未及挽救也。余以经书细究四时六气源头，由博反约，胸中既⁽⁴⁾有成竹，遇证可免妄表妄攻，动笔便错也⁽⁵⁾。知湿温证以苍术白虎汤作准绳，切不可一见发热，总是表散。经云"湿家不可汗"，岂妄哉！余每以生冬术代苍术，性稍和，以运太阴湿土；佩兰芳香，宣解湿浊秽气，盖中气一

（1）热不扬：原脱，据五卷本补。

（2）缘里真早怯，变险多在旬日间耳：原脱，据五卷本补。

（3）众议之方：本作"他方"，据五卷本改。

（4）既：诸本均作"冀"，疑误，据文义改。

（5）动笔便错也：原脱，据五卷本补。

醒，邪必易达；蔻仁、牛蒡、郁金，开泄肺气；黄芩清湿中之热，用代石膏，且无沉寒之患；经络伏风未泄者，或用桑枝、秦艽以驱之。每得应手，此言一候内之证机也。若温邪内陷者，急当清透，金汁救热陷有神效，并治大便热泄尤妙。余非敢自炫⁽¹⁾学识，实有心得，不敢自秘，尚幸才智之士，进而教之⁽²⁾。世俗于湿温一证，用散表攻里者多，病家苟能明辨，亦免庸医之误，可不慎欤⁽³⁾！

第二十二案　湿温

梁　三十一岁　南濠街　一诊

湿温四日，足冷，热不扬，胸膈痞闷，唇燥口渴，深恐自利热陷，姑从三焦分治。

广藿梗_{一钱五分}　　淡黄芩_{一钱五分}　　广郁金_{五分}

鲜桑枝_{五钱（酒炒）}　　大豆卷_{三钱}　　左秦艽_{一钱五分}

牛蒡子_{三钱（杵）}　　生冬术_{一钱五分}　　生赤芍_{一钱五分}

白蔻仁_{五分（研，后下）}

（1）炫：夸耀。本作"眩"，误，据五卷本改。

（2）尚幸才智之士，进而教之：五卷本作"质诸才智之士，乞为明辨，幸何如之"。

（3）病家……慎欤：本作"病家可不慎欤"，据五卷本改。

梁 二诊

上焦湿热郁蒸之气，已从手经而解[1]，胸膈顿[2]舒，足冷已温。盖肺主一身之气，气得宣畅，中焦湿热无所容留矣。

生冬术一钱五分　　　嫩桑枝五钱　　　块滑石三钱

淡黄芩一钱五分　　　天花粉三钱　　　生甘草三分

白蔻仁五分（研后下）　焦建曲三钱　　　赤茯苓三钱

纹秦艽一钱五分　　　鲜佩兰叶一钱五分

第二十三案　湿温

姚 三十七岁 一诊

湿热病逾一候，表汗太过，液伤邪陷心包，神蒙谵语，指痉自笑，胸痞气促，湿未化而土已化燥矣。急滋营阴以运邪，勿令内闭为要着。

乌犀尖一钱五分（镑，先煎）　淡黄芩一钱五分　　生赤芍一钱

至宝丹三分（冲）　　　鲜生地七钱　　　天花粉三钱

赤茯苓三钱　　　　　银花露一两（冲）　元参心三钱

薄荷叶五分（后下）　　生甘草三分

（1）已从手经而解：本作"已化"，据五卷本改。

（2）顿：本作"亦"，据五卷本改。

姚 二诊

今日气分稍畅，热邪得[1]以外泄，谵语自笑已止，时有烦躁。当扶太阴之气以运湿，滋阳明之液以化热[2]。

生冬术一钱五分	羚羊角一钱五分（镑，先煎）
元参心三钱	赤芍药一钱
细生地四钱	鲜霍斛一两
粉丹皮一钱	淡黄芩一钱五分
天花粉三钱	赤茯苓三钱

姚 三诊

热化湿亦化，惟外邪所扰之处，气阴受戕。调养脾胃，兼理余热可也。

生冬术一钱五分	元参心三钱
云茯苓三钱	淡黄芩一钱五分
麦门冬二钱（去心）	福橘白七分
川石斛三钱	川贝母三钱（去心）
炒米仁三钱	

另，淡绿豆汤，代水煎药用。

（1）得：本作"可"，据五卷本改。

（2）滋阳明之液以化热：本作"清阳明之热以生液"，与用药不符，据五卷本改。

第二十四案　暑温

江幼　十五岁　一诊　黄家巷

右手食指患疔，持斋匝月⁽¹⁾，过服苦寒，脾胃受伤，吸受暑热⁽²⁾。病交两候，神迷不语，间有自笑，腑闭指冷，嗳气频作，汗泄未透，癸水先期而至，脉细舌白。前既攻之清之而不应者，谅由胃气下陷，不能鼓运⁽³⁾里邪也。拟扶正以托之。

西党参二钱　　　纹秦艽七分　　　麦门冬一钱五分（去心）

细生地五钱　　　嫩白薇一钱　　　生赤芍一钱五分

生甘草三分　　　牛蒡子一钱五分　天花粉三钱

白荷花露一两（冲）

江幼　二诊

热稍扬，自笑未作，神志略苏，微有烦躁，舌转嫩黄，胃阳较起，脉软数。虽有伏热，究⁽⁴⁾不任凉药也。此棘手重证⁽⁵⁾，须救逆法。

西党参一钱五分　　麦门冬一钱五分（去心）　鲜霍斛一两

细生地五钱　　　　川贝母三钱（去心）　　　天花粉三钱

（1）持斋匝月：原脱，据五卷本补。

（2）吸受暑热：本作"暑热未解"，据五卷本改。

（3）鼓运：本作"发散"，据五卷本改。

（4）究：原脱，据五卷本补。

（5）棘手重证：本作"最重证"，据五卷本改。

生甘草三分　　　　鲜竹茹一钱五分　　　　　天竺黄三钱

生赤芍一钱五分　　白荷花露一两（冲）

江幼　三诊

下午微见轰热，据云因卧于日中晒热之席，借端起病，旋即和缓[1]。大便旬日未通，须俟胃气有力，风邪外达，方可清降议下[2]。

西党参一钱五分　　　淡元参一钱五分　　　川贝母二钱（去心）

白茅柴根一两（去心）　鲜霍斛五钱　　　　生甘草三分

玉桔梗五分　　　　　鲜竹茹一钱五分　　　鲜稻叶三钱

天花粉三钱　　　　　左秦艽一钱

江幼　四诊

今日汗瘔微布，肢冷止而内热亦解，胃气醒而风邪亦达，惟热邪宿滞，尚聚于肠胃，然亦无大碍也[3]。

生洋参一钱五分　　　天花粉三钱　　　　　柏子仁三钱

活水芦根一两（去节）　细生地五钱　　　　生鳖甲五钱

大麦仁三钱　　　　　白茅柴根一两（去心）　鲜霍斛一两

火麻仁三钱　　　　　黑山栀一钱五分

江幼　五诊

肌热退尽，额有微热，寐中呓语，大便仍闭，阳明蒸热也。因胃气初得扶住[4]，冀能稍进糜粥，然后下之方稳。

（1）旋即和缓：原脱，据五卷本补。

（2）议下：原脱，据五卷本补。

（3）然亦无大碍也：五卷本作"由逆转顺矣"。

（4）胃气初得扶住：本作"胃气尚得扶住"，据五卷本改。

西洋参一钱五分　　　　小青皮五分　　　　生鳖甲五钱

鲜芦根一两（去节）　　鲜霍斛八钱　　　　大麦仁三钱

火麻仁三钱　　　　　　鲜生地八钱　　　　鲜竹茹一钱五分

大麦冬一钱五分（去心）

江幼　六诊

胃醒思谷，喜食甜味，口渴能饮，脉颇有神。于下法中，择[1]攻邪而不伤正者治之。缘病从逆救，未免多费跋涉。

西洋参一钱五分　　　大麦冬三钱（去心）　　火麻仁三钱

元明粉七分（冲）　　鲜生地一两　　　　　五味子三分（打）

瓜蒌仁三钱　　　　　鲜霍斛一两　　　　　生甘草三分

莱菔子三钱

江幼　七诊

宿垢将下，所幸[2]知饥增谷，中焦气夺之变可许无虞。惟下焦肾阴已亏，阳升宜慎。

西洋参一钱五分（另煎冲）　　　火麻仁三钱

五味子三分（敲）　　　　　　　枇杷叶露一两（冲）

鲜霍斛一两　　　　　　　　　　瓜蒌仁三钱

生甘草三分　　　　　　　　　　大熟地五钱

大麦仁三钱　　　　　　　　　　元明粉一钱（冲）

（1）择：原脱，据五卷本补。

（2）所幸：原脱，据五卷本补。

江幼　八诊

腑气已通，神脉安和，下后能食能寐，可卜气阴立定之机也。

大熟地四钱	鲜霍斛一两
大麦仁三钱	大麦冬一钱五分（去心）
生冬术一钱五分	鲜竹茹二钱五分
生白芍一钱五分	西洋参一钱五分（另煎冲）
肥知母一钱五分	云茯苓三钱
白粳米三钱（绢包）	

第二十五案　间日疟

金　一诊

暑邪袭伏少阳，间疟寒热俱重，汗少恶心，便溏口腻，宜先开肺气以达邪。

牛蒡子三钱（打）	小防风一钱五分	姜半夏一钱五分
鲜佛手一钱五分	大豆卷三钱	左秦艽一钱五分
云茯苓三钱	广郁金七分	广藿香一钱五分
赤芍药一钱五分		

金　二诊

脉情舒展，舌苔薄白，气分稍舒，里邪未达，拟仲圣法[1]

（1）仲圣法：此处指仲景小柴胡汤加减。

加减。

北柴胡五分（水炒）　　小防风一钱　　　香青蒿二钱

鲜佛手一钱五分　　　淡黄芩一钱（酒炒）　左秦艽一钱五分

广郁金五分　　　　　姜半夏一钱五分　　广藿香一钱五分

赤茯苓三钱

金　三诊

寒热式微，热时渐短[1]，汗出亦遍，伏风伏热欲解，脾胃气弱，神疲乏力。宗昨法，加以补益气分之品，即可痊愈矣。

西党参三钱　　　　　广藿香一钱五分　　粉丹皮一钱五分

淡黄芩一钱五分　　　制冬术一钱五分　　香青蒿二钱五分

生赤芍一钱　　　　　炒柴胡三分　　　　炒建曲三钱

赤茯苓三钱

金　四诊

脾气醒而纳谷日增，邪已尽化，疟止两期，可无反复。尚须避风冷，节饮食为嘱。

西党参三钱　　　　　云茯苓三钱　　　　姜半夏一钱五分

绵黄芪二钱　　　　　炒建曲三钱　　　　新会皮一钱

炒冬术一钱五分　　　粉丹皮一钱五分　　鲜佛手一钱五分

佩兰叶露一两（冲）

（1）热时渐短：原脱，据五卷本补。

91

第二十六案　间日疟

计　一诊

少阳间日疟初发，仿小柴胡汤治之。

小柴胡三分（炒）　　　小防风一钱五分　　　姜半夏一钱五分

鲜佩兰一钱五分　　　　淡黄芩一钱（炒）　　　左秦艽一钱

香青蒿一钱五分　　　　鲜佛手一钱五分　　　　生赤芍一钱五分

牛蒡子一钱五分（杵）　焦神曲三钱

计　二诊

疟来但热不寒，汗易泄而热即退，脾胃亦能运谷，邪化必速也。

香青蒿一钱五分　　　　生赤芍一钱　　　　　　川石斛三钱

佛手片一钱五分　　　　淡黄芩一钱五分　　　　粉丹皮一钱五分

炙橘红七分　　　　　　益元散三钱（绢包）　　广藿香一钱五分

左秦艽一钱　　　　　　赤茯苓三钱

计　三诊

疟止汗多，足微肿，便少实，宜和脾胃。

人参须一钱（另煎冲）　白归身一钱五分　　　　香青蒿一钱五分

制首乌四钱　　　　　　生白芍一钱五分　　　　建神曲二钱五分

生冬术一钱五分　　　　云茯苓三钱　　　　　　苡米仁三钱

嫩桑枝四钱　　　　　　淡生姜五分（漂）　　　小红枣三枚（去核）

第二十七案　伏暑发疟

顾　六十三岁　一诊　饮马桥

持斋数载，中气久馁，伏暑发疟，已经两月。初起失开肺经，逆用柴葛升提、连寒朴燥，卫风营热不能化达，肝肾真阳反致上越，与邪热合煽涸蒸，故见灼热连作，时有寒凛，疟发不准[1]。阅前方，又作阳明实证治之，凉遏攻伐，孟浪[2]不堪，所谓"一逆尚引日，再逆促命期"[3]矣。现在自汗盗汗，不寐不食，气喘痰塞，大便通而气怯不克通运，舌光干润，脉息左尺空虚，寸关弦数，左关刚劲。危殆若此，倘或攻邪，正必随亡；扶本，冀有托邪之望，质诸高明，以为何如。

人参须一钱（另煎冲）	白归身二钱五分	粉丹皮一钱五分
鲜首乌五钱	酒炒白芍二钱五分	建神曲一钱
整玉竹三钱	左秦艽一钱	炙鳖甲五钱
益元散三钱（绢包）	小红枣三枚（去核）	淮小麦一两（绢包）

顾　二诊

脉稍有神，灼热颇减，寅卯时肝阳尚是升逆涌痰，惟喘塞之

（1）时有寒凛，疟发不准：本作"寒多不准疟象"。五卷本作"时间寒凛，不准疟象"。据文义改。

（2）孟浪：原脱，据五卷本补。

（3）一逆尚引日，再逆促命期：见《伤寒论·辨太阳病脉证并治》第六条。逆，指误治。引，延续。

势稍缓。皆由逆治，致涉险津，仍须枢纽先后天元气[1]，惟虑鞭长莫及也。

大熟地五钱　　　　大有芪四钱　　　　炒枣仁三钱

制附子五分　　　　制于术一钱五分　　炒白芍二钱五分

左牡蛎一两（煅）　白茯苓三钱　　　　厚杜仲三钱

淡吴萸三分　　　　元眼肉二钱

先用老山人参一钱五分、鲜竹沥一两，同炖温，调服加濂珠粉三分全服。

顾　三诊

昨进摄肾守中，平肝化痰法，颇合证机。舌苔稍化，舌质仍然光剥，寒热未作，伏邪化矣。寐则肺气合于胃，胃中肝火熏蒸，津液外泄为汗，内凝为痰。肝必及[2]肾，肾乃先天根本，动则即是脱证。右尺脉较前颇贴[3]，两关尚见弦数，知肝热[4]尚在胃腑也。

人参条七分（另煎冲）　炒枣仁三钱　　　大熟地三钱

濂珠粉三分（冲）　　　大有芪三钱　　　炒白芍三钱

制附子三分　　　　　制于术二钱　　　　新会皮四分

左牡蛎一两（煅）　　金石斛三钱　　　　淡姜渣五分

（1）枢纽先后天元气：本作"顾及元气"，据五卷本改。枢纽，比喻调控事物的关键。先后天元气，指脾肾的元气。

（2）及：五卷本作"吸"，误。

（3）较前颇贴：本作"较平"，据五卷本改。贴，安定、安稳。

（4）肝热：本作"病"，据五卷本改。

左金丸五分（绢包）

顾　四诊

阳气立定[1]，尺脉有神。舌干强，胃津枯也。神疲气怯，脾气衰也。当扶脾以救胃津，用生脉散加味。

人参须一钱（另煎冲）	柏子仁三钱	整玉竹三钱
大麦冬二钱（去心）	炒枣仁三钱	云茯苓三钱
五味子五分	白芍药一钱五分	炙甘草三分
制附子三分	白粳米三钱	

顾　五诊

昨宵痰喘略平，舌干颇润。良由肝火平定，不致劫津，盖汗止则津液亦得专于胃也。舌苔化黄，脾湿化也。大便燥闭，胃失降而肾阴亏也。今元阳乍回，须防严寒外迫而有反复之患，仍守昨法加减。

人参须一钱（另煎冲）	炒枣仁三钱	整玉竹三钱
大麦冬二钱（去心）	炒白芍一钱五分	云茯苓三钱
五味子一钱（敲）	炙甘草三分	苡米仁三钱
制附子三分	小红枣三枚（去核）	

顾　六诊

治疟之法，时医每见其邪在气分，胸满不食，不知开肺[2]泄邪，每以小柴胡汤撤去人参，用枳实或枳壳以消食滞，赤苓、泽

（1）立定：本作"固定"，据五卷本改。

（2）开肺：亦作"开肺经""开肺气"。谓开宣肺经以透达外邪。

泻以利小便。脾气夺而津液亏，以致汗无出路而风热湿痰交蒸于里。虽投柴胡有升肝之害，无达邪之功[1]。仲圣云一剂知、二剂已[2]之论视为妄谈，不知用之不当，三五人同议亦必印定一法，于是病家断无疑惑矣[3]。试观乡人胃壮强食之辈，患疟者勿药亦瘥，良由正能胜邪耳。庸工妄投攻剂，误人多矣。持此以醒时蒙，病家必破迷障，可免庸工之误[4]。

人参条一钱五分（另煎冲）　　　大麦冬一钱五分（去心）

制首乌四钱　　　　　　　　　绵芪皮三钱

五味子五分（敲）　　　　　　甘枸杞三钱

生冬术一钱五分　　　　　　　炒枣仁三钱

净归身一钱五分　　　　　　　炙甘草三分

炒白芍一钱五分

顾　七诊

伏邪俱化，胃气已醒。省言语以调气，绝思虑以养血，高年病后，养病工夫[5]，更宜加慎。

西党参三钱　　　　白归身一钱五分　　　大熟地四钱

绵黄芪三钱　　　　炒枣仁三钱　　　　　厚杜仲三钱

（1）虽投柴胡……无达邪之功：原脱，据五卷本补。

（2）仲圣云一剂知，二剂已："一剂知，二剂已"非张仲景语，见于《素问·腹中论》"鼓胀……治之以鸡矢醴，一剂知，二剂已"。

（3）不知……无疑惑矣：本作"用之不当，病家受其害矣"，据五卷本改。

（4）持此……可免庸工之误：原脱，据五卷本补。

（5）养病工夫：原脱，据五卷本补。

小红枣三枚（去核）　　生冬术一钱五分　　生白芍一钱五分

五味子七分（敲）　　　云茯苓三钱　　　　广陈皮七分

川贝母三钱（去心）

第二十八案　伏暑发疟

马右　三十岁　一诊　包衙前

怀麟九月，寒热有汗不解，腰酸下坠，脉息弦数，舌心露质，边布白苔。此系气虚湿蕴，阴虚热伏，疟机已具[1]，病在少阳，恐有胎动邪陷之虞。

细生地三钱　　　　香青蒿一钱　　　　春砂仁五分（研后下）

鲜佛手一钱五分　　生冬术一钱五分　　淡黄芩一钱五分

川石斛三钱　　　　蔓荆子一钱　　　　左秦艽一钱五分

生甘草四分

马右　二诊

伏暑秋发，热迫胎元致产。产甫逾时，疟象又作，寒战热盛，气急神蒙，脉息弦数虚大，目光昏暗，深虑营热鼓动肝阳，挟浊阴上泛，险关在迩矣。滋营阴，御热邪之内传；疏卫阳，驱风邪以外越。

―――――――――――

（1）疟机已具：原脱，据五卷本补。

细生地四钱　　　白归身一钱五分　　　香青蒿一钱

生冬术一钱五分　　炒赤芍七分　　　　广郁金五分

整玉竹三钱　　　　左秦艽一钱　　　　玉桔梗五分

川贝母三钱（去心）　白蒺藜一钱五分（去刺）　童便一杯（冲）

马右　三诊

昨日热盛时，气急神蒙，目不能开，开亦昏暗无所见，心中懊憹，神志少依，乃真阴下亏，热邪熏灼心包也。况胎前抑郁烦劳，肝木肆横化火，合煽于阳明，最易昏厥。

细生地六钱　　　净归身一钱五分　　　整玉竹三钱

广郁金五分　　　生冬术二钱五分　　　白蒺藜一钱五分（去刺）

左秦艽七分　　　川贝母三钱（去心）　　粉丹皮一钱五分

广橘白三分

马右　四诊

疟发之期，早则寒轻热重，晚则寒重热轻，乃经络中所伏风热，浅深各别，所谓子母疟[1]也。今日风邪化火，有正不支邪之险。

鲜生地七钱　　　　　　　细生地四钱

生冬术一钱五分　　　　　广郁金五分

香白薇一钱五分　　　　　纹秦艽一钱

生洋参一钱五分（另煎冲）　赤茯苓三钱

（1）子母疟：疟之一种，疟发昼、夜各一次。

金石斛三钱　　　　　　　　大麦冬二钱（去心）

西琥珀五分（研冲）

马右　五诊

伏风已渐化火，邪热内炽，疟来壮热神烦，易惊易恐，得人抚慰，稍可得寐。寐后自觉热气上涌，急起危坐，索饮蔗浆，庶得神定目张，此[1]真阴不足，邪热上炎也。脉见芤数，阴伤恶款也[2]。寐时所覆衣被，要暖其腰膝，凉其胸膈，勿令手压胃脘，宜乎高枕侧眠。盖寐则肺气下合于胃，邪热内蒸，其势最易内陷心营，此调护工夫，尤为至要。当与甘寒化热以救胃津，庶免心包受煽。

乌犀尖一钱五分（镑，先煎）　嫩冬术一钱五分　　元武版一两

陈金汁二两（冲）　　　　　大生地一两　　　　川贝母二钱（去心）

生牡蛎一两　　　　　　　鲜首乌一两　　　　鲜竹茹一钱五分

香白薇一钱五分　　　　　大麦冬二钱（去心）　炙甘草四分

肥知母二钱五分

马右　六诊

芤脉已敛。朦胧谵语，如见鬼状，此即热入血室也。但产后脾肾之阳已衰，扶本勿助营热，清热勿碍真阳，倘筹思不当，怕有骤变。如古方每每温凉并用，原有深意存焉。眼光浅者，不责

（1）此：原脱，据五卷本补。

（2）阴伤恶款也：原脱，据五卷本补。

己之不明，反指古方为杂凑，乌可言乎？今拟于晨则清营泄邪，晚则温补三阴。

乌犀尖一钱五分（镑，另煎）　整玉竹四钱　　　嫩白薇三钱

大生地六钱　　　　　　淡元参一钱五分　白茯苓三钱

鲜首乌五钱　　　　　　川贝母二钱（去心）　生炙甘草各三分

大麦冬三钱（去心）　　生赤芍五分　　　陈金汁一两（冲）

晚服方：

大熟地四钱　　　　　　西党参三钱　　　川石斛四钱

元武版一两　　　　　　生冬术一钱五分　炒枣仁四钱

建莲肉三钱（去心）　　生牡蛎五钱　　　炙甘草三分

炒苡仁三钱

马右　七诊

昨晚疟来式微，元气虽亏而邪幸即化。寐后气火稍升，日晡微见指冷。此属阴[1]未复，余邪略有逗留矣。

台人参二钱（另煎冲）　元武版一两　　　生苡仁三钱

西党参三钱　　　　　　炒枣仁三钱　　　嫩白薇一钱五分

炒冬术一钱五分　　　　整玉竹三钱　　　浮小麦三钱（包）

生甘草三分　　　　　　小红枣三枚（去核）　煨姜七分

马右　八诊

神色脉象日臻[2]佳境，余热已化，余湿未净，故觉口舌黏

（1）阴：本作"胃阴"，据五卷本改。

（2）日臻：本作"日见"，据五卷本改。

腻，必待阴血渐复，可以运湿矣。宗温热后宜养胃阴，疟痢后宜培脾阳之法。

人参条二钱（另煎冲）　　制川朴三分　　　炒苡仁三钱

绵黄芪三钱　　　　　　益智仁二分　　　炒枣仁三钱

炒冬术一钱五分　　　　炒建曲三钱　　　元眼肉三钱

炙陈皮七分　　　　　　小红枣三枚（去核）

马右　九诊

胃旺增谷，脾醒易运，疟止五日，精神渐复，热邪已净，须温煦[1]三阴元气为主。

人参条一钱五分（另煎冲）　　炒枣仁三钱

大熟地四钱　　　　　　绵黄芪三钱

粉丹皮一钱五分　　　　甘枸杞三钱

炒于术一钱五分　　　　白芍药一钱

元眼肉三钱　　　　　　炮姜炭三分

煨木香三分　　　　　　小红枣三枚（去核）

马右　十诊

疟止一月，体力如常，饮食亦旺。产后胎疟无反复者，一则病人调养合宜，二则用药专守脾阳，使卫气周流旋运[2]，可御外风，可化里湿，气血易长矣。苟一失调，每闻肝伤寒热不已则为劳，脾败便泄则变胀者良多，病愈之下，不可不慎也。

（1）温煦：本作"扶助"，据五卷本改。
（2）周流旋运：本作"运行"，据五卷本改。

人参条—钱五分（另煎冲）　　净归身—钱五分

制首乌四钱　　　　　　　　生甘草三分

绵黄芪二钱　　　　　　　　甘枸杞三钱

炒冬术—钱五分　　　　　　炒白芍—钱五分

炒枣仁三钱　　　　　　　　元眼肉七枚

第二十九案　产后发疟

邹右[1]　二十二岁　一诊　镇江

产甫七朝，疟经两度，寒重热轻。今午寒热更甚，神志少依，肝风已动，痉厥之机已现。但风邪尚伏，未便遽用寒凉，当轻疏上焦以散风，和养胃津以祛热，肝风自可平静矣。

鲜藿香—钱五分　　牛蒡子—钱五分（打）　小防风—钱

香青蒿—钱　　　　白杏仁三钱　　　　　左秦艽—钱五分

整玉竹三钱　　　　淡黄芩—钱五分　　　广郁金三分

益元散三钱（绢包）　赤芍药—钱五分　　　鲜佛手二钱五分

邹右　二诊

疟来渐短，汗出颇畅，肺气宣通，胸痞得以舒畅，大便通调，伏热已化。和脾以驱风热，可许向佳矣。

生冬术—钱五分　　左秦艽—钱五分　　炒赤芍—钱

（1）右：原脱，据文义加。

鲜藿香—钱五分　　广藿梗—钱　　淡黄芩—钱五分

赤茯苓三钱　　　　北柴胡三分　　生甘草三分

建神曲三钱

邹右　三诊

伏邪渐化[1]，神脉安和，阳明余热未净。中气究由产伤不足，当益气以托余邪。

人参须—钱（另煎冲）　白归身—钱五分　云茯苓三钱

鲜佛手—钱五分　　生冬术—钱五分　左秦艽二钱

生甘草三分　　　　淡黄芩—钱五分　生赤芍—钱

新会皮五分

邹右　四诊

今日疟未至，胃纳颇增，脉情和顺，可许邪净疟止。调和脾胃，瘀露下行得畅，新血自生也。

台参须—钱（另煎冲）　白归身—钱五分　炒枣仁三钱

小红枣三枚（去核）　制首乌四钱　　炒赤芍七分

川断肉三钱　　　　生冬术—钱五分　云茯苓三钱

生草梢三分

邹右　五诊

疟止三日，眠食如常，瘀亦将净，拟培中下二焦。

台参须—钱五分（另煎冲）　　　　白归身—钱五分

云茯苓三钱　　　　　　　　　　小红枣三枚（去核）

（1）渐化：本作"大化"，据五卷本改。

103

制首乌四钱　　　　　　　生赤芍—钱五分

炒苡仁三钱　　　　　　　炒冬术—钱五分

酸枣仁三钱　　　　　　　焦麦仁三钱

第三十案　伏暑发疟

华　四十二岁　一诊　荡口

伏暑发疟，汗多如注，大便频泄，热盛谵语，渴思冷饮，脉细神疲，此乃脾衰风热不易外达。病虽初起，非托里不可。倘执定补药恋邪一说，纯用表散，必有骤变。

生芪皮—钱五分　　　淡黄芩—钱五分　　　焦建曲三钱

小防风—钱　　　　　天花粉三钱　　　　　赤茯苓三钱

生冬术—钱五分　　　牛蒡子二钱（杵）　　炒米仁三钱

左秦艽—钱五分　　　桑枝五钱　　　　　　益元散三钱（绢包）

华　二诊

疟热减轻过半，汗泄缓而便稍结，神脉并振，守前法治之。毋须多歧[1]。

炒冬术—钱五分　　　纹秦艽—钱五分　　　真川贝二钱五分（去心）

广藿梗—钱五分　　　淡黄芩—钱五分　　　赤茯苓三钱

（1）毋须多歧：原脱，据五卷本补。

生芪皮一钱五分　　天花粉三钱　　　焦建曲三钱

鲜佛手一钱五分　　益元散三钱（绢包）

华　三诊

寒热式微，胃气渐醒，热邪将净，惟恐中气下陷，大便溏泄，和脾运湿为主。

台参须一钱五分（另煎冲）　　淡黄芩三钱　　　白茯苓三钱

黄菊瓣五分　　　　生冬术二钱五分　　福橘白五分

焦米仁三钱（包）　　生芪皮三钱　　　生甘草三分

炒建曲三钱

华　四诊

脾胃生气已振，疟如期未至，神情虽健，尚宜避风戒烦。

台参须一钱五分（另煎冲）　　酸枣仁三钱（炒）　　制首乌四钱

炒冬术一钱五分　　炒白芍一钱五分　　白茯苓三钱

绵黄芪三钱　　　　盐半夏一钱五分　　生甘草七分

鲜佛手一钱五分

第三十一案　太阳风疟

眉侄　一诊

陡然痉厥，脉息沉细，口喎目牵。风袭太阳，痉厥乃小儿发疟之先机也。

大豆卷三钱　　　　牛蒡子一钱五分（杵）　　广郁金五分

鲜藿香一钱五分　　黄防风一钱　　　　　生赤芍一钱五分

白蒺藜三钱（去刺）　嫩苏梗一钱五分　　　建神曲三钱

香青蒿一钱

眉侄　二诊

昨晚痉厥，醒来壮热，壮热大汗而解。今午复见寒战，舌白，面色青㿠。刻间寒止热盛，谵语嗜卧，舌白[1]，乃太阳风疟也。

川桂枝一分　　　　生赤芍一钱　　　　炒冬术一钱五分

淡黄芩七分　　　　纹秦艽一钱　　　　赤茯苓三钱

黄防风一钱　　　　福建曲三钱　　　　香青蒿一钱五分

广藿香一钱五分　　鲜佛手一钱五分

眉侄　三诊

寒热并减，脾气稍醒，风邪尚恋，仍守昨法。

川桂枝一分　　　　淡黄芩一钱　　　　纹秦艽一钱

鲜佩兰一钱　　　　制川朴三分　　　　赤芍药一钱五分

建神曲三钱　　　　益元散三钱（绢包）　炒冬术一钱五分

黄防风一钱　　　　赤茯苓三钱

眉侄　四诊

知饥旺食，胃气颇醒。舌白化黄，风邪将尽，稍有余热。此脾虚风疟，须避风冷，戒厚味，可免腹膨浮肿之患。

台参须七分（另煎冲）　　黄芪皮一钱五分　　　酸枣仁三钱

（1）舌白：原脱，据五卷本补。

益元散三钱（绢包）　　炒冬术一钱五分　　黄防风七分

生白芍一钱　　　　　　淡黄芩一钱　　　　赤茯苓三钱

建神曲三钱

眉侄　五诊

疟止，气旺食加，培补脾胃，兼理痰湿。

台参须七分（另煎冲）　酸枣仁三钱　　　　炒建曲三钱

益元散三钱（绢包）　　生芪皮一钱五分　　炒白芍一钱五分

炒冬术一钱五分　　　　云茯苓三钱　　　　炒米仁三钱

焦麦芽三钱　　　　　　小红枣三枚（去核）[1]

第三十二案　伏暑瘅疟

吉儿　一诊

阴虚之体，暑热深伏营分，指冷壮热，舌绛苔黄，瘅疟也。

鲜生地五钱　　　　牛蒡子三钱（杵）　　知母一钱五分

玉竹三钱　　　　　鲜藿香一钱五分　　　白杏仁三钱（去皮尖打）

纹秦艽一钱五分　　香青蒿一钱五分　　　赤芍药一钱五分

淡黄芩一钱五分

吉儿　二诊

疟热大减，暑邪渐化，舌绛较淡，苔尚黄厚，虽能安谷，腑

---

[1] 小红枣三枚去核：原脱，据五卷本补。

气未通，仍须清化也。

鲜生地五钱	肥知母一钱五分	生枳壳五分
鲜霍斛五钱	淡黄芩一钱五分	瓜蒌皮三钱
香青蒿一钱五分	川贝三钱（去心）	大麻仁三钱
益元散三钱（绢包）	白茅柴根五钱（去心）	活水芦根一两（去节）

吉儿　三诊

痎疟止已半月，复受暑热，过饱停滞，互阻阳明，发热极盛，气逆喘促。命门穴曾经跌伤之处，痛甚若折。阳明气火迫血上行清道，鼻衄如注，有成盆盈碗之多，参经旨[1]怕有循衣摸床之变。

乌犀尖一钱五分（镑，先煎）	大熟地四钱	淡元参三钱
陈金汁一两（冲）	鲜生地八钱	粉丹皮一钱五分
生牡蛎五钱	白茅柴根一两（去心）	鲜霍斛一两
黑山栀三钱	生甘草三分	

吉儿　四诊

服药后，汗泄颇畅，烦热得缓。舌绛苔黄，口渴多饮，气粗未平，鼻衄尚恐复来，更虑血去阴伤，暑邪内陷之虞。

大熟地八钱	川贝母三钱（去心）	黑山栀一钱五分
生石膏五钱	麦门冬二钱（去心）	香青蒿一钱五分
乌犀尖一钱五分（镑，先煎）	生赤芍一钱（炒炭）	鲜生地一两
白茅柴根一两（去心）	益元散三钱（绢包）	

（1）参经旨：原脱，据五卷本补。

吉儿　五诊

暑邪渐化，营阴稍复，寐后气火仍升，大便难通，脘痞而有疟母，此乃痰凝胃络也。

鲜生地五钱	旋覆花三钱（绢包）	大麻仁三钱
鲜霍斛五钱	川贝母三钱（去心）	小青皮五分
金石斛三钱	瓜蒌皮三钱	怀牛膝一钱五分
细生地八钱	白茅柴根一两（去心）	

吉儿　六诊

邪热退化，气机宣畅，痰得畅吐，脘痞亦松矣。治以养阴清热，兼调脾胃。

生洋参三钱（另煎冲）	川贝母三钱（去心）	小青皮七分
细生地五钱	瓜蒌皮三钱	粉丹皮一钱五分
羚羊角一钱（镑，先煎）	白茅柴根一两（去心）	生冬术一钱五分
云茯苓三钱	整玉竹三钱	

第三十三案　暑风间日疟

湘弟　一诊

暑风湿热蕴蓄阳明，间疟寒战，呕吐，杳不思谷，汗不易出，舌苔白腻而厚。脾肾真阳素弱，肝木少和，酒湿蕴蒸，里邪重，表风轻，乃足太阴经疟也。

台参须一钱（另煎冲）　炙陈皮五分　　小防风一钱五分

鲜佩兰一钱五分　　老苏梗一钱五分　制半夏一钱五分

小青皮五分　　　广藿香一钱五分　制川朴七分

赤茯苓三钱

湘弟　二诊

大便通畅之下，胃纳渐增。舌白仍是腻浊，脉息弦细，神情疲倦，气怯音低，寒战时四肢酸楚欠利，脘痞腹痛。当理脾阳，运风湿为主。

川桂枝三分　　　小防风一钱五分　小青皮七分

淡干姜三分　　　香青蒿一钱五分　建神曲三钱

广藿梗一钱五分　赤茯苓三钱　　　块滑石三钱

鲜佩兰一钱　　　鲜佛手一钱五分

湘弟　三诊

舌白转黄，脾湿渐化，寒轻热缓，风热亦渐畅达，拟辛通卫阳，兼理腑浊。

川桂枝三分　　　广郁金五分　　　炒枳壳七分

赤芍药一钱五分　鲜佛手一钱五分　莱菔子一钱五分

赤茯苓三钱　　　大腹皮一钱五分　焦建曲三钱

淡干姜三分　　　鲜佩兰叶一钱五分

湘弟　四诊

腑气通畅，知饥知味，脾气醒而邪从外达矣。

人参须一钱（另煎冲）　白归身一钱五分　　姜半夏一钱五分

鲜佛手一钱五分　　炒冬术一钱五分　　生赤芍一钱五分

炒建曲三钱　　　　制首乌四钱　　　　广陈皮七分

白茯苓三钱

湘弟　五诊

正气渐旺，湿热外达，疟止五日，唇干口渴，生痦起腐，用清补法。

台参须一钱（另煎冲）　赤茯苓三钱　　　生赤芍一钱五分

鲜竹茹一钱五分　　　生冬术一钱五分　川通草五分

真川贝一钱五分（去心）　淡黄芩一钱　　　生米仁三钱

建神曲三钱

湘弟　六诊

疟后感风反复，面浮腹膨，总由脾气虚弱之故，究须避风为妙，拟理中大意。

台参须一钱五分（另煎冲）　　广陈皮五分

白归身一钱五分　　　　　　炙甘草三分

制附子三分　　　　　　　　云茯苓三钱

川断肉三钱　　　　　　　　淡干姜五分

小红枣三枚（去核）　　　　酸枣仁三钱

湘弟　七诊

匝月来，寒热未作，神脉俱复，肝脾肾尚宜合补。

台参须一钱五分（另煎冲）　　炒冬术一钱五分

甘枸杞三钱　　　　　　　　制首乌四钱

绵黄芪一钱五分　　　　　炒枣仁三钱

炒白芍一钱五分　　　　　净归身一钱五分

新会皮五分　　　　　　　炙甘草三分

春砂仁五分（研末后下）

第三十四案　暑邪疟痢

某　一诊

疟痢并作，舌红尖刺。救里为急，救表为次，暑邪深蕴，势非轻浅。

炒柴胡三分　　　　制川朴五分　　　　赤芍药一钱五分

淡黄芩二钱五分　　小青皮七分　　　　白蔻仁五分（研后下）

黄防风一钱　　　　炒建曲三钱　　　　山楂炭三钱

纹秦芄一钱五分　　佛手黄一钱五分

某　二诊

痛缓未止，积少泻畅，下午寒战热炽，暑邪[1]涉表，疟较痢轻，尚属顺事也。

炒柴胡三分　　　　制川朴五分　　　　炒赤芍一钱五分

淡黄芩一钱五分　　小青皮五分　　　　广藿香一钱五分

（1）暑邪：本作"神邪"，据五卷本改。

黄防风一钱　　　　山楂炭三钱　　　　焦建曲三钱

生甘草三分　　　　鲜佛手一钱五分

某　三诊

热痢转为热泄，泄经两次，夜分疟来寒轻热盛，邪恋营分也。

香青蒿一钱五分　　　细生地四钱　　　纹秦艽二钱五分

益元散三钱（绢包）　赤芍药一钱五分　牛蒡子一钱五分（杵）

赤茯苓三钱　　　　　淡黄芩一钱五分　广郁金五分

鲜佛手一钱五分

某　四诊

痢转疟，疟亦将止，伏邪由腑达于经也。脉数舌绛，营虚暑热未净。

细生地四钱　　　　　淡黄芩一钱五分　西党参三钱

白茅柴根七钱（去心）　生冬术一钱五分　赤茯苓三钱

炒建曲三钱　　　　　炒苡仁三钱　　　生甘草三分

青蒿梗一钱五分

某　五诊

疟后胃强脾弱，慎调饮食，以防反复。

炒冬术一钱五分　　　白归身一钱五分　川石斛三钱

生甘草三分　　　　　云茯苓三钱　　　炒白芍一钱五分

广藿梗一钱五分　　　炒苡仁三钱　　　厚杜仲三钱

制首乌四钱

卷 二

第三十五案　暑风水肿

张右　一诊

伏暑发热夹疠[1]九日，从未得汗，午间烦扰阵作，夜来无寐，杳不思谷，四肢发肿。经水适行已净，腑闭九日，舌白，口渴引饮，时有昏蒙。此风邪郁伏太阴，液伤不能化达，急宜开肺疏风。

牛蒡子三钱（打）　　纹秦艽一钱五分　　白杏仁三钱（去皮尖）

鲜藕肉一两（去皮）　　玉桔梗一钱　　　香青蒿一钱五分

生赤芍一钱五分　　　黄防风一钱　　　净银花三钱

广郁金七分

张右　二诊

昨用开肺疏风，舌白化黄，竟夜汗出颇遍，热势得缓，胸闷亦解，略有咳嗽，渐能安谷，午后烦躁未作，惟肢肿更甚，此疠风亦得外泄[2]也。

白杏仁三钱（去皮尖）　香青蒿一钱五分　　左秦艽一钱五分

玉桔梗一钱五分　　　炒银花一钱五分　　炒赤芍一钱五分

象贝母三钱（去心）　　生甘草三分

（1）发热夹疠：原脱，据五卷本补。

（2）疠风亦得外泄：本作"风邪外泄"，据五卷本改。

张右　三诊

风邪已化，大便尚未一行，表热将解，肢肿较减，得寐安谷，议与清营通腑。

鲜生地六钱　　　　白杏仁三钱（去皮尖）　　全瓜蒌四钱

白茅根一两（去心）　鲜霍斛一两　　　　　　生赤芍一钱五分

大麻仁三钱　　　　川贝母三钱（去心）　　　金银花一钱五分

柏子仁三钱

第三十六案　伏暑疟痢

沈　十六岁　一诊　罗店

伏暑发疟，连热不退，下痢无度，日夜连绵不已。小溲不通，舌绛无苔，唇牵指痉，频频泛恶，脉象右细左数。中虚风邪下陷手阳明，下痢伤津，肝风内动，势将痉厥。病机诚在险津[1]，姑仿仲圣法加减[2]，以冀万一耳。

老山人参一钱五分（另煎冲）　　　赤茯苓三钱

淡竹叶三钱　　　　　　　　　　炒白芍一钱五分

（1）诚在险津：本作"诚险"，据五卷本改。

（2）仲圣法加减："加减"二字原脱，据五卷本补。仲圣法指《伤寒论》理中丸，治太阴脾虚腹满而吐，自利不渴，脉沉而细等证。本案方用附子理中丸，仍属仲景祖方之列。加附子者，取其温阳化气的反佐作用。

纹秦艽一钱　　　　　　　　附子理中丸一钱（包）

陈金汁一杯（冲）　　　　　　益元散三钱（绢包）

沈　二诊

午前进药，申刻小溲连通两度，自利顿止，风阳内动之势虽缓，表热未净，舌苔微黄，尖绛起刺，恶心仍作。慎防中虚，虚阳上扰作呃。

台人参二钱（另煎冲）　　赤茯苓三钱　　　　苍龙齿一两（先煎）

小红枣三枚　　　　　生冬术一钱五分　　青蒿梗三钱

宣木瓜一钱　　　　　赤芍药一钱五分　　竹卷心三十茎

益元散三钱（包）

第三十七案　产后阳衰便泄

沈右

产甫八朝，瘀下少而大便不实，发热不扬。前方曾经通瘀表散，又进回生丹，大便频泄，元阳正将告脱，面色㿠白，舌白质淡，脉右沉细，左关微数，见于沉部，神志昏蒙。暑邪伏于营分，正不支邪矣。急宜温元阳，清暑邪，以冀正能敌邪耳。

台人参三钱（另煎冲）　　炒枣仁四钱　　　　广郁金五分

小红枣三枚（去核）　　　制附子三分　　　　炒白芍三钱

淡芩七分（酒炒枯）　　　上肉桂三分（研末冲）　煨木香五分

鲜竹叶一钱五分　　　淡干姜三分　　　　伏龙肝三钱

西琥珀五分（研调冲）

第三十八案　肺痈

查　一诊

风伤皮毛，热伤血脉，酿成肺痈，咳吐脓痰气腥，虑其成痿不治。

鲜生地一两　　　　桑白皮一钱五分　　　海浮石三钱

鲜芦根(1)四两　　　白杏仁三钱（去皮尖）　金银花三钱五分

慈孝竹(2)二两　　　大麦冬三钱（去心）　　川贝母三钱（去心）

香瓜子(3)五钱　　　鲜菩提珠根(4)二两　　淡芥菜卤(5)三钱

（1）芦根：本方以千金苇茎汤（见《千金要方》卷十七）为基础。苇茎汤方：苇茎、薏苡仁、瓜瓣（冬瓜子）、桃仁。

（2）慈孝竹：即慈竹，又名孝竹。药用叶或箨或竹沥。孟诜《食疗本草》云：慈竹沥"疗热风"，入肺、胃、肝经。功能清热化痰，治痰热咳喘，吐血，小儿痰热惊风。

（3）香瓜子：即甜瓜子。甘，微寒。功能清肺、润肠、散瘀，治咳嗽、肠痈。今用治肺痈，盖肺与大肠相表里也。

（4）鲜菩提珠根：菩提，即薏苡仁。江苏等地称薏米为菩提珠，因薏苡雌穗下的总苞呈骨质而坚硬如佛珠，故有菩提珠之名。而薏苡的根，《本草蒙筌》正用以治疗肺痈。

（5）芥菜卤：芥菜辛温豁痰。芥菜卤是治肺痈的民间验方。明·缪希雍《先醒斋医学广笔记·卷三》有"治肺痈，用陈芥菜卤，久窨地下者，数匙，立起"的记载。

查　二诊

肺痿[1]吐脓之后，初得平和。惟一经烦劳，咳血盈碗，究属肺弱也。

乌犀尖一钱五分（镑，先煎）　　桑白皮一钱五分

黑山栀一钱五分　　　　　　　　川贝母三钱（去心）

鲜生地一两　　　　　　　　　　粉丹皮一钱五分

鲜芦根二两（去节）　　　　　　左牡蛎五钱（煅）

元参心三钱　　　　　　　　　　冬瓜子三钱

鲜竹叶一钱五分

第三十九案　暑泄邪入心包

陈　一诊

伤暑病交八日，汗出热衰，汗收复热。舌干黄厚，边泛白腻。大便溏泄，神昏呓语，循衣摸床，邪已走入心包络，诚危候也。拟开肺清营并进。

牛蒡子三钱　　　　香青蒿三钱　　　　佛手白二钱

香白薇三钱　　　　广郁金五分　　　　左秦艽一钱五分

---

[1] 肺痿：诸本皆曰"肺痿"，但从前文吐脓之证推论，当为"肺痈"为妥。

赤芍药一钱五分　　粉丹皮一钱五分　　鲜竹叶二钱

玉桔梗一钱　　　　炒建曲三钱　　　　鲜藕肉一两

陈　二诊

伤暑病交九日，舌白转黄，汗泄频频，惟神志昏乱，语言错杂，右脉极细而沉，肠鸣便泄。中气素虚，伏风邪陷，病状至险，再拟清营分以托内陷之风热，必得利止神清，方许转机。

　　乌犀尖一钱五分（镑，先煎）　　青蒿梗一钱五分

　　广藿梗一钱五分　　　　　　　细生地四钱

　　赤芍药一钱　　　　　　　　　白扁豆三钱（炒）

　　天竺黄三钱　　　　　　　　　玉桔梗一钱

　　益元散三钱（绢包）　　　　　川贝母四钱（去心）

　　广郁金七分

陈　三诊

肺气渐见通畅，咳呛频作，痰吐青厚，白㾦亦得稍布。暑邪虽有外达之机，无如右关脉三部皆微细欲绝，重按只见空大无边之状，邪欲达而正气先有告脱之象矣。勉拟扶元托邪法。

　　台参须三钱（另煎冲）　　炒枣仁五钱　　小红枣三枚（去核）

　　淡干姜七分　　　　　　菟丝子三钱　　至宝丹一分五厘（调化另服）

陈　四诊

暑邪由胃液干涸而陷入心包络手厥阴经，撮空、循衣、妄言诸恶象毕现，渐至舌缩舌强遗尿，正气将绝，所谓内闭外脱之候

121

也^{（1）}。勉尽人力，以邀天相。

老山人参三钱（另煎冲）　　大麦冬三钱（去心）　　陈金汁一两（冲）

制附子五分　　　　　　　生甘草一钱　　　　　　至宝丹二粒（化服）

陈　五诊

昨进扶元以托心包络之暑邪，神志渐有清楚之机，舌已能伸，言亦出口。虽属佳征，尚嫌右脉如烟煤轻浮之状，无根可按，须防邪正交脱之危^{（2）}，尚在险津也。

台人参三钱（另煎冲）　　炒枣仁五钱　　　　黄甘菊七分

制附子二分　　　　　　生甘草三分　　　　白扁豆三钱

制冬术一钱五分　　　　川贝母三钱（去心）　鲜佛手一钱五分

大麦冬一钱五分（去心）　竹卷心一钱五分　　小红枣三枚（去核）

陈　六诊

暑邪转入阳明，神志若清未清^{（3）}，狂妄谵语。舌苔根厚，布灰质绛^{（4）}。阴分素亏，阳虽回转，无阴可涵，痰火互升，熏心为患^{（5）}，须防喘厥之虞。

乌犀尖一钱五分（镑，先煎）　　　　炒枣仁四钱

苍龙齿五钱（先煎）　　　　　　　大生地八钱

（1）之候也：本作“之时”，据五卷本第五卷第229案改。

（2）邪正交脱之危：本作“正脱”，据五卷本改。

（3）若清未清：原脱，据五卷本第五卷第230案补。

（4）布灰质绛：原脱，据五卷本第五卷第230案补。

（5）痰火互升，熏心为患：本作“痰火熏心”，据五卷本第五卷第230案补。

川贝母三钱（去心）　　　　制冬术一钱五分

鲜首乌[1]五钱　　　　　　天竺黄三钱

濂珠粉三分（另冲服）　　　生洋参三钱（另煎冲）

煅牡蛎一两　　　　　　　白茅根一两（去心）

陈 七诊

伤暑病交十二日，神志昏乱较昨稍缓，舌苔灰黄，四肢时有清冷，由阳升太过也。表热额上为甚，汗泄微微，小溲欠利。心包中达出之暑邪有全归阳明之象[2]，惟痰火合煽，心神狂妄不定为可虑也。

台人参一钱五分（另煎冲）　　大麦冬一钱五分（去心）

香青蒿三钱　　　　　　　　生洋参一钱五分

炒枣仁四钱　　　　　　　　天竺黄三钱

广郁金五分　　　　　　　　大生地五钱

川贝母三钱（去心）　　　　竹卷心一钱五分

鲜首乌四钱

陈 八诊

邪陷心包，几至厥脱，幸得阳回脉转，邪走阳明，变为发狂之象。平定后，一寐过久，沉迷不克清醒。矢气频频[3]，气短欲

———————————

（1）鲜首乌：本作制首乌，据五卷本改。

（2）心包……阳明之象：本作"心包中达出暑邪，全属阳明之象"，据五卷本改。

（3）矢气频频：原脱，据五卷本补。

脱。今晨虽得清醒，两手频频抹面，尺脉仍空，噫气⁽¹⁾上逆，乃肾根失守见象也，恐难挽救，勉拟方以冀万一。

台人参—钱五分（另煎冲）	天竺黄三钱
焦白芍—钱五分	制附子二分
白蔻仁三分（研后下）	小红枣三枚（去核）
淡干姜三分	大麦冬三钱（去心）
至宝丹半粒（调化）	金石斛三钱
炒枣仁五钱	左金丸四分（绢包）

陈 九诊

酉刻便下溏泄，尺部幸未脱根，右寸空软，肾阳飞腾之机尚属立定⁽²⁾。刻按⁽³⁾额热掌热较上午略盛，汗泄依然微微，神志尚属模糊。暑热余邪留恋阳明包络之间，尚未清楚⁽⁴⁾，正气又在欲脱未脱之际，用药诚非易事也。

台人参—钱五分（另煎冲）	陈胆星五分
粉丹皮—钱五分	制附子—分半
煅龙齿四钱	青蒿子—钱五分
炒于术二钱	炒枣仁四钱
广郁金三分	春砂仁五分（研后下）

（1）噫气：五卷本作"恶心"。

（2）肾阳飞腾……立定：原脱，据五卷本补。

（3）刻按：原脱，据五卷本补。

（4）尚未清楚：原脱，据五卷本补。

细生地四钱　　　　　　　　小红枣三枚（去核）

陈　十诊

表热已净，脉六部皆细，尺根未能立定。昨日便后，得有安寐，寐后舌根略强，亦是气从下夺之象。所恐大便由气虚而续行，则虚波变幻之虞复至耳[1]。拟守中下以保本元，佐理肝阳痰火以清神志[2]。

台人参一钱五分（另煎冲）　　金石斛三钱

苡米仁四钱（炒）　　　　　制附子一分半

广郁金五分　　　　　　　　小红枣三枚（去核）

淡干姜二分　　　　　　　　粉丹皮一钱五分

建神曲三钱　　　　　　　　焦于术一钱五分

炒枣仁四钱　　　　　　　　陈胆星五分

陈　十一诊

表热净而寐多食少，神志尚自模糊，舌根牵强，神呆少语，刻于寐中诊得脉左三部微细如丝。细参病机，还是苦寒抑遏，表风留顿足太阴经，正虚不能外达也。拟扶本以托之。

台人参一钱五分（另煎冲）　　煨肉果三分

陈胆星三分　　　　　　　　西党参三钱（建曲三钱拌炒）

菟丝子三钱　　　　　　　　广藿梗一钱五分

────────────

（1）复至耳：原脱，据五卷本补。

（2）元，佐理肝阳痰火以清神志：原脱，据五卷本补。

生于术一钱五分　　　　　　广郁金五分

春砂仁五分（研末后下）　　炒白芍一钱五分

炒枣仁三钱　　　　　　　　小红枣三枚（去核）

陈　十二诊

大便续通而结，嗜卧神倦，右尺立定，惟微细而软[1]。所陷之风邪激化，舌痹舌强亦佳。神气仍虚弱，尚防虚波变动，加意慎调是嘱。

人参须一钱五分　　　　　　炒枣仁六钱

焦米仁三钱（包）　　　　　西党参三钱（建曲三钱拌炒）

黄甘菊五分　　　　　　　　鲜莲子三钱

制附子一分　　　　　　　　鲜竹茹一钱五分

焦白芍一钱五分　　　　　　制于术一钱五分

菟丝子三钱　　　　　　　　小红枣三枚（去核）

陈　十三诊

右尺脉较昨有力，昼夜未曾隐伏，可望不致复伏矣[2]。惟神倦嗜卧，舌痹起腐，言语欠利，亦由痹痛所致[3]。拟养阴化痰法。

制首乌四钱　　　银花炭一钱五分　　炒枣仁五钱

生于术一钱五分　　生甘草三分　　　炒苡仁五钱

（1）右尺立定，惟微细而软：本作"右尺微细而软"，据五卷本改。

（2）昼夜未曾隐伏……复伏矣：本作"昼夜未曾反复"，据五卷本改。

（3）亦由痹痛所致：原脱，据五卷本补。

大麦冬一钱五分（去心）　鲜竹茹二钱　　　广郁金二分

川贝母三钱（去心）　　黄甘菊一钱　　　小红枣三枚（去核）

陈　十四诊

津液枯槁，口中生疮，舌苔化薄，耳鸣，纳谷未旺，拟清化阳明法。

西洋参一钱五分　川贝母一钱五分（去心）　左牡蛎五钱

制冬术一钱五分　人参须一钱五分　　大麦冬一钱五分（去心）

细生地四钱　　炒枣仁四钱　　　鲜霍斛五钱

野蔷薇露一两（冲）

陈　十五诊

阳明伏暑未能净化，舌黑心剥带绛，余恙悉平，宜毓阴以化余热。

生洋参一钱五分（另煎冲）　　元参心三钱

肥知母一钱五分　　　　淡黄芩一钱五分

鲜霍斛一两　　　　　　大麦冬一钱五分（去心）

鲜竹茹一钱五分　　　　真川贝二钱（去心）

鲜首乌七钱　　　　　　生甘草三分

小红枣三枚（去核）

陈　十六诊

津生热化，舌黑渐退，疮点亦小，仍拟养阴清理。

生洋参一钱五分（另煎）　元参心三钱　　　桑白皮一钱五分

整玉竹一钱五分　　鲜霍斛一两　　　金银花一钱五分

飞青黛五分　　　　甘中黄三分　　　　大麦冬三钱（去心）

川贝母二钱（去心）　　炒枣仁四钱

陈　十七诊

诸恙皆安，惟脾虚纳谷不旺，加意调护，以防反复。

人参条一钱五分（另煎冲）　　菟丝子三钱

生甘草三分　　　　　　西党参一钱五分（建曲一钱拌炒）

煨肉果四分　　　　　　炒冬术一钱五分

炒枣仁三钱　　　　　　云茯苓三钱

炙橘白四分　　　　　　焦白芍一钱五分

川石斛四钱　　　　　　大麦冬三钱（去心）

第四十案　伏暑肝风痰火

陈　十庙前　一诊

伏暑[1]病交十二日，正虚邪从内陷，神倦气闷，恶心便溏，表热夜盛，脉沉舌黄。急急扶正托邪，以冀转机。

广郁金一钱　　　　纹秦艽一钱　　　　鲜藿香一钱五分

川贝母一钱五分（去心）　生冬术一钱五分　鲜佛手一钱五分

牛蒡子三钱（打）　　炒建曲三钱　　　　青盐半夏一钱五分

（1）伏暑：本作"暑邪"，据五卷本改。

赤芍药一钱　　　　　　白蔻仁三分（后下）

陈　二诊

伏暑颇有外达之机，白痦渐透，舌转灰黄，脉亦洪数，恶心频频。营分伏热极炽，肝阳痰火上升，须防风动厥逆之变。

乌犀尖一钱（镑，先煎）　　玉桔梗四分

香青蒿一钱五分　　　　　酸枣仁四钱（小川连五分拌炒）

黑元参一钱五分　　　　　陈胆星五分

佛手白一钱五分　　　　　赤芍药一钱

天竺黄二钱　　　　　　　鲜竹茹三钱

川贝母二钱五分（去心）　广郁金七分

生姜汁三小匙

陈　三诊

肺气稍得宣达^{（1）}，表热亦和，红疹畅透，舌苔深黄，便下溏薄，营热尚炽，夜不安寐，心中烦扰异常，渴不多饮，腹膨溲少，恶心稍稀，痰多腻浊。拟清营化热，开肺平肝，以防痉厥。

乌犀尖一钱五分（镑，先煎）　川贝母三钱（去心）

益元散三钱（绢包）　　　淡黄芩一钱

天竺黄三钱　　　　　　　大麦冬二钱（去心）

至宝丹二分（化汁另服）　赤芍药一钱五分

白茅根一两　　　　　　　黑元参三钱

———————

（1）肺气稍得宣达：本作"肺气稍松"，据五卷本改。

淡竹叶—钱五分

陈　四诊

暑邪渐化，气已中耗⁽¹⁾，内风欲动，脉息静而舌未布苔⁽²⁾，乃邪退正虚之征也。急进存阴保本，以防肝风痉厥之虞。

细生地—两　　　　苍龙齿五钱（先煎）　　制冬术—钱

濂珠粉五分（冲）　　鲜生地—两　　　　左牡蛎—两

云茯苓三钱　　　　鲜霍斛五钱　　　　酸枣仁四钱（炒）

川贝母三钱（去心）　羚羊角—钱五分（先煎）　黑元参三钱

嫩钩勾三钱（后下）

陈　五诊

阴液较昨稍敛，风阳尚未全平，神志渐清，语言少利。正气已虚，拟益阴潜阳，平肝化痰，兼清营分余热，以冀浪静风平，渐臻佳境。

台参须—钱五分（另煎冲）　元参心三钱　　　炒枣仁四钱

陈金汁五钱（冲）　　犀角尖—钱（镑，先煎）　川贝母二钱（去心）

陈胆星五分　　　　濂珠粉五分（冲服）　细生地七钱

天竺黄三钱　　　　大麦冬三钱（去心）　生冬术—钱五分

煅牡蛎—两

另，至宝丹三分，分二次化服。

（1）气已中耗：五卷本作"气血两伤"。

（2）舌未布苔：五卷本作"舌根未化"。

陈 六诊

肝阳痰火较昨大平，目瞪可而[1]舌音清楚，大便得通。惟中气大虚，肝升吸动肾阳，为循衣撮空，神志恍惚，厥脱虚波[2]可虞。急急补救，尚恐鞭长莫及也！

台人参一钱五分	大熟地五钱	麦冬肉三钱
濂珠粉五分（冲）	元参心三钱	川贝母三钱（去心）
生洋参一钱（上两味同炖服）	西党参三钱	煅龙齿五钱
鲜霍斛一两	煅牡蛎一两	炒枣仁四钱
小红枣三枚（去核）		

陈 七诊

昨投补摄肝肾，虚阳虚热渐平，神志如旧。曾以吊足外治之法施之，忽然脑门气从下夺，心神烦急。虽属借端生事，细察脉象，良因大便将欲续行，中气骤夺，外现欲脱之象也。急投补敛[3]以图挽救。

台人参一钱五分（另煎冲）	制附子三分
煅牡蛎一两	西党参三钱
炒白芍一钱五分	陈胆星五分
生于术三钱	云茯苓三钱

（1）目瞪可而：原脱，据五卷本补。

（2）虚波：原脱，据五卷本补。

（3）急投补敛：五卷本作"急扶枢纽"。

五味子五分　　　　　　　　大熟地五钱

真川贝三钱（去心）　　　　建莲肉五钱

陈　八诊

昨投补敛之下[1]，大便遽行，虚烦阵作，神志撩乱。便后汗出如注，脉细如丝，两尺皆空，肠鸣不定，诚虑喘脱，勉拟方以邀天相。

老山人参三钱（另煎冲）　　上肉桂二分（冲）　　左牡蛎六钱

大黑枣五钱（去核）　　　　生于术一钱五分　　　炒枣仁四钱

白芍药三钱　　　　　　　　大有党参五钱　　　　制附子七分

怀山药四钱（炒）　　　　　建莲肉一两（去心）　　生甘草五分

苍龙齿五钱（煅）　　　　　五味子一钱

陈　九诊

昨日大便后几至厥脱，幸投大剂温补，汗泄复收，虚阳升扰，通宵不寐。刻诊两手脉象尚有一线生机，姑再益阴守阳，以平肝豁痰[2]为治。

台人参一钱五分（另煎冲）　　大麦冬三钱（包入小川连一分）

半夏五分　　　　　　　　　濂珠粉五分（冲）

细生地一两（制附子二分拌炒）　炒枣仁五钱

川贝母三钱（去心）　　　　煅龙齿五钱

（1）补敛之下：五卷本作"守中摄肾之剂"。

（2）平肝豁痰：五卷本作"平肝阳痰火"。

炒白芍三钱　　　　　　左金丸五分（绢包）

煅牡蛎一两　　　　　　天竺黄三钱

上西黄二分（研）

陈　十诊　晨诊

晨诊进扶元益阴、开肺化痰之剂，痰即上泛，气虚不能咯出，恶心气逆，舌不能伸。刻咳嗽吐出黏痰，神志言语略清，尺部较昨稍贴。拟再枢纽气阴，佐芳香以开浊痰。

台人参一钱五分　　　　制附子三分（以上二味同煎）

至宝丹二分（冲）　　　陈胆星五分

炒枣仁一两　　　　　　元眼肉三钱

陈　十一诊

服后得寐，肝阳痰火渐平，而神志尚少依持[1]，手战无力，痰多气虚，艰于咯出，阻于膈间，化糜满布口舌咽关[2]，根脉尚属不足，仍拟补守三阴，上化[3]痰火以挽之。

台人参一钱五分（另煎冲）　　煅龙齿五钱

川贝母三钱（去心）　　　　　陈金汁八钱

大熟地五钱（制附子三分拌炒炭）　煅牡蛎一两

甘中黄五分　　　　　　　　　野蔷薇露一两

（1）依持：亦作"倚恃"。掌控扶持之意。本作"清醒"，据五卷本改。

（2）咽关：原脱，据五卷本补。

（3）补守三阴，上化：原脱，据五卷本补。

制于术三钱　　　　　　炒枣仁五钱

小红枣三枚（去核）　　白芍药四钱

麦冬肉三钱　　　　　　元眼肉三钱

陈　十二诊

病后气虚，惊忧动肝，以致痰火扰乱神明，如痴如狂，深恐肝吸肾阳，骤然厥脱。此时治法，当守定正气，以平肝阳痰火为妥。

台人参一钱五分（另煎冲）　　煅龙齿五钱

鲜首乌五钱　　　　　　　　至宝丹三分（冲服）

生于术三钱　　　　　　　　煅牡蛎一两

元参心三钱　　　　　　　　乌犀尖二钱（镑，先煎）

制南星七分　　　　　　　　炒枣仁一两

细生地八钱　　　　　　　　川贝母三钱（去心）

白金丸[1]三分（绢包）

陈　十三诊

昨宵安静，神志颇清，晨间得寐甚安，大便下行，阴亏阳冒，痰火上蒙，痉厥之象复现。幸便后[2]根脉不空，再与益阴以化痰火为治。

羚羊角三钱（先煎）　　煅龙齿五钱　　　川贝母三钱（去心）

陈金汁五钱（冲）　　　细生地八钱　　　煅牡蛎一两

（1）白金丸：出自《普济本事方》，由白矾、郁金组成，有豁痰安神之功效。

（2）便后：原脱，据五卷本补。

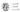

麦冬肉三钱　　　制于术三钱　　　天竺黄五钱

鸡子黄一枚　　　元参心三钱　　　至宝丹三分（冲服）

陈胆星一钱

陈　十四诊

火势退而正气转虚，嗜卧沉迷，痰气壅结不松，治法仍宜固守气阴。所望阴足阳藏，痰火通降[1]为善。

台人参一钱五分（另煎冲）　　　川贝母三钱（去心）

煅龙齿五钱　　　　　　　　　淡菜五只（洗）

西党参三钱　　　　　　　　　风化硝五分

煅牡蛎一两　　　　　　　　　生于术三钱

制南星七分　　　　　　　　　元眼肉三钱

淡姜渣三分　　　　　　　　　广郁金五分

大黑枣三枚（制附子三分泡汤拌炒）

陈　十五诊

脉沉细，水呛[2]音低，肝火下逼伤肾，溲下淋浊如膏，脏内真阴大亏，诚虑病久成损。拟益气畅肝，分清理浊以治。

台人参一钱五分（另煎冲）　　　菟丝子三钱

焦白芍三钱　　　　　　　　　西党参三钱

淡锁阳二钱　　　　　　　　　建莲肉四钱

生芪皮三钱　　　　　　　　　萸肉炭一钱五分

（1）通降：本作"畅降"，词义不合，据五卷本改。

（2）水呛：水或液态食物吸入气管后产生嘶哑的咳嗽。

小红枣_{三枚（去核）}　　　　　　鹿角霜_{三钱}

广郁金_{一钱}　　　　　　　　　元眼肉_{三钱}

炒枣仁_{三钱}

陈　十六诊

今日大便颇畅，便后形凛微热，有气逆喘促之象，音闪水呛仍然。乃营卫交虚，肺脾两损[1]之象也。

台人参_{一钱五分（另煎冲）}　　　桑白皮_{一钱五分}

炙锁阳_{三钱}　　　　　　　　黑枣肉_{四钱（制附子三分拌炒）}

绵黄芪_{三钱}　　　　　　　　马兜铃_{三钱}

怀山药_{三钱}　　　　　　　　制于术_{三钱}

嫩芦衣[2]_{卅个（笛上）}　　　　杜芡实_{四钱}

败叫子[3]_{三个}　　　　　　　天竺黄_{三钱}

生甘草_{五分}

陈　十七诊

诊得脉象安和，舌苔渐布，惟音闪未亮，余恙悉平，可喜之至。

西党参_{三钱}　　　炒杞子_{三钱}　　　玉桔梗_{五分}

绵黄芪_{三钱}　　　炒归身_{一钱五分}　　象贝母_{三钱}

（1）肺脾两损：原脱，据五卷本补。

（2）嫩芦衣：芦苇杆中的内膜，竹笛上用者，治音哑。少数用竹的内膜。《景岳全书·古方因阵》竹叶麦门冬汤治咳嗽，声哑不出。方中用竹衣、麦冬、桔梗、竹茹、生甘草等。其中竹衣，为金竹之衣膜。

（3）败叫子：叫子，即哨子，吹之发声。用治音哑，未必有效。《本草纲目·服器部》未载。

制于术一钱五分　　　炒枣仁三钱　　　嫩芦衣卅个（笛上）

黑枣肉四钱（制附子三分拌炒）　　　元眼肉三钱

败叫子三枚　生莱菔一两（用皂荚四钱煮熟，去皂荚，用莱菔为药引）

陈　十八诊

肺音已得飞扬，金实无声可凭矣[1]。大便续通，诸恙渐平，拟益气生津，消痰润肺为治。

台人参一钱五分　　　生甘草三分　　　粉丹皮一钱五分

生芪皮三钱　　　制于术一钱五分　　　川贝母三钱（去心）

甜梨膏八钱　　　桑白皮一钱五分　　　制玉竹一钱五分

制首乌四钱　　　苦桔梗三分

第四十一案　沥浆难产

江右　一诊　石盘心街

怀麟足月，下红如崩，绵延匝月，血去过多，阴既下竭，阳亦随之，面浮㿠白，唇淡薄如纸。现经沥浆[2]三日，腹形坚如盘石，痛则上攻，恶心频作，日夜呼号，肢冷汗泄，水谷不进。脉

（1）金实无声可凭矣：原脱，据五卷本补。

（2）沥浆：临产时胞衣早破，胞浆（即羊水）流一二日甚或五六日方产，谓之沥浆生。若浆流过久，可致难产。治法不可随意用催生、破血之品，宜以补养气血为主。参见《胎产心法》。

细如丝，按之虚无，阳气欲绝之候也。阳衰则浊阴上泛，如浓云蔽日，阴霾四合，故舌苔白腻，满布至尖，舌质亦变白色[1]。年逾三旬[2]，初次生育，不独奇经少于充养[3]流通；抑且下红时曾服固涩之药，暑湿[4]亦有内恋，诚在危急之秋。壮胃阳，靖逆气，勉冀万一。

台人参一钱五分（另煎冲）　　淡吴萸五分

川贝母三钱（去心）　　泡姜炭七分

制川朴七分　　当归身三钱

广郁金五分　　炙甘草一分

白芍药一钱五分　　白蔻仁五分（后下）

赤茯苓三钱　　胎产金丹一丸（化服）

西琥珀末五分（冲）　　苏梗汁五分（冲）

江右　二诊

脉复指温，舌白大化，胎元上攻之势已转而顺行，胀坠阵作，临盆在迩矣。所嫌胞浆瘀露去多，胎涸难下，当益气养血以助血脉流行，兼防气坠产脱。

台人参一钱五分（另煎冲）　　当归身五钱

（1）满布至尖，舌质亦变白色：原脱，据五卷本补。

（2）年逾三旬：原脱，据五卷本补。

（3）充养：原脱，据五卷本补。

（4）暑湿：本作"暑热"，据五卷本改。

赤茯苓三钱　　　　　　制川朴七分

绵黄芪一钱五分　　　　白芍药一钱五分（酒炒）

大腹绒三钱　　　　　　广郁金一钱

生冬术一钱五分　　　　白蒺藜三钱（去刺）

胎产金丹一丸（化服）

江右　三诊

午刻得产，胎已受损，舌未青黑，此系临蓐闷损所致也。此刻初产，诸逆未见，胃阳衰败亦不甚。丹溪所谓"产后当大补气血"，此证诚为合符矣。尚防郁冒寒热。

台人参一钱五分（另煎冲）　　炒杞子三钱

广郁金五分　　　　　　生冬术一钱五分

当归身五钱（酒炒）　　新会皮五分

泡姜炭五分　　　　　　炒枣仁五钱

炒苡仁三钱（包）　　　炙甘草三分

山楂炭三钱

益母草五钱煎汤，代煎药水。

江右　四诊

昨日知饥进谷，惟脾衰少运，大便溏泄。刻诊右脉数急，微有寒热，蒸乳[1]之征已见，难产虚波可虑。

（1）蒸乳：由于产后乳汁壅滞不通，或无婴儿吸乳而致乳房肿痛，形寒发热之证称蒸乳。一般治以行气通络之剂。

炒冬术一钱五分　　　炙广皮五分　　　　菟丝子三钱

川断肉三钱（炒）　　当归身三钱（酒炒）　广郁金五分

煨木香四分　　　　　炮姜炭五分　　　　山楂炭三钱

云茯苓三钱

江右　五诊

蒸热退后，神志自稍支持，面㿠无华，唇白如纸，尚须补阳。

台人参一钱五分（另煎冲）　　当归身三钱（酒炒）

益智仁四分　　　　　　　　绵黄芪三钱

白芍药一钱五分　　　　　　赤茯苓三钱

制于术一钱五分　　　　　　酸枣仁三钱

炙陈皮八分

江右　六诊

昨日偏信某家之说，将方中参、芪撤去，今则虚象大显，下眼胞肿，少阴汗泄，心悸肢冷，面目发肿，瘀下鲜血，中无砥柱，气亡血亦下渗，危矣！想临产未至告脱者，莫非参力所挽。若再畏补生疑[1]，必有噬脐莫及[2]之悔！

台人参一钱五分（另煎冲）　　枸杞子一钱五分

白芍药一钱五分（炒）　　　　炙陈皮七分

（1）畏补生疑：本作"拒补益"，据五卷本改。

（2）噬脐莫及：五卷本作"临崖勒马"。

绵黄芪三钱 当归身一钱五分（酒炒）

制首乌四钱 生冬术一钱五分

益智仁四分 炒枣仁四钱

江右 七诊

昨进枢纽阴阳法，得寐神安，盖虚阳外越，必得胃气有权，下焦阴火自敛，不比外感邪热可用驱散之法，但脾肾如此之大虚，非大补莫挽，切勿再误也！

人参条三钱（另煎冲） 煅龙齿五钱 炒枣仁一两

绵黄芪三钱 煅牡蛎一两 元眼肉三钱

炒于术一钱五分 五味子五分 新会皮八分

江右 八诊

脉大已敛，神色亦转，眠食皆安，瘀淋未净，然阳复速而阴复迟[1]，当于血药中导以气药，盖无阳则阴不独生也。

人参条二钱（另煎冲） 煅龙齿七钱

怀山药四钱（炒） 绵黄芪三钱

煅牡蛎一两 大熟地四钱（益智仁五分拌炒）

焦于术一钱五分 五味子七分

新会皮八分 制首乌四钱

炒枣仁一两 元眼肉三钱

（1）阳复速而阴复迟：本作"阳复亢而阴复竭"，据五卷本改。

第四十二案　伏暑间日疟

陈　北桥　一诊

伏暑发为间疟，始而寒轻热重，热退不净。暑重风轻，法应先解卫风，继清营热。病伏手经，而医者纯用一派足经发表消滞之药，以致克伐伤脾，便泄风陷，表散劫汗，阴伤不寐，心神失守，肝阳化风，四肢战栗，曾经痉厥。风痉作时，多人扶持不定。参其势[1]不独热极生风，兼有外风蓄伏之象，故非直清直降可以熄灭，当握中枢以固根柢，伏邪或有出路。

乌犀尖二钱（镑，先煎）　　　鲜霍斛一两

纹秦艽二钱　　　　　　　陈金汁一两（冲）

大生地八钱　　　　　　　大麦冬一钱五分（去心）

香白薇一钱五分　　　　　濂珠粉五分（另冲服）

生冬术一钱五分　　　　　白芍药一钱五分

赤芍药五分

陈　二诊

舌苔化黄，面油亦退，神志清楚，自云风痉阵作，实有不克支持之苦，心中嘈烦思谷，目暗视物不明，皆由前治膈膜失慎，正伤病在[2]。扶本托邪，乃一定之理也。

（1）参其势：原脱，据五卷本补。
（2）失慎，正伤病在：原脱，据五卷本补。

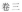

台人参一钱（另煎冲）　　鲜霍斛一两　　　　大麦冬一钱（去心）

鸡子黄一枚　　　　　西党参三钱　　　　白芍药一钱五分

生牡蛎五钱　　　　　陈金汁一两　　　　大生地一两

炙甘草四分　　　　　香白薇一钱五分　　生冬术一钱

川贝母二钱（去心）　　纹秦艽一钱五分

陈　三诊

胸膺渐布白㾦，目珠较昨转动，沉迷之状稍苏矣。唇牵气怯，语言少续，利次略减。每一便泄，风瘲一阵，此即风邪欲达，因脾气虚[1]而复欲下陷。防御宜早，所谓用药如用兵也。

细生地一两　　　　淡黄芩一钱五分　　玉桔梗五分

陈金汁二两　　　　生冬术一钱五分　　元参心三钱

炒建曲二钱　　　　益元散三钱（绢包）　大麦冬一钱五分（去心）

整玉竹三钱　　　　赤茯苓三钱　　　　左秦艽一钱五分

羚羊角一钱五分（先煎）　　　　　　　生米仁三钱

另：嫩桑枝一两（酒炒，煎汤代药水用）。

陈　四诊

白㾦畅发，风瘲即定，表热尽解，颇思纳谷，喜食甜味。可见匝月以来，病自病，药自药，不知其伏风在内也。舌质光绛若剥，苔如碎点雪花，此胃液肾阴交亏。大便多黑色，虽似伏

（1）脾气虚：本作"脾虚"，据五卷本改。

热[1]，实由中州气败也，亦属久病忌款[2]。

西党参三钱　　　　天门冬一钱五分　　　五味子三分

濂珠粉三分（冲服）　大熟地四钱　　　　大麦冬一钱五分（去心）

炒枣仁三钱　　　　生冬术一钱　　　　川贝母三钱（去心）

元眼肉一钱五分　　　鲜霍斛一两　　　　生甘草三分

白粳米四钱（包）

陈　五诊

外风达而内风自息，战栗未作，舌绛淡而苔点薄布[3]嫩黄，自觉心神恍惚，疑虑丛生，可以专补心肾[4]矣。

西党参三钱　　　　大熟地四钱　　　　五味子三分

炙甘草三分　　　　上绵芪二钱　　　　苍龙齿八钱

炒枣仁四钱　　　　元眼肉三钱　　　　生冬术一钱五分

左牡蛎一两　　　　大黑枣三枚

陈　六诊

宵来寐稳，心神悸惕已安，时见嘈烦，得谷则定，此内风消谷也。填补中焦，极合见证[5]。守昨法，参入凉肝品。

羚羊角一钱（先煎）　大熟地八钱　　　　炙甘草三分

（1）伏热：本作"风热"，与文义不符，据五卷本改。

（2）亦属久病忌款：原脱，据五卷本补。

（3）薄布："薄"字原脱，据五卷本补。薄，少。

（4）专补心肾：五卷本作"专补心脾"。

（5）见证：原脱，据五卷本补。

制冬术一钱五分	鲜生地一两	云茯苓三钱
左牡蛎一两	白芍药一钱五分	整玉竹一钱
金石斛四钱	生甘草三分	大黑枣三枚

陈 七诊

病后脾阴大虚，肝火烁肺，五更作呛，拟清金平木。

羚羊角二钱（先煎）	制首乌五钱	白扁豆三钱
川贝母三钱（去心）	北沙参二钱	肥知母一钱五分
白茯苓三钱	怀山药二钱	大麦冬二钱
生甘草三分	小红枣三枚（去核）	

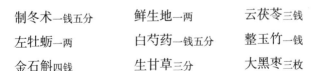

第四十三案　咳喘

顾幼　四岁　一诊

温热病经旬日，阳明液亏，热盛生痰，痰滞肺络，音哑，咳不得出，神迷嗜卧，卧不安寐，口渴索饮不绝，鼻扇起煤[1]，舌绛生疳，便泄清稀，四肢清冷。湿郁太阴，热蒸阳明也。姑仿苍术白虎汤意以治之。

（1）鼻扇起煤：即鼻翼扇动，鼻孔色黑如烟煤。陆懋修《是补斋医书后集·广温热论》："温证鼻如烟煤者，邪热、燥热也。"《评注产科心法》曰："鼻起烟煤，乃真阴涸竭，金水两脏将绝之征，十难救一。"多见于重证温热、温疫、温毒等病。

炒淡芩一钱五分　　　天竺黄一钱五分　　　地枯蒌三钱

甘中黄三分　　　　　生冬术五分　　　　　天花粉三钱

陈金汁七钱（冲）　　云茯苓三钱　　　　　桑白皮一钱五分

川贝母三钱　　　　　野蔷薇露五钱（冲）

顾幼　二诊

咳嗽松而痰吐黄厚，舌苔亦化嫩黄，痦点亦微。前法虽合，然气阴已薄，犹防变幻也。

炒淡芩一钱五分　　　天花粉三钱　　　　　云茯苓三钱

生冬术一钱　　　　　肥知母一钱　　　　　桑白皮一钱五分（蜜炙）

川贝母二钱（去心）　天竺黄一钱　　　　　鲜芦根一两（去节）

广郁金五分　　　　　甘中黄三分　　　　　枇杷叶三钱（去毛筋）

顾幼　三诊

胃热化而肺气开，鼻煽痰塞皆平，大便畅通结实，喜进糜粥，乳滞未尽，余热蒸痰，当清降胃腑以化痰滞[1]。

广郁金五分　　　　　生冬术五分　　　　　鲜芦根一两（去节）

生麦芽三钱　　　　　川贝母二钱（去心）　肥知母一钱五分

白茅根一两　　　　　枇杷叶三钱（去毛筋）小青皮二分

淡黄芩[2]一钱五分

顾幼　四诊

脾气醒而湿化，胃液复而热解，知饥索食，宜乎[3]多饮稀

（1）以化痰滞：本作"以降痰滞"，据五卷本改。

（2）淡黄芩：五卷本作"淡芩炭"。

（3）宜乎：本作"可以"，据五卷本改。

粥，少吃乳汁，盖粥能养阴以化邪，乳易生痰而助邪也。

鲜霍斛五钱	川贝母二钱（去心）	瓜蒌皮一钱五分
大麦冬一钱（去心）	生甘草二分	生麦芽三钱
整玉竹一钱五分	白粳米三钱（包）	赤茯苓三钱
鲜芦根一两（去节）		

第四十四案　咯血

方右　一诊

素体肝肾阴虚，交春木旺化火，上劫阳明之络，络伤动血，而有盈碗之多，心悸胆怯，不能安寐，或寐后即发咳血，有时足冷，脉弦数，舌苔尖剥，根厚色白，气粗作痉。脉证合参，显然阳动化火化风，扰于胃经[1]，深恐血从上溢，拟育阴潜阳法。

细生地一两	鲜霍斛一两
陈阿胶一钱五分（藕节炭拌炒）	生石膏五钱（冰糖一钱五分同研）
瓜蒌皮三钱	怀牛膝一钱五分
大麦冬一钱五分（去心）	羚羊角一钱五分（先煎）
生白芍一钱五分	濂珠粉三分（另冲服）
煅牡蛎一两	淡黄芩四钱

（1）化火化风，扰于胃经：本作"化火，风扰胃经"，脱误，据五卷本补。

方右　二诊

前进景岳法[1]，颇合证机，血势从胃中降入冲脉，癸水先期而至，微见瘀紫之血，火升颧赤，舌苔大化，中心绛剥，脉象弦数，肝经郁火伏于营分。拟下滋肾阴，中守胃关，旁佐清畅郁火法。尚防血溢，远虑成痨，怡养慎调，是乃至嘱！

乌犀尖五分（镑，先煎）　　鲜霍斛一两

川贝母三钱（去心）　　　　鲜生地一两五钱

大麦冬一钱（去心）　　　　生姜皮三钱（漂洗）

大熟地五钱　　　　　　　　炒白芍三钱

生甘草五分　　　　　　　　花蕊石二钱（煨）

西洋参二钱　　　　　　　　肥知母一钱五分

陈阿胶一钱五分（藕节灰拌炒）　粉丹皮一钱五分

濂珠粉五分（冲）　　　　　鲜藕肉一两（去皮节）

方右　三诊

脉息较前已和，然尚有弦象，舌绛稍淡，惟出络瘀血极多，咳出之血时带紫黑色，夜寐尚少。拟滋养肾阴，以防络伤之处，营血复来之虑耳。

羚羊角三钱（先煎）　　　　旋覆花一钱五分（包）

生石膏五钱　　　　　　　　鲜藕汁一杯

（1）景岳法：指张景岳玉女煎加减。玉女煎原方用熟地黄、牛膝、石膏、知母、麦冬。治阴虚胃热，烦热口渴，吐血衄血等证。

细生地七钱	杜苏子一钱
大麦冬二钱（去心）	鲜芦根一两（去节）
生牡蛎一两	瓜蒌皮三钱
生甘草四分	金铃子一钱五分
川贝母三钱（去心）	元参心二钱

方右　四诊[1]

痰中瘀血已净，诸恙皆减，惟舌心花剥。肝邪退行腹中，腹不和。血后调养，尤宜加意也。

细生地五钱	瓜蒌皮一钱五分
云茯苓三钱	陈阿胶二钱（蛤粉炒）
炒白芍一钱五分	川贝母三钱（去心）
大麦冬二钱（去心）	生甘草三分
怀山药三钱	炙橘白三分
鲜藕肉一两	

第四十五案　青腿牙疳

许　一诊

脉弦细数，牙龈腐烂流血，舌绛苔白，食减便溏，患经匝月。以脉证参之，乃湿热淆于阳明，兼挟风邪也。今视两腿遍

（1）四诊：四诊全案原脱，据五卷本补。

起青色，即是外科中青腿牙疳⁽¹⁾证。姑拟化湿清毒一方，候专科裁酌。

金石斛三钱	广藿梗一钱五分	纹秦艽五分
天花粉三钱	赤茯苓三钱	生甘草三分
马勃五分	赤芍药一钱	土贝母三钱
野蔷薇露一两（冲）		

许 二诊

腿青全退，牙疳腐肿流血亦止，色尚带紫。可知病之由于内而发于外也。前方用意，因青色属风而显于阳明部位，故用秦艽⁽²⁾一味，余药化湿热，故得应手，自喜不已。

金石斛三钱	生草节三分	淡黄芩一钱
广藿梗一钱五分	纹秦艽一钱	天花粉三钱
生冬术一钱五分	马勃五分	赤茯苓三钱
野蔷薇露一两（冲）		

（1）青腿牙疳：始见于《医宗金鉴·外科心法要诀·股部》，据称：雍正时流行于军营，尤以南方人初去边外，少食五谷，多食牛羊肉者为多发。并谓服马乳有效。是一种皮肤黏膜出血性疾病，相当于现代医学的维生素 C 缺乏症。初起倦怠乏力，面色苍白，牙龈肿胀，发紫，出血溃烂，口臭。甚至牙齿松动、脱落，严重者可致穿腮破唇。骨关节肌肉疼痛，下肢肿胀，压痛明显，皮下出血，现紫癜状瘀斑，步履艰难。

（2）秦艽：祛湿热之药，张洁古《珍珠囊》云：秦艽"去阳明经风湿痹，仍（"及"字之误）治口疮毒"，顾氏用治青腿牙疳，颇具巧思。

许 三诊

牙疳全好，胃纳亦增，湿热风邪俱化矣。拟清脾甘露饮[1]调之。

生冬术一钱五分	天花粉三钱	粉丹皮一钱
金石斛三钱	生甘草三分	淡黄芩一钱（炒）
土贝母二钱	赤茯苓三钱	鲜茅根五钱（去心）

第四十六案　妊娠肌衄

诸葛右　一诊　李继宗巷

怀妊六月，阳明司胎，少阴不足，阳明有余，左足肌肤起眼，细如针孔，血流如注，有成盆盈碗之多，病名血箭，又曰肌衄[2]。头痛如锥，恶心颧赤，脉数舌绛，汗出齐颈，拟玉女煎加减。

大熟地四钱	左牡蛎一两	大竹叶三钱
生石膏四钱	肥知母一钱五分	粉丹皮一钱五分（炒炭）

（1）清脾甘露饮：出自《外科正宗·卷四》："治脾经湿热郁遏，乃生天泡，下体多而疼痛者。白术、赤茯苓、山栀、枳壳、黄芩、生地、麦门冬、茵陈、苍术、甘草、元明粉、连翘、泽泻各等分。以上水二钟，竹叶、灯心各二十件，煎八分，食前服。"

（2）血箭，又曰肌衄。出自《医宗金鉴·卷七十四》，"血箭毛孔射出，由心火炽迫血乱行……一名肌衄"，宜凉血地黄汤（方用地黄、黄连）。又《医宗金鉴·卷六十九》载："血箭又指泻血、痔血如射箭者。"

大麦冬一钱五分（去心）　　　生甘草三分　　　　　左金丸五分（包）

诸葛右　二诊

血箭止而头痛亦止，胃纳颇佳，气火亦平静矣。

金石斛三钱　　　　　生洋参二钱　　　　　淡黄芩一钱

丹皮炭一钱五分　　　大熟地四钱　　　　　左牡蛎八钱（煅）

生冬术一钱五分　　　生石膏四钱　　　　　麦冬肉三钱

川贝母三钱（去心）

第四十七案　　胃痛呕吐

姚　一诊

肝郁逆胃[1]为痛，呕吐，彻夜不寐，脉数舌红，大便闭结。胃中津液被肝火劫伤，切忌香燥。

羚羊角二钱（先煎）　　麦冬肉一钱五分　　　金铃子一钱五分（蜜炙）

鲜生地七钱　　　　　川贝母三钱（去心）　小川连五分

生白芍三钱　　　　　瓜蒌皮三钱　　　　　枳壳汁三分

野蔷薇露一两（冲）　玫瑰花露一两（冲）

姚　二诊

呕止得寐，脉弦退而和缓。平肝阳、和胃阴治之。

（1）肝郁逆胃：本作"肝郁热胃"，音近之，误，据五卷本改。

生洋参一钱五分　　　云茯苓三钱　　　　柏子仁三钱

制首乌四钱　　　　　白芍药一钱五分　　老苏梗一钱

金石斛三钱　　　　　黑山栀一钱五分（姜汁炒）

枇杷叶五钱（去毛筋）　野蔷薇露一两（冲）

第四十八案　经闭

曹右　一诊

腹满胀大一月，滴水不咽，腹胀欲裂，经闭溺阻，大便溏泄，郁火[1]湿热，内蒸腑分，阳衰不克宣通也。急切挽之，尚可向吉[2]。

制川朴五分　　　　　淡吴萸三钱　　　　姜半夏一钱五分

春砂仁五分（研，后下）　广藿香一钱五分　　赤茯苓三钱

白蒺藜三钱（去刺）　　广郁金五分　　　　老苏梗一钱五分

净归身三钱　　　　　鲜佛手一钱五分

曹右　二诊

胀势颇松，稍能安谷，舌白化薄，汗多如注，经水仍闭，脉沉细，拟通阳泄浊治之。

制附子三分　　　　　炒归身二钱　　　　广藿梗一钱五分

生甘草三分　　　　　炒延胡一钱五分　　炒白芍一钱五分

（1）郁火：原脱，据五卷本补。

（2）急切挽之，尚可向吉：原脱，据五卷本补。

淡吴萸三分　　　　炙陈皮三分　　　　　赤茯苓三钱

春砂仁三分（后下）

另，牡蛎粉扑汗。

曹右　三诊

脉起汗止，经尚未行，胃脘已松，少腹仍胀。气分渐通，当从血分调之。

上肉桂二分（冲）　　广郁金五分　　　　乌贼骨⁽¹⁾三钱

鸡血藤膏⁽²⁾一钱　　白蒺藜三钱（去刺）　赤茯苓三钱

茜草三钱　　　　　炒归身三钱　　　　生甘草三分

怀牛膝一钱五分

曹右　四诊

脉象流畅，眠食皆安。

宗前方，去茜草、赤茯苓，加西琥珀末五分、甘杞子三钱。

曹右　五诊

经行先淡后鲜，较之平素反畅，腹形全瘪，可许坦途矣。拟补养心脾，中佐通调瘀滞。

（1）乌贼骨：方中用乌贼骨和茜草，即《素问·腹中论》四乌鲗骨一藘茹方。藘茹，即今之茜草。治血枯经闭，有养血益精、化瘀止血之功。原方用乌鲗骨四分，藘茹一分。二味为末，雀卵为丸，大如小豆，每以五丸饭后服，饮以鲍鱼汁。鲍鱼，指干鱼。

（2）鸡血藤膏：产云南，为鸡血藤的藤汁，煎熬成膏，成片块状，色红味涩。功能活血化瘀，暖腰膝，治痹痛风瘫，亦治闭经。

人参须七分（另煎冲）　　白芍药一钱五分（酒炒）　　生甘草三分

姜半夏一钱五分　　　　　炒冬术一钱五分　　　　甘杞子三钱

广郁金五分　　　　　　　炒归身一钱五分　　　　炒枣仁三钱

白蒺藜三钱（去刺）

第四十九案　胃痛呕吐

戈　一诊

脾虚易生湿热，肝郁风火内炽，合而为病也。脘痛阵作，频频呕逆，水谷不进，大便秘结，舌绛脉数，头晕气急，夜不得寐。法当调养肝脾，清畅郁火，必使气平得寐为要。

乌犀尖粉五分（野蔷薇露磨冲）　　净归身二钱

炒枳壳一钱　　　　　　　　　　　左金丸五分（包）

鲜首乌六钱　　　　　　　　　　　柏子仁三钱

炒苡仁三钱　　　　　　　　　　　生白芍二钱

郁李仁三钱　　　　　　　　　　　怀牛膝一钱

戈　二诊

呕止痛定，夜分得寐，尚少安贴。舌红苔白，乃胃浊上泛，必得郁火畅达，大便通畅，方为稳妥。盖系营热郁结，化风入络，先起两足肿痛，继而逆于胃为脘痛，越胃凌心，最易痉厥。前以犀角保心，枳实降胃，盖肝木内藏相火，不宜纯用刚燥，仿犀角汤合薛南园法⁽¹⁾。

乌犀尖_{五分（磨冲）}	生白芍_{一钱五分}	小青皮_{三分（炒）}
鲜首乌_{六钱}	柏子仁_{三钱}	川贝母_{三钱（去心）}
制首乌_{六钱}	莱菔子_{三钱（炒）}	老苏梗_{三分（磨汁）}
小川连_{三分}	炒丹皮_{一钱五分}⁽²⁾	

戈　三诊

大便通畅，谷食颇增，拟和脾养肝以治。

炒冬术_{一钱五分}	云茯苓_{三钱}	川贝母_{三钱（去心）}
小青皮_{三分}	净归身_{一钱五分}	制首乌_{五钱}
粉丹皮_{一钱五分}	生白芍_{一钱五分}	柏子仁_{三钱}
老苏梗_{三分（磨汁）}		

第五十案　心悸不寐

陈右⁽³⁾　一诊

心悸不寐，神志不清，大便闭结。病经半载，缠绵床褥。盖心藏

（1）薛南园法：薛南园即薛生白，居苏州南园，人称薛南园，著有《湿热病篇》。本案方用川连以清湿热，苏梗理气和胃，即取法于《湿热病篇》：湿热证，呕恶不止，肺胃不和，治用川连、苏叶之例。连、苏同用，亦治妊娠恶阻。

（2）小川连三分、炒丹皮一钱五分：原脱，据五卷本补。

（3）右：原脱，据五卷本补。

神，脾藏意，肾藏志，肝藏魂，肺藏魄，五志所动，类皆取决于胆。胆虚少决，疑虑丛生。虽是心疾，实关肝火，肾阳闪烁于下，心神摇荡，故为悸惕，并非癫痫之失其心也[1]。当摄肾平肝，养心化痰以治之。

大熟地六钱　　　　　真川贝三钱（去心）

小川连三分　　　　　大麦冬三钱（去心）

炒枣仁四钱　　　　　怀牛膝一钱五分

左牡蛎一两　　　　　陈花头水母八钱（漂淡）

煅龙齿八钱　　　　　真旗参二钱

另，濂珠粉四分（分二次送服）。

陈右　二诊

大便虽通，坚燥异常，便后右关脉见软大，脾阴虚也。寅卯时稍得安寐，自觉神志略清[2]，惟尚恐惧忧愁。寸脉弦细，关数尺虚，左关弦急，肝胆之火吸动肾阳，阳亢于上，阳动化火[3]，痰凝包络。倘但治其标，不顾其本，则取效目前，非其治也[4]。当滋肾阴以摄之，守胃关以驯之，清心肝之火以平之，庶乎捷径也[5]。

大熟地五钱（制附子三分拌炒）　　　生白芍一钱五分

（1）并非癫痫之失其心也：原脱，据五卷本补。

（2）神志略清：五卷本作"神志略有依持"。

（3）阳动化火：原脱"阳动"二字，据五卷本补。

（4）倘但治其标……非其治也：原脱，据五卷本补。

（5）滋肾阴以摄之……庶乎捷径也：本作"滋肾水，守胃关，清心肝之火，以治其本"，文义不畅，据五卷本改。

大麦冬二钱（去心）　　　　柏子仁三钱

老山人参一钱（另煎冲）　　炒枣仁三钱

小川连三分（水炒）　　　　煅牡蛎八钱

川石斛一钱五分　　　　　　川贝母三钱（去心）

陈右　三诊

顷得熟寐片时，寐中呼吸调匀，诊脉右尺较昨稍平。若肾阳得潜，脾胃自有生生之气。盖精生气，气生神[1]，此人身之三宝也。

大熟地五钱　　　　　　　　大麦冬二钱（去心）

左牡蛎八钱　　　　　　　　酸枣仁三钱

菟丝子三钱　　　　　　　　苍龙齿六钱（煅）

川贝母三钱（去心）　　　　羚羊角一钱五分（先煎）

生白芍一钱五分　　　　　　云茯苓三钱

建莲肉三钱

陈右　四诊

日来离绪纷纭，忧疑不定，心火上炎，吸动肝阳，所扰之处，痰必随之。痰之为患不一。病人自云恍惚无依。脉绝欲脱者，此即疑虑过多，中气下夺，并非真脱也。仿许学士法[2]加减之。

（1）精生气，气生神：本作"精生气神"，据五卷本补。《医原·内伤大要论》曰："常入由形生精，精生气，气生神，赖后天之真阴，招摄先天之真阴。"本案立方即以此意。

（2）许学士法：指许叔微《本事方·卷一》真珠丸。治肝经因虚，内受风邪，卧则魂散而不守，状若惊悸。方用珍珠母、人参、犀角、熟干地黄、当归、酸枣仁、柏子仁、茯神、沉香、龙齿。

台人参一钱五分（另煎冲）　　大麦冬二钱（去心）

石决明一两　　　　　　　　柏子仁三钱

香犀角二钱（先煎）　　　　川贝母三钱（去心）

鲜竹沥一两（冲）　　　　　元眼肉三钱

苍龙齿六钱　　　　　　　　炒枣仁三钱

濂珠粉三分（冲）

陈右　五诊

疑虑者，由于心脾气血两虚，肝胆抑郁所致。盖少阳甲木如花木之萌芽，须藉和风暖日，方得欣欣向荣。一经抑郁，志气萎顿，病遂伏焉。状如癫痫，其实大异[1]。

大生地六钱　　　怀山药三钱　　　薄荷叶一钱

鸡子黄一个　　　小川连一钱　　　元参心三钱

柏子仁三钱　　　青果三个　　　　炒白芍三钱

生甘草三分　　　建莲肉三钱

陈右　六诊

痰火较化，疑虑较释，肝风掀旋未息，离阴内亏，神明孤露[2]。拟鸡子黄汤大意。

台人参一钱（另煎冲）　　元眼肉三钱　　　制冬术一钱五分

（1）状如癫痫，其实大异：原脱，据五卷本补。

（2）离阴内亏，神明孤露：本作"脾阴内亏，神明失守"，误，据五卷本改。离阴即心阴，按离主火，亦属心之位。

制首乌五钱　　　　广郁金四分　　　小红枣三枚（去核）

炒枣仁三钱　　　　生甘草三分　　　川贝母三钱（去心）

大麦冬三钱（去心）

陈右　七诊

起病以来，大便总须旬余一行，时常彻夜不寐，叠进毓阴平肝之治，寐亦渐安，便亦续通，此即阴血稍复，气火平静之征。每于便后诊脉，右关必浮大虚数，左亦细软，中虚显著也。故拙见立意[1]，于养阴清火中，佐以扶植脾胃之品。

西党参三钱　　　　生甘草三分　　　炒枣仁四钱

濂珠粉三分（冲）　制冬术一钱五分　细生地四钱

五味子三分　　　　炒白芍一钱五分　左牡蛎六钱

麦冬肉一钱五分

陈右　八诊

日来眠食略安，稍能起坐，目光畏明喜暗，亦是阳亢于上也。前方加介类潜阳。

大生地四钱　　　　小川连三分　　　西党参三钱

鸡子黄一枚　　　　元武版四钱　　　川贝母三钱（去心）

云茯神三钱（辰砂拌）左牡蛎六钱（煅）　元参心三钱

大麦冬三钱（去心）

（1）故拙见立意：原脱，据五卷本补。

陈右　九诊

交节之际，气阳下夺，肾气不藏，拟守前法，益以温摄肾阳，节后再清郁火。

西党参三钱　　　　生甘草三分　　　　炒白芍一钱五分

建莲子三钱　　　　制冬术一钱五分　　柏子仁三钱

大熟地五钱（制附子一分拌炒）　　　　炒枣仁三钱

朱茯神三钱　　　　元眼肉三钱

陈右　十诊

胃气清通，寐亦渐安，饮食较多。息心怡养，可望营血充长，肝风不致触心而起惊疑为妙[1]。

西党参三钱　　　　炒归身三钱　　　　炒枣仁三钱

建莲子三钱　　　　制冬术一钱五分　　炒白芍一钱五分

元眼肉三钱　　　　炒杞子三钱　　　　柏子仁三钱

大黑枣三枚

第五十一案　湿温

朱右　一诊

湿温病交十日，胸闷，汗出已遍，疹点未透，舌苔焦黄，边

（1）肝风不致触心而起惊疑为妙：本作"肝风不致上逆"，据五卷本改。

白根浊，大便溏泄。温邪已有陷象，十二日险津在即^{（1）}，防有昏痉之变。拟仲圣法^{（2）}，以冀疹透为妙。

生葛根_{一钱}　　　　黄防风_{一钱}　　　　广郁金_{七分}

酒炒淡芩_{一钱五分}　　纹秦艽_{一钱五分}　　生甘草_{三分}

炒赤芍_{一钱五分}　　　炒牛蒡_{三钱（打）}　　炒建曲_{三钱}

广藿梗_{一钱}　　　　玉桔梗_{七分}　　　　嫩桑枝_{五钱（酒炒）}

朱右　二诊

温邪十一日，便泄渐稀，热邪渐入阳明，红疹略透，惟胃中津液大耗，舌干强焦黄，最易昏厥，内陷心包。再拟仲圣法以挽之。

生葛根_{七分}　　　　鲜霍斛_{五钱}　　　　纹秦艽_{一钱五分}

淡豆豉_{二钱（鲜生地三钱同打）}^{（3）}　　　　川贝母_{三钱（去心）}

赤芍药_{一钱五分（炒）}　鲜竹叶_{三钱}　　　　淡黄芩_{一钱五分}

桔梗_{一钱}　　　　　元参心_{三钱}　　　　广郁金_{七分}

薄荷叶_{七分（后下）}

朱右　三诊

湿温病交十二日，大便溏泄，稀而未止，舌黑干涸，右脉

（1）十二日险津在即：原脱，据五卷本补。

（2）仲圣法：指《伤寒论》葛根黄芩黄连汤，但顾案无"黄连"。

（3）淡豆豉二钱鲜生地三钱同打：此为《肘后方》黑膏法，原方用"生地黄半斤，好豉一升，猪脂二斤，合煎五六沸，令至三分减一，绞去滓。末雄黄、麝香如大豆者，纳中，搅和，尽服之，毒从皮中去"。顾氏取其中生地黄、淡豆豉二药，以清营解毒。

沉细，阳明液耗，邪无出路，最恐两候关头，内传厥少阴经之变。况崩中之体，气分极伤，当扶正以托内陷之湿热，或可有转机耳。

台人参一钱（另煎冲）　　　广郁金七分

竹卷心一钱五分　　　　　制冬术一钱五分

川贝母三钱　　　　　　　炒淡芩一钱五分

炒柴胡五分　　　　　　　元参心三钱

赤芍药一钱五分　　　　　鲜佩兰一钱五分（搓香后下）

玉桔梗一钱　　　　　　　麦冬肉二钱

白茅根七钱（去心）　　　紫金锭[1]一粒（磨冲）

朱右　四诊

便泄已止，汗出微微，表热稍和，脉息搏扬[2]，乃佳象也。无如胃津告涸，舌干焦黑仍然。曾进苍术燥湿之剂，故伏邪不能外达。谷食不进，心神烦躁，诚虑温邪传入心包，骤有昏痉之变。拟清营化热法。

乌犀角一钱（先煎）　　　赤芍药一钱五分

炒枣仁三钱　　　　　　　细生地四钱

玉桔梗一钱　　　　　　　元参心三钱

（1）紫金锭：即玉枢丹，制成锭状者称紫金锭。

（2）搏扬：本作"弦搏"，误，据五卷本改。因三诊时脉沉细，四诊才有显扬之象。

鲜霍斛五钱　　　　　生甘草三分

制冬术七分　　　　　大麦冬三钱（去心）

川贝母二钱（去心）　竹卷心三钱

白茅根一两（去心）

朱右　五诊

清营化热之下，大便未行，舌黑稍退，干涸略润。病交两候，正在险关。刻欲大便，切勿起床行动，慎恐昏陷痉厥。拟进清营提邪法。

乌犀尖一钱（先煎）　炒柴胡四分　　广郁金七分

鲜竹叶心二钱　　　　细生地四钱　　制冬术一钱

川贝母二钱（去心）　炒赤芍一钱五分　玉桔梗七分

元参心二钱　　　　　粉丹皮一钱五分　生甘草三分

金银花三钱

朱右　六诊

昨进清营提邪法，大便欲行得止，鼻准冷气亦退，顷间自汗津津，肢体虽有，腰下未遍，脉且虚细。两候外从未安谷，病退虚波不可不虑，拟和中以托余邪。

人参须一钱五分（另煎冲）　广郁金五分　　元眼肉三钱

炒枣仁四钱　　　　麦冬肉二钱　　川贝母三钱（去心）

小红枣三枚（去核）　生甘草三分　　川石斛四钱

制冬术一钱五分　　佛手白一钱五分

第五十二案　湿热泄泻

桂　一诊

温邪病交旬余，耳聋少寐，大便溏泄两次，口干舌燥，苔黄化白，神倦气怯。少阳之邪，传入大肠。仿仲圣葛根芩连汤加减。

煨葛根一钱	广藿香一钱五分	生草梢四分
鲜竹叶三钱	炒淡芩一钱五分	炒丹皮一钱五分
赤茯苓三钱	台参须一钱五分（另煎冲）	黑山栀一钱五分
炒泽泻一钱五分		

桂　二诊

阴伤液耗，邪传手厥阴心包络，自笑谵语，左脉数大无伦，右关亦极洪大。温邪忌表大汗，汗则变痉。今当十三日最为险关，拟存阴化邪法，以望化险为夷是幸。

乌犀尖一钱五分（镑，先煎）	生甘草五分	天竺黄三钱
淡竹叶一钱五分	细生地一两	川贝母三钱（去心）
赤茯苓三钱	至宝丹一分（冲服）	鲜霍斛五钱
广郁金五分	炒泽泻一钱五分	

桂　三诊

风热之势渐走手阳明，嗜卧旁流[1]，气从下注，舌尖液涸。

（1）嗜卧旁流：原脱，据五卷本补。

虽然传走厥阴之势较定，所虑正不支持、虚波陡起之变⁽¹⁾。拟扶正托邪，盖邪与正势不两立也。

台参须一钱五分（另煎冲）　　黄甘菊一钱五分

煨木香五分　　　　　　　　　焦米仁四钱生

生葛根七分　　　　　　　　　生冬术一钱五分

炒枣仁四钱　　　　　　　　　广藿梗七分

生甘草三分　　　　　　　　　小红枣三枚（去核）

桂　四诊

昨宵颇安寐，呓语未作，寐后舌津渐回，苔亦布出淡黄，尖涸亦润，口渴大减。虽见善机如斯⁽²⁾，尚虑正气极虚，胸膈痰热内蒸，气虚不易咯出，神倦肠鸣便泄，两尺见数。痰生风，风从内扰，防传入少阴，风波又起矣。

台参须二钱（另煎冲）　　川贝母二钱（去心）　　焦木瓜五分

乌犀角一钱（镑，先煎）　　广郁金五分　　　　　炒米仁三钱

青盐半夏一钱五分　　　　陈胆星五分　　　　　炒枣仁四钱

炒泽泻一钱五分

桂　五诊⁽³⁾

邪化正虚，脉息渐细，正气下夺，自利神倦，即是邪正交脱

（1）虽然传走厥阴……虚波陡起之变：本作"有厥阴之势，正不支持"，脱误，据五卷本补。

（2）虽见善机如斯：原脱，据五卷本补。

（3）五诊：五诊至十一诊，原稿脱，据五卷本补。

之候也。拟仲圣法⁽¹⁾挽之，以邀天相。

附子理中丸三钱（包）　淡干姜五分　　赤石脂四钱

台参须一钱五分　　　土炒白芍三钱　　炒枣仁四钱

上肉桂三分　　　　　炙甘草四分　　　大黑枣三枚（去核）

加白粳米四钱（绢包）。

桂　六诊

昨进仲圣法，保本以熄内风，安寐便稀，知饥纳谷，舌干渐润，险关又越。刻诊右脉安静，左带弦数，肝火湿热，留顿胃中未净，再与扶元化邪。盖此时用药之计，气阴不得不补，余热不得不清，质诸高明，以为然否。

台人参三钱　　　　淡干姜二分　　　陈阿胶一钱

大麦冬一钱　　　　淡芩炭一钱　　　赤石脂四钱

五味子三分　　　　煨升麻五分　　　西琥珀五分（调冲）

东白芍三钱　　　　生甘草五分　　　淡竹叶三钱

加大黑枣二枚。

桂　七诊

疹㾦畅发，便泻已止，汗多，肌热已净，耳聋未聪。脾气久亏，少阳阳明气阴被热邪扰伤，未能安静也。加意慎调，以防三复。

（1）仲圣法：本案合用仲景两方，一为《金匮要略》治"腹中寒气，雷鸣切痛，胸胁逆满，呕吐"的附子粳米汤，一为《伤寒论·辨霍乱病脉证并治》治"恶寒脉微而复利，利止亡血"的四逆加人参汤。

西党参三钱（建曲一钱五分拌炒）　　细生地三钱

黄甘菊一钱　　　　　　　　　　　生冬术一钱五分

元眼肉三钱　　　　　　　　　　　桑白皮一钱五分

小红枣三枚　　　　　　　　　　　生洋参一钱五分

焦米仁三钱　　　　　　　　　　　生甘草三分

金石斛三钱　　　　　　　　　　　元参心三钱

加糯稻根须一两，煎汤代水。

桂　八诊

便闭五日未行，矢气频转，耳未全聪，舌干已润，一派津亏阴弱、气火升逆之象。

生洋参三钱　　　　大麦冬一钱五分　　　云茯苓三钱

鲜霍斛五钱　　　　元参心三钱　　　　　瓜蒌皮一钱五分

羚羊角一钱（先煎）　川贝母三钱（去心）　大麦仁三钱

石决明四钱　　　　天竺黄三钱

加甘蔗浆一杯。

桂　九诊

大便将行，中气下夺，神倦心悸。拟气阴并补，兼理痰热。

台参条一钱（另煎冲）　　　　　炒枣仁四钱

生甘草三分　　　　　　　　　　西党参三钱

白芍药一钱五分　　　　　　　　白粳米四钱（绢包）

生芪皮二钱　　　　　　　　　　炒怀药三钱

元眼肉四钱　　　　　　　　　　制于术一钱五分

白茯苓_{三钱}　　　　　　　建莲肉_{四钱}

加鲜藕肉一两。

桂　十诊

阴虚舌绛，阳明腑气未通，蒸热生痰，亦能有关眠食，盖胃不和卧不安也。虽云下不嫌迟，然急下存阴，正在此时矣。

台参须二钱（另煎冲）　　　火麻仁三钱

炒枣仁三钱　　　　　　　大麦冬三钱（去心）

全瓜蒌二钱　　　　　　　柏子仁三钱

五味子三分（打）　　　　莱菔子二钱（炒）

鲜霍斛一两　　　　　　　制冬术一钱

竹卷心三钱　　　　　　　甜梨肉一两（去核）

桂　十一诊

诸恙向痊，大便通畅，纳谷亦增，惟营血肝火尚炽，邪热扰心之余，正气未能恢复。拟养心阴以平肝，佐和胃阴以御下焦阴火上升。冀眠食如常之幸。

细生地四钱　　　　　　　苍龙齿五钱（煅）

广郁金三分　　　　　　　制于术一钱五分

左牡蛎五钱（煅）　　　　生草梢四分

陈胆星三分　　　　　　　建莲肉三钱

酸枣仁五钱（川连二分拌炒）　焦白芍一钱五分

川贝母二钱（去心）　　　小红枣四钱

第五十三案　脾肾气虚痰嗽

顾[1]

凡治病必先求本，咳嗽者，无痰为咳，有痰为嗽。去冬咳嗽，延及今春，胃气上逆，鼻窍少宣，五更每易痰涌气阻，此脾肾气血为病之本，操烦动肝为病之标也。故痰因火动，嗽由痰作，痰不易咯，则咳多气逆似喘矣。现届夏令宣畅，诸恙向痊。所虑秋凉收束之候，肺欲肃而阳少潜，痰凝肺络，咳嗽复盛。管窥一斑之见，似宜培养脾肾之气以治本，调和肺肝以理标。中气和平，自然金水相生，娇脏受益，痰嗽之伤，庶可恢复为幸。

大熟地五钱（青盐二钱拌炒）　　　甘杞子二两

福泽泻一两　　　　　　　　　　西党参三两

菟丝子三两（盐水炒）　　　　　冬虫夏草一两

生于术三两五钱　　　　　　　　云茯苓三两

紫衣胡桃肉六枚（去衣炒油）　　淡干姜三钱（盐水炒）

青盐半夏一两五钱　　　　　　　煅牡蛎一两

上药以大黑枣二两，煎汤泛丸，如椒目大。以枳壳五钱、桔梗三钱，研细为衣。淡盐汤送下。

【华注】此方以熟地、菟丝补肾脏气阴；胡桃、冬虫夏草治

（1）顾：此案原脱，据五卷本补。

肾经水泛虚痰之妙品，盖肾为生痰之源耳。党参、于术补脾脏之气；淡干姜治内风理湿；杞子补肝养血；半夏、茯苓通和脾胃；牡蛎、泽泻，治阳虚湿泛之妙品；大枣以守脾阴，兼和干姜僭上；枳壳、桔梗为衣者，疏肺气而治鼻窍逆塞，乃开上摄下之法也。

第五十四案　津枯便秘

胡[1]

《内经》云：北方黑色，入通于肾，开窍于二阴[2]。惟肾气盛则津液充而二便调；肾气虚则津液竭而二便闭矣，一定之理也。刻下年近古稀，操劳不谨，水亏于下，火亢于上，故犯猝然类中之患。六脉虚弦，形神困倦，身不热，口不渴，大便一月不解，小便五日不通，气逆里急。此气分大虚，不能转运通调以助气化，津液枯竭，大肠燥结，传导失职，并非阳结实闭可比。惟当培养气血，生津润燥，使肾液充盈，气机转输，自然通达矣。

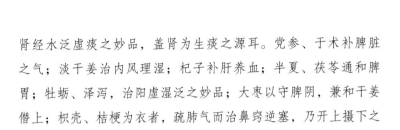

台人参三钱　　　　　肉苁蓉一两　　　　　柏子仁三钱

（1）胡：此案原脱，据五卷本补。

（2）北方黑色……二阴：文见《素问·金匮真言论》。

大熟地一两　　　　当归尾二钱　　　　沉香汁[1]五小匙

加韭菜汁一小杯。

一剂后，二便皆通。方朝用归芍地黄丸[2]，晚用补中益气法，一月全瘳。

第五十五案　腹满溲闭

张右[3]　一诊

神昏发厥，口噤不语，撮空惊惕，少腹肿满，小便不通[4]，脉细涩无神。肺金几绝输化之源，肝木更现衰败之象，势属难治。

青葱管[5]五寸（泡汤）　　童便[5]一杯　　　猪胆汁[5]三小匙

（1）沉香汁：苁蓉、沉香，即《金匮翼·卷八》苁蓉润肠丸。用治肾虚津亏之便秘。

（2）归芍地黄丸：见《证因脉治·卷二》，六味地黄丸加当归、白芍药。原是汤剂，今改作丸剂。

（3）张右：此案原脱，据五卷本补。

（4）少腹肿满，小便不通：为妇人转脬之主证，又称转胞。《金匮要略·妇人杂病脉证并治》所谓："转胞不得溺也，以胞系了戾。"脬，膀胱。但《金匮要略》用肾气丸补益肾阳。本证由神昏惊惕，膀胱气化郁闭，更有瘀蓄所致。

（5）青葱管、童便、猪胆汁：三味原是《伤寒论》白通加猪胆汁汤去干姜、附子，改辛温通阳为辛凉通利之剂。《全生指迷方》治妇人转胞，有葱白汤。方用葱白三茎、陈皮三两、冬葵子一两，锉散，水煮，分三服。其中葱白就是青葱管的基部鳞茎，气味更厚，可能药效较优。

另用蟋蟀[1]干二枚，瓦上炙去翅足，研细末调服。

张右　二诊

昨用通畅决渎一法，小便已通，痉厥已止。惟舌燥唇干，津液内涸，少腹肿满，按之痛楚。因始病时，经水适来。乃气不输化，蓄血下焦也。

鲜生地一两　　　　麦冬肉四钱　　　　当归身一钱五分

单桃仁三钱　　　　天花粉三钱　　　　肥知母三钱

加童便一杯。

张右　三诊

脉弦软而数，津液稍回，口仍渴，大便下如污泥，少腹坚满已愈得半。

照前方除天花粉，加牛膝一钱。

张右　四诊

六脉已和，津液已回，更能安谷。惟少腹尚未全平，究属蓄瘀未尽。

小生地三钱　　　　当归身一钱五分　　　炙甘草五分

炒丹皮一钱　　　　生白芍一钱五分　　　云茯苓三钱

加花头海蜇一两五钱（洗）。

（1）蟋蟀：《本草纲目拾遗》引《医方集听》："治男妇小水不通，痛胀不止。小儿半个即通。"

第五十六案　阳明结胸

陶[1]　一诊

舌短焦燥，热劫津液，心下拒按，脉数气促，神烦谵语，阳明结胸[2]证也。

鲜生地一两	小川连五分	连翘心一钱五分
牛蒡子三钱	瓜蒌皮三钱	肥知母一钱五分
赤芍药一钱五分	枳实炭一钱	大竹叶一钱五分

陶　二诊

舌虽焦燥，而津液已回；腑邪未下，而胸腹之满结已舒，足见清滋陷胸之力也。但六脉促芤虚数，阴分大伤，中气素虚，惟当养胃生津，使液充而燔火自熄。胃气转输，推陈致新，腑垢自下矣。一切苦寒克气，均在禁例。

大生地五钱	鲜霍斛五钱	火麻仁三钱
陈阿胶三钱	肥知母一钱五分	川贝母三钱（去心）
大麦冬二钱		

加青蔗浆一杯冲入，甜梨汁一杯冲入。

（1）陶：此案原脱，据五卷本补。

（2）结胸：本案属小结胸证，《伤寒论》云："小结胸病，正在心下，按之则痛，脉浮滑者，小陷胸汤主之。"小陷胸汤药用黄连、半夏和瓜蒌实三味，清热通降，化痰开结。今舌燥津伤，未用半夏。

第五十七案　经闭腹痛

谢右[1]　一诊

产后伏邪，病久而愈，经停已及五月，腹痛时作。曾有伏梁[2]之状，上攻两次，大便频溏。盖经水之源本于脾营，脾虚血不易生，恐致肉脱，则有关脏真大事。幸饮食增而神采无恙，急宜培脾通经为要。

大熟地四钱（淡干姜三分拌炒）　　炒杞子三钱

泽兰[3]一钱五分　　　　　　　　　焦冬术一钱五分

炒川断三钱　　　　　　　　　　　炒米仁四钱

当归身三钱（酒炒）　　　　　　　川芎五分

车前子三钱　　　　　　　　　　　制香附一钱五分

加鸡血藤膏一钱五分，酒炖冲。

谢右　二诊

大便间日而结，脉息左数右细，拟养血顺气为治。

（1）谢右：此案原脱，据五卷本补。

（2）伏梁：癥积之一种。古有五积之分，伏梁属心之积，《难经·五十四难》云："心之积名曰伏梁，起脐上，大如臂，上至心下，久不愈，令人病烦心。"《三因极一病证方论》有伏梁丸，药用人参、枳壳、白术、半夏、茯苓、川朴、三棱。仅是益脾行气，少佐化瘀而已。本案仅说"有伏梁之状"，可知与心积无关。

（3）泽兰：本方即《千金要方》卷三之泽兰汤加减，泽兰汤治"产后恶露不尽，腹痛不除"，方用泽兰、地黄、当归、白芍药、生姜、甘草、大枣。

炒冬术—钱五分　　　广郁金五分　　　炒米仁四钱

炒归身三钱　　　　　云茯苓三钱　　　牛膝—钱五分（酒炒）

川贝母三钱（去心）　泽兰—钱五分　　车前子三钱

大熟地四钱（淡干姜三分拌炒）

加回生丹[1]一角，冲入。

谢右　三诊

经闭各有所关，脉证合参，乃冲脉逆闭所致也。拟从阳明通降，佐养心脾何如？

川贝母三钱（去心）　　　　　红花五分

大熟地四钱（阳春砂仁末五分拌炒）　香白薇—钱五分

云苓三钱　　　　　　　　　　紫石英四钱（煅）

广郁金五分　　　　　　　　　怀牛膝三钱（盐水炒）

当归身三钱（小茴香五分拌炒）

加回生丹半丸，冲入。

另用茜草二钱，福珍酒[2]大半碗，煎去渣，冲入鲜益母草汁

（1）回生丹：见《万病回春·妇人科·产后》，功效养血益气，活血祛瘀，调经。治产后瘀滞不行，经闭、经水不调。方用大黄（为末，米醋熬膏），次下苏木、红花、黑豆三味煎汁，与大黄膏同熬。另以当归、川芎、熟地黄、白芍、人参、白术、苍术、茯苓、甘草、香附、乌药、木香、高良姜、延胡索、蒲黄、桃仁、牛膝、地榆、羌活、陈皮、青皮、木瓜、乳香、没药、山萸肉、三棱、五灵脂等二十七味为末，入大黄膏，蜜丸如弹子大。每服一丸，温酒化服。

（2）福珍酒：亦作馥珍酒、福贞酒。色似琥珀，醇香柔和。源于唐，盛于宋，是江苏常熟虞山佳酿。

一杯，滚数沸服。

谢右　四诊

脉息弦细带软，血虚经闭也。未便纯用峻通，当通补兼施为稳。

川贝母三钱（去心）　　炒杞子三钱　　　淡吴萸三分

广郁金五分　　　　　炒牛膝一钱五分　茜草一钱五分

净归身三钱（酒炒）　炙鳖甲五钱　　　艾绒七分

白蒺藜三钱（炒去刺）炙龟板五钱　　　鲜佛手一钱五分

加西琥珀五分调冲。另用蚕沙一两，福珍酒一斤，煎透，分匀三天服。

谢右　　五诊

昨进温通冲脉血海，癸水未行，腹膨胀大，大便燥结，脉形细涩，脐下按之酸楚，似觉气从下坠。拟温养脏真，疏通脉络，以防血臌之变。

上肉桂三分　　　　炙鳖甲一两　　　苏梗汁三分（冲入）

紫石英四钱（煅）　怀牛膝二钱（炒）川贝母三钱（去心）

当归身三钱　　　　白蒺藜三钱（炒去刺）广郁金五分

单桃仁一钱五分　　全瓜蒌四钱　　　回生丹一角（冲入）

谢右　六诊

经闭六月，昨日始通，并无紫滞之形，瘀亦不多，究属产后虚证。

初痊，血枯显然矣。

老苏梗一钱五分　　广郁金五分　　　　炒牛膝一钱五分

制香附一钱五分　　当归身三钱　　　　川贝母三钱（去心）

旋覆花二钱（包）　川断肉三钱（酒炒）　赤茯苓三钱

白蒺藜三钱

加胎产金丹半丸，冲入。

卷 四

第五十八案　小产血崩

汪右　三十五岁　迎春坊　一诊

小产之后，血崩月余，音低气怯，寐少咽干，面目浮肿，干呛阵作。良由血去过多，一派虚象蝟集[1]。古人以血崩谓之崩中，中即脾胃也。前方纯用滋纳固涩，久服不效，何尚不悟其理？盖肝主藏血，脾主摄血。脾失统血之司，血从内渗，由滋涩则[2]凝滞络中，所以时或淋漓，偶然若净，忽又瘀块如掌而下[3]。自觉心神无依，肢冷汗泄。经云"阴阳互根"。阴从下渗，阳从上冒，其中枢纽，能无虑其不续耶[4]？急进归脾法，以为砥柱中流之计。

大有党参三钱	制于术一钱五分	白归身一钱（炒）
炒枣仁三钱	丹皮炭一钱五分	新会皮七分
大有黄芪二钱	大熟地[5]五钱	白芍药一钱五分（炒）
炒地榆三钱	元眼肉三钱[6]	

（1）蝟集：通"猬集"，底本无此二字，据五卷本及集成本补。意为如刺猬毛般聚集，比喻繁多而丛杂。如《红楼梦·第七十回》曰："因又年近岁逼，诸务蝟集不算外，又有林之孝开了一个人名单子来。"

（2）由滋涩则：原脱，据五卷本补。集成本改作"由于滋之涩之"。

（3）瘀块如掌而下：五卷本、集成本作"瘀块如掌大者络绎而下"。

（4）其中……不续耶：原脱，据五卷本及集成本补。

（5）大熟地：五卷本、集成本均作"大熟地炭"。

（6）元眼肉三钱：原脱，据五卷本及集成本补。

另，鲜藕肉二两、湘莲肉五钱，煎汤代水。

汪右　二诊

前进血脱益气法，兼清营分虚火，崩决之势顿止，胸脘亦宽，略思纳谷，可知从前谬执黄芪固气之治，不知肝肾空乏，八脉交虚，有腹膨漏带、干呛寒热之变，此四者崩后极易见之，不可不预防也。

人参须一钱五分（另煎冲）	大有芪一钱五分
陈阿胶二钱	地榆炭三钱
炒白芍一钱五分	元眼肉三钱
西党参三钱	制于术一钱五分
粉丹皮一钱五分	酸枣仁三钱
云茯苓三钱	湘莲肉四钱

汪右　三诊

崩止三日，神脉皆振，头晕觉热[1]，有必得营阴恢复，风阳游行之象，方可全息耳。

台人参一钱（另煎冲）	制冬术一钱五分	陈阿胶二钱
酸枣仁三钱	大有芪二钱	西党参三钱
川贝母三钱（去心）	左牡蛎五钱	鲜藕肉一两
熟地炭四钱	炒白芍一钱五分	

汪右　四诊

肝风渐定，诸证较平，夜寐渐安，惟面色指爪㿠白。胃气虽

（1）头晕觉热：五卷本、集成本作"头晕烘热仍有"。

醒，脾不健运，知饥而不任油腻[1]，须得屏除烦恼[2]，静养百日，气血充复可期也。

人参须一钱五分（另煎冲）　　制于术一钱五分　　甘枸杞三钱

炒枣仁三钱　　　　　　　大黑枣三枚（去核）　　炙甘草三分

大有芪三钱　　　　　　　陈阿胶二钱　　　　　　盐陈皮七分

元眼肉三钱　　　　　　　建莲肉三钱

汪右　五诊

日来精神大佳，唇渐转红，眠食颇佳，阳明血液渐长[3]矣。

西党参三钱　　　　　　　制于术一钱五分　　　　炒白芍一钱五分

陈阿胶一钱（蛤粉炒）　　盐陈皮五分　　　　　　大黑枣三枚（去核）

大有芪二钱　　　　　　　炒枣仁三钱　　　　　　米仁三钱

炙甘草三分　　　　　　　元眼肉三钱

第五十九案　反胃泄泻

张　四十八岁　吴江　一诊

脾肾阳衰，早食暮吐，完谷不化，是无火也，并非火热暴迫之完谷下趋耳[4]。舌质淡而苔白，脉细带弦。当温中以理气分。

（1）油腻：底本、集成本均作"油腻"，五卷本作"油腥"。

（2）烦恼：五卷本、集成本均作"烦劳"。

（3）渐长：五卷本、集成本均作"日长"。

（4）并非……下趋耳：原脱，据五卷本及集成本补。

上肉桂_{三分（饭糊丸）}　　淡吴萸_{七分}　　　白茯苓_{三钱}

老苏梗_{一钱五分}　　戈半夏^{（1）}_{一钱五分}　　益智仁_{三钱}

煨肉果_{一钱五分}　　炒白芍_{一钱五分}　　新会皮_{一钱五分}

张　二诊^{（2）}

水谷入胃，易生痰湿者，多由脾土衰弱，肝木乘之，上则嗳腐吐食，下则便泄腹胀，升降窒碍，专理中宫之阳为要。

淡干姜_{一钱}　　　益智仁_{三钱}　　　云茯苓_{三钱}

新会皮_{一钱五分}　　淡吴萸_{七分}　　　甘草炭_{四分}

炒白芍_{一钱五分}　　姜半夏_{一钱}　　　玫瑰花_{一钱}

张　三诊

温煦脾胃，中焦气机已得旋运，果然阴复迟而阳复速也。仍主温理^{（3）}。

制附子_{七分}　　　煨肉果_{一钱五分}　　炒白芍_{一钱五分}

炒苡仁_{三钱}　　　云茯苓_{三钱}　　　制厚朴_{五分}

淡吴萸_{七分}　　　广橘白_{一钱五分}　　建神曲_{三钱}

张　四诊

反胃已止，当扶脾胃之气，佐以养肝之血。

人参条_{一钱五分（另煎冲）}　　　　云茯苓_{三钱}

新会皮_{一钱五分}　　　　　　　净归身_{三钱}

（1）戈半夏：清代苏州戈二房秘制，色黄亮，有肉桂气，性较平缓。

（2）二诊：原作一诊，根据文义改。本案下诊次顺改。

（3）仍主温理：五卷本、集成本无此句。

炒苡仁三钱生　　　　　　生冬术一钱五分

炙甘草五分　　　　　　　姜半夏一钱

炒白芍一钱五分　　　　　香谷芽五钱

停煎[1]剂后，以香砂六君子丸三钱，每朝以炒黄米泡汤送下。

第六十案　崩后惊惕

谢右　上津桥　三十九岁　一诊

思虑伤脾，郁怒伤肝。血崩之后，气营大虚[2]。彻夜不寐，神不自持，触事惊疑，此乃怔忡疑虑之证，并非癫痫类也。脉证合参，脾脏气血大伤，脾为营之源，经云"心主生血"[3]，然血不自生，须得脾气运液，中焦取汁变化而成。心虚而不主补脾，是绝其生血之源矣。且大便易溏，胆怯异常，显属不足之证，切勿执定痰火有余也。

大生地五钱　　　　炒白芍二钱　　　　炒枣仁三钱

云茯苓三钱　　　　建莲肉三钱　　　　制冬术一钱五分

（1）煎：底本作"药"，误，据五卷本改。

（2）气营大虚：底本作"营虚"，五卷本作"营血"，误，据集成本改。

（3）心主生血：案语主旨在于揭示"心主生血"的错误论点。《黄帝内经》指出"心主身之血脉""心之合脉也"，心并无生血功能。其血之来源在脾，即"中焦受气取汁变化而赤者是为血"。

广郁金五分　　　　元眼肉三钱　　　　大麦冬三钱（去心）

川贝母三钱（去心）

谢右　二诊

脉象细而带弦，微见虚数，血崩本属气虚下陷，血去阴液亦亏，心中悸惕，惊疑无主。求本之计，宜补中气，倘专清痰火，延成痼疾矣。

西党参三钱　　　　制冬术一钱五分　　　归身炭三钱

炒白芍二钱　　　　大麦冬二钱（去心）　大有芪三钱

炙甘草五分　　　　枣仁三钱　　　　　　血余炭二钱

川贝母二钱（去心）云茯苓三钱　　　　　龙眼肉三钱

大黑枣三枚（去核）

谢右　三诊

日来脉象颇有起色，元气渐振，故恐惧忧疑之象渐除[1]，肝郁亦畅，易于恼怒[2]，诚佳征也。惟心脾血液未充，尚须怡养为佳。

制洋参三钱　　　　川贝母三钱（去心）　炒枣仁三钱

云茯神三钱　　　　五味子五分　　　　　制冬术一钱

生苡仁三钱　　　　元眼肉三钱　　　　　炙甘草五分

左牡蛎一两　　　　金橘饼三枚　　　　　野蔷薇露一两

临卧时另服白金丸三分。

（1）渐除：五卷本作"已可"，集成本作"已可支持"。

（2）易于恼怒：原脱，据五卷本补。集成本作"寡有恼怒"。

谢右　四诊

不寐阳升，脾气下陷，风阳游行无定，肾志少依[1]，当引阳潜藏以治之。

西党参三钱	炒白芍一钱五分	炙甘草五分
大熟地五钱	左牡蛎一两	大有芪二钱
炒枣仁三钱	元眼肉三钱	制附子五分
甘菊瓣一钱五分	福橘白一钱	川石斛三钱
鸡子黄一枚		

谢右　五诊

大便结实[2]，肾藏脾运。神情渐复，或遇感触，肝阳尚欲[3]扰于包络，谅由心营血气未能充足耳。

西党参三钱	怀山药三钱	淡元参三钱
炒枣仁三钱	龙眼肉三钱	远志肉三钱
大有芪二钱	炙甘草五分	川贝母三钱（去心）
柏子仁三钱	大熟地三钱	

谢右　六诊

行动步履有力，眠食亦匀适[4]，中气颇复，血虚无以养肝，肝经郁火，欲达未达。现值暑令，当于补剂中，参入清畅之品。

（1）依：底本、集成本均作"液"，形误，据五卷本改。

（2）结实：五卷本、集成本作"得实"。

（3）尚欲："欲"字原脱，据五卷本补。集成本作"犹易"。

（4）匀适："匀"字原脱，据五卷本补。

秋凉肃降时，可冀无恙。仿许学士法加减。

大生地五钱	西党参三钱	炒赤芍二钱
川贝母三钱（去心）	大麦冬二钱（去心）	怀山药三钱
乌犀尖一钱五分（先煎）	云茯苓三钱	鸡子黄一枚（囫囵）
福橘白一钱	玳瑁五分	白荷花露一两

第六十一案　恶露不下

张右　一诊

新产两朝，瘀不下行，发热神蒙，肢麻汗多，脉芤舌红。酷暑外迫，阴气[1]郁冒，血随气逆，时有昏晕，变险可危。急扶产母端坐，敞轩窗以湘簾护风，切勿听愚姬辈[2]，执煞吃热苦草汤[3]也。

细生地六钱	广郁金一钱五分
白归身三钱	丹皮一钱五分
怀牛膝三钱	川贝母三钱（去心）
鲜藕肉三钱	白蒺藜一钱五分（炒去刺）
炒赤芍一钱五分	白薇一钱五分

（1）阴气：底本、集成本均作"阴气"，五卷本作"阴虚"。

（2）愚姬辈：原脱，据五卷本补。

（3）苦草汤：苦草，即益母草。旧时苏州有产后服苦草汤下恶露之习俗。

琥珀末五分（冲）　　　　　　童便一杯（冲）

张右　二诊

热退神清，气火平降，瘀亦下行，两臂尚麻，少腹酸楚。养血通瘀，即是治风先治血之意也。

细生地六钱	白归身三钱	炒赤芍二钱
菟丝子三钱	白薇一钱五分	琥珀末五分（冲）
炒山药三钱	白蒺藜二钱（炒去刺）	牡丹皮一钱五分
怀牛膝三钱	山楂炭三钱	

第六十二案　疑惧化火

汤右　王洗马巷　一诊

郁火越胃冲心为厥，厥后心悸不寐，惊疑恐惧，劫肺[1]而为痰血，不时形凛烘热，经行如崩，月行两次[2]。又逢盛暑而厚衣[3]，稀粥不敢下咽，以脉证参之，非真寒象[4]，实由疑虑过深所致也。金先生指为劳损不起之证，窃恐未确。当放胆啖饭，不必避风，以怡畅胸怀，佐以药力，可许告痊。

（1）劫肺：底本作"劫血"，误，据五卷本、集成本改。

（2）月行两次：原脱，据五卷本、集成本补。

（3）而厚衣：原脱，据五卷本、集成本补。

（4）非真寒象：五卷本作"非真寒而不能食"。

乌犀尖三钱（镑，先煎）　　小川连一钱　　　　云茯苓三钱

大麦冬三钱（去心）　　　　枣仁三钱　　　　　川贝母三钱（去心）

大生地六钱　　　　　　　　生白芍一钱五分　　建莲肉三钱

广郁金一钱　　　　　　　　橘白一钱

汤右　二诊

病人深信所嘱，肝胆舒畅，寒热未作，人咸异之，即俗名疑心病也。诚能坚决，何疑之有？所谓‘智慧剑斩烦恼魔’，须药饵外求之者[1]。仍须清畅肝郁之火，补养心脾，方无反复。

细生地六钱　　　　生于术一钱五分　　乌犀尖三钱（镑，先煎）

酸枣仁三钱　　　　苡米仁三钱　　　　麦冬肉三钱

小川连一钱　　　　羚羊片三钱（先煎）　真川贝三钱（去心）

大红枣三枚

汤右　三诊

谷食如常，神情安适，心悸咳血皆止。鼻流腥水如注[2]，此乃郁火从心包而畅于肺经也。养阴，佐以清和肺肝。

制首乌四钱　　　　生甘草五分　　　　川贝母三钱（去心）

蔓荆子一钱五分　　薄荷叶一钱（后下）　冬白芍二钱

羚羊角三钱（先煎）　淮山药三钱　　　　元参心三钱

（1）须药饵外求之者：原脱，据五卷本、集成本补。

（2）如注：原脱，据五卷本、集成本补。

汤右　四诊

鼻渊虽止，郁火未净，心脾气血未复，诸恙和平，惟癸水先期而行。仍从前法减轻为治。

细生地四钱	羚羊角二钱（先煎）	元参心三钱
川楝子一钱五分	云茯苓三钱	生冬术一钱五分
川贝母三钱（去心）	大麦冬二钱（去心）	左牡蛎一两
小红枣三枚（去核）		

第六十三案　冬温逆传心包

张右　一诊

冬温忽发，月事适行，阴气先虚，邪从内传。一候之前，失于开泄肺经[1]。今病交十三日，曾服小柴胡汤，渐渐得汗。其邪充斥肺胃，兼入营分矣。昼夜烦躁，神魂飞越，脉涩弦数，舌绛苔厚，痰滞不行，大便溏泄。深恐痉厥，必多变险。

淡豆豉三钱	牛蒡子三钱（杵）	粉丹皮一钱五分
真贝母三钱（去心）	左秦艽一钱五分	细生地三钱
苦桔梗一钱五分	淡黄芩一钱五分	广郁金一钱五分
山楂炭三钱	赤茯苓三钱	

（1）一候之前，失于开泄肺经：原脱，据五卷本、集成本补。

张右　二诊　辰刻

病交两候，癸水淋漓未净，色带紫黑，营热炽盛，通宵不寐，寅卯时肝风内动，指痉发厥，目窜[1]痰涌，遍体汗泄而定[2]。顷诊右脉洪数，舌苔根厚，色转灰黄。大便泄时，自觉火热下注，温邪欲陷，昏闭可虑。但营血渗泄于下，肺邪壅遏于上，断不能执煞热入血室之古法也。

细生地七钱	小川连一钱	粉丹皮一钱五分
广郁金一钱	天花粉三钱	生麦芽五钱
淡黄芩一钱五分	生赤芍二钱	薄荷叶五分（后下）
生甘草五分	白茅根一两	

张右　三诊　酉刻

温邪自口鼻吸入，肺先受之，逆传心包。入暮病剧[3]，脉息较晨间数甚。再与清解，勿致昏闭为妙。

鲜生地一两	粉丹皮一钱五分	竹卷心三钱
真川贝三钱（去心）	生甘草五分	淡黄芩二钱
大麦冬三钱（去心）	元参心三钱	玉桔梗一钱五分
天花粉三钱		

（1）目窜：原脱，据五卷本、集成本补。

（2）而定：原脱，据五卷本、集成本补。

（3）入暮病剧：本作"入于膜原"，疑为衍文，据五卷本改。薛生白《湿热病篇》曰，"膜原者，外通肌肉，内近胃腑，即三焦之门户，实一身之半表半里也"，其表现为寒热定时而作、头痛如劈、身痛如被杖、胸胁胀闷、呕吐痰涎、苔白如积粉等，与上文不符。

张右　四诊

昨宵烦躁阵作，风痉略缓，子后稍稍得寐，寐醒痰火上升，欲厥未厥，便泄溲短。阴伤阳恋，热化庶无变幻。

乌犀尖三钱（锉，先煎）　　生赤芍一钱五分　　肥知母三钱

大麦冬三钱（去心）　　天竺黄三钱　　细生地七钱

天花粉三钱　　淡黄芩二钱　　元参心三钱

竹卷心三钱

张右　五诊　酉刻[1]

温邪自肺传入手厥阴经，烦躁呓语，痰潮昏涌，叠进清滋化热，内保心阴，虽然不致内闭[2]，其邪欲达未达，包络清虚之所，邪火上烁，凝痰蒙闭，非芳香宣窍莫解。

陈金汁二两，化至宝丹四分服下。

张右　六诊

昨诊脉后，狂躁厥逆，即以至宝丹服下，神志渐清渐定，咳吐浓痰颇畅，黎明时得寐，寐醒尚觉气逆，便泄已止，口苦，咽关，痧点密布。冬温化毒，乃外泄之机[3]。

乌犀尖三钱（锉，先煎）　鲜霍斛一两　　苦桔梗二钱

甘中黄一钱　　生赤芍二钱　　鲜生地一两

（1）酉刻：原脱，据五卷本补。

（2）虽然不致内闭：原脱，据五卷本、集成本补。

（3）乃外泄之机：本作"宜从外泄"，下文有"幸得邪从痧化"句，可知喉间痧点密布乃邪气外达之象，据五卷本、集成本改。

元参心三钱　　　　　天竺黄三钱　　　　土贝母[(1)]三钱

淡黄芩一钱五分　　　陈金汁一杯（冲）　　野蔷薇露一两（冲）

张右　七诊　酉刻

胸膈肌肤热势大减，额上解不了了[(2)]。脉息左含靖意，右寸关尚见滑数[(3)]，舌绛苔少，疳点起腐痛甚，心中烦扰，月水将净，再以清化上焦痰热为主。

羚羊角三钱（先煎）　　淡黄芩一钱五分　　　海浮石五钱

土贝母三钱　　　　　广郁金一钱五分　　　鲜霍斛一两

元参心三钱　　　　　白杏仁三钱　　　　　天花粉三钱

甘中黄一钱　　　　　鲜芦根一两（去节）　枇杷叶三钱

张右　八诊

冬温失治于前，病涉三候，温邪化燥，几至内陷，幸得邪从疳化，热势渐退。经水乍止，营阴亏乏，肺胃余热[(4)]尚炽，须防液涸。

乌犀尖三钱（镑，先煎）　鲜霍斛一两　　　　元参心三钱

知母三钱　　　　　　　土贝母三钱　　　　陈金汁一杯（冲）

（1）土贝母：始载于明《本草正》。因产浙江象山，故通常称象贝母、浙贝母。其清泄肺热、解毒散结之功较胜于川贝母。本案六诊起喉疳密布，起腐痛甚，用土贝母、黄芩、桔梗、甘中黄等，取得较好疗效。

（2）额上解不了了：原脱，据五卷本、集成本补。

（3）脉息左含靖意，右寸关尚见滑数：本作"脉象尚见滑数"，据五卷本、集成本改。

（4）余热：原脱，据五卷本、集成本补。

鲜生地一两　　　　淡黄芩一钱五分　　飞青黛五分

大麦冬三钱（去心）　甘中黄一钱　　　　银花露一两

张右　九诊

舌苔焦黄已化。脉数颇缓，汗多如注，疳势蔓延亦定，白腐渐退，音闪渴饮，痰多黄厚，口腻涎涌，外邪将净[1]，脾虚血热[2]，湿火内生，以玉女煎合甘露饮加减。

大生地七钱　　　　肥知母三钱　　　　生洋参三钱（另煎冲）

川贝母三钱（去心）　甘中黄一钱　　　　白粳米一两（包煎）

生石膏一两（先煎）　生冬术一钱五分　　鲜霍斛一两

小川连七分　　　　鲜竹茹四钱　　　　鲜芦根一两

张右　十诊

汗尚多，热退净[3]，大便三日未行，邪滞未尽，胃腑恐有传变之虞[4]。口腻渴饮得减，小便渐利，阳明余烬未熄也。

生洋参三钱（另煎冲）　大生地七钱　　　甘中黄一钱

鲜竹茹三钱　　　　全瓜蒌三钱　　　　鲜芦根一两（去节）

鲜霍斛一两　　　　生石膏一两（先煎）　川贝母三钱（去心）

小枳壳一钱　　　　肥知母三钱　　　　枇杷叶露一两（冲）

（1）外邪将净：本作"外邪虽净"，误，据五卷本改。

（2）血热：原脱，据五卷本、集成本补。

（3）热退净：五卷本、集成本均作"热退极净"。

（4）邪滞未尽，胃腑恐有传变之虞：五卷本、集成本均作"邪滞已得归并胃腑，可免传变之虑"。

张右　十一诊

疳痛较缓[1]，谷食可进，寐醒之后，溲急欲遗，数而且多，是余热宿垢蕴结阳明，下迫膀胱，使津液下行也。汗泄又多，胃津大伤，大肠愈燥，燥火伤阴，纳谷未多，虑其液涸。《金匮》云"下不嫌迟"[2]，急下存阴[3]，两者的是回生要关，但须用之的当。今见口渴引饮，舌苔老黄干裂，根尤厚浊，脉象数实，腹痛如斯[4]，乃急下存阴之候矣。每见邪未归腑，误下致逆，不可胜数。

生洋参三钱（另煎冲）　元明粉一钱　　火麻仁三钱（打）

大麦冬一钱五分　　生甘草七分　　鲜霍斛一两

全瓜蒌三钱（打）　　莱菔子三钱　　生白芍一钱五分

白粳米一两

（1）较缓：五卷本、集成本均作"大缓"。

（2）下不嫌迟：诸本此句前均有"金匮"二字，《金匮要略》无此说，误。"下不嫌迟"之说，首见于吴又可《温疫论》，认为温病逐邪宜早，"勿拘于下不厌迟"。其后戴天章《广瘟疫论》进一步申述："时疫与伤寒不同……时疫大便一闭，即有表证，亦当下之，不可逡巡也"，"伤寒下不厌迟，时疫下不厌早，诚哉，斯言也"。可见"伤寒下不厌迟"，是相对于温病时疫之"下不厌早"而言，并非仲景所说。

（3）急下存阴：《伤寒论》有"阳明三急下""少阴三急下"，都为用大承气汤急下存阴的典型案例。本案十二诊、十三诊，阳明燥实，已成急下存阴之候。顾氏以鲜首乌代大黄，与芒硝同用，取其泻下实热而不伤阴之意。

（4）腹痛如斯：五卷本作"腹微痛，如斯确据"，集成本作"按腹微痛，如斯确据"。

张右　十二诊

矢气频转而便未行，舌苔化动[1]，纳谷较多，仍守昨法加减。

西洋参三钱（另煎冲）　　鲜首乌四钱　　　火麻仁三钱（打）

大麦冬二钱（去心）　　　生甘草七分　　　鲜霍斛一两

元明粉一钱　　　　　　　生白芍一钱五分　白粳米一两

甜梨汁一杯（冲）

张右　十三诊

昨晚大便后，夜卧极安，胃思纳谷，神脉安静，小便合度，肠胃宿垢已彻。余邪下注，肛侧结有小瘰[2]。且痉厥时擦伤肌肤，滋水频流，两相蔓延，颇形痛楚，虽属微末，犹恐妨碍眠食[3]，亦属节外生枝之累也。

西洋参三钱（另煎冲）　　鲜霍斛五钱　　　生白芍二钱

川柏片一钱五分　　　　　福橘白一钱　　　大黑豆三钱

鲜首乌一两　　　　　　　火麻仁三钱（打）生甘草五分

肥知母三钱　　　　　　　绿豆衣一钱

张右　十四诊

大便续通，自觉脘腹舒畅，安寐安谷，腑邪化尽，疡痛亦缓。偶触恼怒，心悸耳鸣。胃阴初长，宜防木火内烁[4]。温邪病

（1）舌苔化动：本作"舌苔化"，据五卷本改。

（2）小瘰：瘰，指小疖子。

（3）且痉厥时……妨碍眠食：本作"系由痉厥时擦伤皮肤所致，颇形痛楚"，脱衍，与文义不符，据五卷本改。

（4）宜防木火内烁：五卷本作"未免又被木火扇烁矣"。

后，调养失慎，三复可虑，重言以申明之[1]。

西洋参三钱（另煎冲）　　鲜霍斛五钱　　生白芍二钱

天花粉三钱　　　　　　　濂珠粉三分（冲）　细生地七钱

大麦冬二钱　　　　　　　生甘草五分　　　甜梨汁一杯

燕窝屑四钱（包煎）

张右　十五诊

脉和神怡，气阴渐复，饮食寒暖，慎调是嘱。

人参须一钱五分（另煎冲）　　　怀山药三钱

鲜竹茹三钱　　　　　　　　　　生谷芽一两

云茯苓三钱　　　　　　　　　　细生地四钱

生白芍一钱五分　　　　　　　　川石斛三钱

炙橘白一钱　　　　　　　　　　小红枣三枚（去核）

第六十四案　暑湿泻痢

家母　一诊

操劳之体，真阴不足。夏令心阳少畅，交秋肺气郁而不宣，肝木挟暑湿升于上，巅痛咳嗽，旧恙欲发而未甚[2]。又触秽气，

（1）温邪病后……以申明之：本作"病后调养为要，反复可虑"，据五卷本、集成本改。

（2）而未甚：原脱，据五卷本、集成本补。

浊邪壅遏，反从下走，先泻转痢，赤白杂下，表有微热。正虚邪盛，势正方张，拟表里合解，邪宜速达，免伤真元。

广藿梗三钱　　　炒芍药一钱五分　　　炒青皮一钱

炒枳实二钱　　　焦建曲三钱　　　　纹秦艽一钱五分

赤茯苓三钱　　　焦楂炭三钱　　　　白蔻仁七分（后下）

鲜佛手三钱

家母　二诊

表热得汗而解，痛势里急后重，痢次昼夜数十[1]次，赤白紫滞，纳谷勉强，口苦舌糙，乃血郁热结也。痢下时，积多粪少，后重极甚。细参病机，寐中略有咳呛，醒来痛缓，积少粪下极畅，似乎寐则气火下行，阴液得养，肺气开而肠胃积滞能下。当顾肾阴而化里邪，逆流挽舟，不可不加谨也[2]。

广藿梗三钱　　　玉桔梗一钱　　　　炒青皮一钱

山楂炭三钱　　　赤茯苓三钱　　　　粉丹皮一钱五分

炒枳实二钱　　　焦建曲三钱　　　　炒白芍二钱

（1）数十：底本、集成本均作"数十"，五卷本作"十余"。

（2）逆流挽舟，不可不加谨也：清·喻嘉言《医门法律·卷八》倡逆流挽舟法治痢疾兼表证不解者，方用活人败毒散（即《太平惠民和剂局方》人参败毒散），组成为羌活、独活、柴胡、前胡、川芎、枳壳、茯苓、桔梗、人参、甘草。此方功能益气发表，散风祛湿。治伤寒时疾，发热恶寒，无汗，头痛身痛，咳嗽鼻塞等症。但与赤痢初起，湿热壅滞者全不相合。五卷本、集成本均作"逆流挽舟法，断不可用，谨以辨证之法，质诸高明教正焉"。

益元散三钱（包）

家母　三诊

气分湿滞已减，但痛势盛于下午，邪伏血分，痢色紫滞带白，兼顾气分为要。

西党参五钱（建曲一钱五分同炒）　　白蒺藜三钱（去刺）

炒青皮五分　　　　　　　　　　　台乌药一钱

侧柏炭三钱　　　　　　　　　　　香连丸一钱

陈阿胶二钱（藕节炭拌炒）[1]　　荠菜花三钱

炒丹皮一钱五分　　　　　　　　　银花炭三钱

山楂炭三钱

家母　四诊

舌苔渐化，纳谷较增，痢畅而稀。痛势虽在胃脘，观[2]食下时并不作痛，关脉弦数，属血分之邪上越，肝木逆行也。

西党参三钱（建曲二钱同炒）　　丹皮炭一钱五分

炒枳壳五分　　　　　　　　　　银花炭三钱

益元散三钱（绢包）　　　　　　侧柏炭一钱

陈阿胶二钱（藕节炭拌炒）　　　炒青皮五分

白蒺藜三钱（去刺）　　　　　　乌药片一钱

家母　五诊

血分暑邪与郁邪俱化，痛止，痢亦将止。脾气肾阴，虚象略

（1）藕节炭拌炒：底本脱，据五卷本补，四诊同。

（2）观：底本、五卷本均作"想"，据集成本改。

佳⁽¹⁾。便时指尖微冷⁽²⁾，寐少耳鸣。守脏真为主，和肠胃为佐。

台人参三钱（另煎冲）	炮姜炭二分	枣仁三钱
五味子七分	云茯苓三钱	熟地炭三钱
炒白芍一钱五分	炙陈皮三分	煨木香三分
小红枣三枚		

家母　六诊

胃气颇醒，知味加谷。食后气坠欲便，小溲尚少，然痢必伤肾，不宜渗利，盖膀胱为津液之府，与肾为表里者也。

台人参三钱	制于术一钱五分	制首乌四钱
炒枣仁三钱	炙甘草三分	春砂仁五分（研末后下）
西党参三钱	生黄芪一钱五分	清阿胶二钱
炒白芍一钱五分	炒米仁三钱	

第六十五案　痹痛

大伯母　一诊

肝火湿热下注阳明之络，外束风寒，两腿痛甚，艰于步履，脉细舌白。姑先疏解外风，但证系内伤虚痹，最属淹缠者也。

（1）虚象略佳：五卷本作"虚机略逗"，集成本作"虚机略振"。
（2）微冷：本作"渐冷"，误，据五卷本、集成本改。

川桂枝四分　　　纹秦艽一钱五分　　当归身一钱五分

木防己三钱　　　赤茯苓三钱　　　　炒赤芍一钱五分

白蒺藜三钱（去刺）　炒苡仁三钱　　　　川萆薢三钱

嫩桑枝一两（酒炒）[1]

大伯母　二诊

环跳[2]痛缓，移于内廉[3]。左脉转数，外风已渐化火。盖阳明主一身之络，气血亏虚[4]，不能灌溉络脉，郁火湿热，乘隙内踞而为痹痛。去秋曾患流注，病虽异而其源则一。拟补血汤[5]，兼理湿热。

绵黄芪一钱五分　　白蒺藜三钱（去刺）　纹秦艽二钱

川柏片五分　　　木防己三钱　　　　飞滑石三钱

当归身三钱　　　川萆薢三钱　　　　炒苡仁三钱

广郁金五分　　　明天麻五分　　　　嫩桑枝一两（酒炒）

大伯母　三诊

肝风湿热逗留经络，痹痛夜甚。脉软带弦，舌红苔黄。此内因之病，不宜峻剂，恐攻风劫痰，再伤血液，致血枯筋挛而肢废，或乘中土[6]而变为腹胀。当养肝阴，佐以化瘀定痛。

（1）酒炒：原脱，据五卷本补，下同。

（2）环跳：足少阳经穴名，此处指臀部大转子及其附近部位。

（3）内廉：颜师古曰："廉，侧隅也。"内廉，指股部内侧。

（4）气血亏虚：本作"气血亏"，据五卷本改。

（5）补血汤：即李东垣《内外伤辨惑论》中当归补血汤，药用当归、黄芪。

（6）乘中土：本作"乘虚"，误，据五卷本、集成本改。

当归身三钱　　　　金毛脊三钱　　　　木防己三钱

炒苡仁三钱　　　　大生地四钱　　　　乳香三分（后下）

甘杞子三钱　　　　小胡麻三钱　　　　宣木瓜一钱五分

生冬术一钱五分　　淡干姜三分　　　　没药三分（后下）

大伯母　四诊

昨宵痛缓得寐，脉和而舌苔稍化。病由气血两亏，用药慎其偏胜为要，拟萎蕤汤加味[1]。

萎蕤一两　　　　　生地四钱　　　　　甘枸杞三钱

当归身三钱　　　　金毛脊五钱　　　　炒米仁三钱

淡干姜三分　　　　宣木瓜一钱五分　　川木通三分

炒冬术一钱　　　　云茯苓三钱　　　　生草梢五分

嫩桑枝二两[2]

大伯母　五诊

经云：意伤忧愁则肢废[3]。盖脾主四肢，心阳不畅，肝失生发之机，水谷入胃，易生痰湿，少于生血，血不养筋，右腿拘牵，不能伸屈。且持斋百日，阳明血液之亏，不待言矣，所虑延

（1）拟萎蕤汤加味：原脱，据五卷本补。萎蕤汤，见清·汪汝麟《证因方论集要》，方用玉竹、茯苓，治湿热身痛。

（2）嫩桑枝二两：底本、集成本均脱，据五卷本补。

（3）意伤忧愁则肢废：见《灵枢·本神》："脾愁忧而不解则伤意，意伤则悗乱，四肢不举……"又云："脾藏营，营舍意，脾气虚则四肢不用，五脏不安。"

为痼疾。然治法不外乎养肝培脾和胃而化湿热耳。

当归身三钱（酒炒）[1]   甘枸杞三钱（酒炒）[2]

羚羊角二钱（先煎）   嫩钩勾三钱（后下）

阿胶二钱（蛤粉炒）   米仁三钱

嫩桑枝一两   金毛脊三钱

白蒺藜三钱（去刺）   汉防己三钱

川石斛三钱   木瓜一钱（酒炒）

整玉竹三钱[3]

大伯母　六诊

血枯经络少舒，内风痰滞阻于气分，仍守昨法。

羚羊角三钱（先煎）   嫩钩勾四钱（后下）   当归身三钱

炒苡仁三钱   小胡麻三钱   炒秦艽七分

肥玉竹五钱   青蔗汁一杯   宣木瓜五分

木防己一钱五分   白芥子三分

另白麻骨[4]五钱、嫩桑枝五钱二味煎汤代水用。

大伯母　七诊

昨今两日，痛势大缓，环跳筋络俱未抽掣，惟足刺痛式微，

（1）酒炒：底本、集成本均脱，据五卷本补。

（2）酒炒：原脱，据五卷本、集成本补。

（3）整玉竹三钱：原脱，据五卷本、集成本补。

（4）白麻骨："麻"应作"马"，音误。白马骨，又称六月雪。苏沪民间用治风湿腰痛，关节疼痛。有清热解毒、祛风除湿之功。

郁火湿热全化⁽¹⁾矣。

羚羊角三钱（先煎）　青蔗汁一杯　　　生白芍一钱五分

宣木瓜五分　　　松子仁⁽²⁾三钱　玉竹片三钱

淡苁蓉三钱　　　枣仁三钱　　　桑枝⁽³⁾三钱

嫩钩勾三钱（后下）　白归身三钱

大伯母　八诊

肝火已化，补阳明气血为主。

人参须一钱（另煎冲）　细生地三钱　白归身一钱五分

云茯苓三钱　　　怀牛膝一钱五分　生冬术一钱五分

玉竹片三钱　　　生白芍一钱五分　甘枸杞三钱

嫩钩勾三钱（后下）

大伯母　九诊

阳明气血日旺，渐能行动，惟步履乏力，宜培补中焦。

人参须一钱（另煎冲）　细生地四钱　甘杞子三钱

肥玉竹三钱　　　生白芍一钱五分　生冬术一钱五分

云茯苓三钱　　　川杜仲三钱　　白归身一钱五分

炒米仁三钱

（1）全化：底本、集成本均作"全化"，五卷本作"渐化"。

（2）松子仁：本作"柏子仁"，据五卷本、集成本改。《玉楸药解》曰："松子仁与柏子仁相同，收涩不及而滋润过之，润肺止嗽，滑肠通秘，开关逐痹，泽肤荣毛，亦佳善之品。"

（3）桑枝：五卷本脱"桑枝"，集成本脱"玉竹"。

第六十六案　暑疟

尹右　一诊

痰阻胃阳，呕恶[1]，暑邪乘虚内陷，大疟发经四次，神疲纳少，脉弦濡，舌白腻。邪在太阴，达之非易。拟东垣法[2]。

台参须一钱（另煎冲）　　炙升麻二分　　　姜半夏一钱五分

广藿香[3]一钱五分　　白茯苓三钱　　　小柴胡二分

生冬术一钱五分　　　广陈皮七分　　　炒防风一钱

鲜佛手一钱五分

尹右　二诊

疟早且轻，邪能速达，正气可冀速复矣。

台参须一钱五分（另煎冲）　炒白芍一钱五分　　制川朴五分

广藿香一钱五分　　白归身一钱五分　　炒建曲三钱

炙升麻二分　　　　炒冬术一钱五分　　小防风一钱

（1）呕恶：五卷本、集成本作"恶心"。

（2）东垣法：指《脾胃论》调中益气汤，顾氏取该方去黄芪、木香、甘草，而易以防风、藿香、半夏、佛手，以增加疏散调气功能。

（3）广藿香：五卷本、集成本均作"鲜藿香"，按吴地所植藿香，均为"苏藿香"，又称"土藿香"，故"鲜藿香"即"苏藿香"。广藿香，为唇形科刺蕊草属草本植物，原产于菲律宾等亚热带地区，中国广东等地有栽培。苏藿香，为唇形科植物藿香的地上部分，主产于江苏、浙江、四川、湖南等地。

第六十七案　咳血

某

咳呛痰红，病起三载，肺脏已损⁽¹⁾，不治证也。勉拟《金匮》培土生金法⁽²⁾，以为带疾延年之计。

台人参七分	真川贝二钱（去心）	肥玉竹三钱
怀山药三钱	扁豆衣三钱	清阿胶一钱五分
大麦冬二钱（去心）	白花百合一两	云茯苓三钱
生甘草三分	白粳米四钱（包）	

第六十八案　痢疾

李　一诊

暑风湿热，交秋肃降，蕴迫二肠，发为赤白痢⁽³⁾。起经四

（1）肺脏已损：五卷本作"肺脏告损"，集成本作"肺脾津气两竭"，文义反不明确。

（2）《金匮》培土生金法：指《金匮要略》麦门冬汤加减。麦门冬汤，方用麦门冬七升，半夏一升，人参三两，甘草二两，粳米三合，大枣十二枚。上六味，以水一斗二升，煮取六升，温服一升，日三夜一服。治大逆上气，咽喉不利，止逆下气。

（3）交秋肃降，蕴迫二肠，发为赤白痢：本作"交秋发为赤白痢"，据五卷本、集成本改。

日⁽¹⁾，先有寒热，脘腹大痛，汗泄如注，见谷漾漾欲呕。邪势壅遏三焦，高年深恐不能支持。经云病有急，当救表、救里者。今里重表轻，当从里疏腑⁽²⁾为急。每见里滞充斥者，用败毒散，多变噤口。

炒枳实一钱五分　　制川朴五分　　炒赤芍一钱五分

炒红曲三钱　　丹皮炭一钱五分　　楂炭末七分（冲）

广藿梗一钱五分　　小川连四分　　炒青皮一钱

左秦艽一钱　　香青蒿一钱

李　二诊

痛减痢稀，伏邪尚盛，肝乘胃虚，上逆为呕，心中悸惕。表热退尽，略可安谷，虽有转机，尚非坦途也。

人参须五分　　真川连五分　　制川朴七分

春砂仁五分（后下）　　炒神曲三钱　　鲜佛手一钱五分

淡吴萸二分　　广藿梗一钱五分　　炒青皮五分

赤芍炭一钱　　山楂炭三钱

李　三诊

表热退尽，痛减过半，痢稀挟粪，恶心止而谷食加，洵称佳

（1）四日：底本、集成本均作"四月"，五卷本作"四日"，据五卷本改。四诊有"病交一候"之语，《素问·六节藏象论》曰，"五日谓之候，三候谓之气，六气谓之时，四时谓之岁，而各从其主治焉"，可知一候为五日，故此处应为四日，四月为形近之误。

（2）从里疏腑：底本作"救里腑"，五卷本作"从疏腑"，集成本作"从疏"，均属脱误，据文义改。

兆。但痢伤肾阴，肾为胃关，舌心光红。高年患痢，液涸生癍之险，务宜预防。

人参须七分（另煎冲）　　上川连三分　　　乌梅炭四分

广藿梗一钱五分　　　荠菜花三钱　　　清阿胶一钱五分

生甘草三分　　　　焦白芍一钱五分　青皮五分

楂炭三钱　　　　　米仁三钱

李　四诊

病交一候，痢已全止。高年气阴两亏，邪达迅速，诚大幸也。纳谷未旺，神脉尚弱，拟益气生津法。

人参须一钱五分　　陈阿胶一钱五分（蛤粉炒）　炒归身一钱五分

枣仁三钱　　　　米仁三钱　　　　荠菜花三钱

绵黄芪一钱五分　　北五味五分　　　炒白芍一钱五分

制首乌四钱　　　焦神曲三钱

第六十九案　疟疾

华幼　七岁　一诊

大疟已近半载，纳少腹膨，质小任重，理之非易。

苏叶梗一钱五分　　左秦艽一钱　　　牛蒡子一钱五分（打）

玉桔梗五分　　　益元散二钱（绢包）　炒防风一钱五分

香青蒿一钱　　　生赤芍一钱　　　建神曲三钱

华幼　二诊

寒热渐轻[1]，病机向佳。腹膨已久，脾阳衰极。盖人未有中气不虚而疟痢者，谁谓小儿无补法哉。况幼稚血气未充，病久转虚，扶正祛邪，一定之理也。

人参须七分（另煎冲）	元武版四钱	白归身一钱五分
香青蒿二钱	左秦艽[2]一钱五分	制首乌一两
玉桔梗七分	炙鳖甲五钱	赤芍药一钱

华幼　三诊

寒势大减，热亦渐缓，脾胃素弱，仍须扶本祛邪，以防腹满浮肿[3]。

人参须一钱（另煎冲）	元武版五钱	白归身一钱五分
左秦艽一钱	老苏梗一钱	炒建曲三钱
制首乌四钱	炙鳖甲四钱	炒赤芍一钱
制冬术一钱五分	大腹皮一钱五分	炒麦芽三钱
益元散三钱（绢包）[4]		

华幼　四诊

疟发渐早，邪从阴分转入阳分，守前法治之。

（1）寒热渐轻：五卷本作"寒渐减轻"，集成本作"寒热渐减轻"。

（2）左秦艽：底本、集成本均作"左金丸"，形误，据五卷本改。

（3）腹满浮肿：本作"腹部浮肿"，词不达意，据五卷本、集成本改。

（4）益元散三钱绢包：原脱，据五卷本补。

人参须一钱（另煎冲）　　炒冬术一钱　　　炒防风五分

小青皮七分　　　　　　　炙鳖甲三钱　　　红枣三枚（去核）

绵黄芪一钱五分　　　　　白归身一钱五分　　建神曲一钱五分

姜半夏一钱五分　　　　　煨姜五分

华幼　五诊

腹膨日松，神情健旺，汗泄虽畅而觉冷，此气虚也。

台人参七分（另煎冲）　　淡干姜三分　　　制首乌四钱

白归身一钱五分　　　　　云茯苓三钱　　　川桂枝五分

大红枣三枚（去核）　　　炙鳖甲五钱　　　炙甘草三分

老苏梗一钱

华幼　六诊

大疟两期未至，脾阳振而伏邪俱化矣。

人参须一钱五分（另煎冲）　制首乌四钱　　　云茯苓三钱

白归身一钱五分　　　　　川石斛三钱[(1)]　　炒冬术一钱

炒米仁三钱　　　　　　　焦麦芽三钱　　　炒白芍一钱五分

真南枣三枚　　　　　　　炙鳖甲四钱　　　淡干姜三分

华幼　七诊

疟止匝月，脾胃元气已复，腹膨渐平，神采日旺，前定扶正托邪之法，原属正治，小儿谷气不足，脾土最易亏损，拟资生丸调摄。

（1）川石斛三钱：五卷本、集成本均无此药。

人参须一钱五分（另煎冲）　　制首乌四钱　　云茯苓三钱

白归身一钱五分　　　　　　川石斛三钱　　炒冬术一钱

炒米仁三钱　　　　　　　　焦麦芽三钱　　炒白芍一钱五分

大南枣三枚（去核）

第七十案　类中

王　前方未录，此方复诊

　　肝风若从经络外达，腿足即能舒展，初诊面许必愈，岂谬谈哉[1]。此血热生风，袭于阳明[2]大络，状如中风，实非中风也。误投桂枝辛温，故以犀角汤救其逆，竟得应手焉。视其步履如初，入夜足力稍软，血液未充，风阳上旋作眩。拟养肝阴，和阳明为主。

绵黄芪一钱五分　　真阿胶三钱　　　生冬术一钱五分

川断肉三钱　　　　福橘络一钱五分　青蔗汁一杯（冲）

白归身三钱　　　　制首乌三钱　　　云茯苓三钱

宣木瓜一钱　　　　炒米仁三钱　　　小红枣三枚（去核）

（1）初诊面许必愈，岂谬谈哉：原脱，据五卷本、集成本补。

（2）阳明：原脱，据五卷本、集成本补。

第七十一案　产后臌胀

尤右　五十三岁　北桥　一诊

脉证合参，始由气不摄血，血崩伤阴。前患大疟，振动胎元而产[1]，生产后旋即腹胀如臌。服过斗门方[2]，戒盐半载。病已苦久而腹大依然。便血[3]半月或旬日一发，肝脾伤而阳气式微也。脉细如丝，当从证治之，仿仲圣法。

人参须七分（另煎冲）　　制首乌四钱　　　炒枣仁三钱

云茯苓三钱　　　　　苏梗汁[4]五分　　　大腹皮一钱五分

生芪皮一钱五分　　　制附子三分　　　　元眼肉一钱五分

炒米仁三钱　　　　　桑白皮一钱五分　　淡竹叶三钱

接服方

人参须五分　　　　　左牡蛎一两　　　　炒白芍一钱五分

云茯苓三钱　　　　　苏梗汁五分　　　　制首乌四钱

（1）前患大疟，振动胎元而产：五卷本、集成本作"自患大疟而产"。

（2）斗门方：本案所指系《政和经史证类备用本草·卷十一》续随子条所引斗门方，原文云："治水气，用联步一两，去壳研，以纸裹，用物压出油，重研末，分作七服，每治一人，只可一服。丈夫生饼子酒下，妇人荆芥汤下。凡五更服之，至晚自止。后以厚朴汤补之，频吃益善。仍不用吃盐、醋一百日，差。联步，续随子是也。"续随子即千金子，内服致泻作用较强，用治水肿腹胀属实证者。但于本证不合，服后导致阳虚便血。

（3）便血：底本、集成本均脱，据五卷本补。

（4）苏梗汁：本作"老苏梗"，据五卷本、集成本改。

大腹皮一钱五分　　　炒米仁三钱　　　　炒枣仁三钱

元眼肉一钱五分　　　淡竹叶三钱

尤右　二诊

阳回脉起，舌强渐平，肿胀亦减，诸恙皆轻，自觉神情颇适，此亦气旺之明征。拟宗血脱益气法，冀其便血勿崩为要也。

制首乌四钱　　　　煅牡蛎七钱　　　　带皮苓三钱

干竹叶三钱　　　　老苏梗三分（磨汁）　小红枣三枚

炒建曲三钱　　　　制附子四分　　　　生米仁三钱

车前子三钱　　　　大腹皮三钱

加赤小豆三钱，煎汤代水。

尤右　　三诊

腹形瘪小，便血偶见不多，心悸[1]不寐皆减。时值夏至大节，营卫两虚之体，船路[2]尤易触动风热，还宜谨慎。

人参须一钱（另煎冲）　炒枣仁三钱　　　　上川连三分

制首乌四钱　　　　龙眼肉二钱　　　　小红枣三枚

西党参三钱　　　　黄芪一钱五分　　　炒冬术一钱五分

丹皮炭一钱五分　　　地榆炭三钱

尤右　　四诊

交节前后，便血未行，神脉皆安[3]，佳象也。

（1）心悸：本作"心饥"，音近之误，据五卷本改。

（2）船路：原脱，据五卷本、集成本补。

（3）神脉皆安：原脱，据五卷本补。

老人参—钱（另煎冲）　　地榆炭三钱　　　　云茯苓三钱

绵黄芪—钱五分　　　　炒枣仁三钱　　　　元眼肉二钱

制附子三分　　　　　　春砂仁五分（研，后下）　炒米仁三钱

煅牡蛎八钱　　　　　　小红枣三枚（去核）

尤右　五诊

便血匝月未发，中气有权摄血。血得贮于营，则虚阳不致上越[1]，故觉精神行动颇安适也。

老人参—钱五分（另煎冲）　　　绵黄芪三钱（陈皮五分泡汤炙）

炒木瓜—钱　　　　　　　　　煅牡蛎八钱

炒丹皮—钱五分　　　　　　　制附子三分

甜冬术—钱五分　　　　　　　炒枣仁三钱

煨木香三分　　　　　　　　　大黑枣三钱

春砂仁五分（研后下）[2]

第七十二案　痛经

尤少夫人[3]　北桥　一诊

临经旬日之前，腹痛不已，入夜及交寅卯时，更觉痛极难

（1）血得贮于营，则虚阳不致上越：本作"肝阳不致上越"，据五卷本、集成本改。

（2）春砂仁五分研后下：原脱，据五卷本、集成本补。

（3）尤少夫人：本作尤右，据五卷本改，本案余同。

堪，肝郁血分也。拟疏其痰气，养其营血，可许得痊。

旋覆花一钱五分（绢包）　　炒归身三钱　　　枸杞子一钱五分

瓦楞子三钱（煅）　　　　炒白芍一钱五分　　老苏梗一钱

广郁金三分　　　　　　　酸枣仁三钱　　　　川杜仲三钱

炒青皮五分

尤少夫人　二诊

叠进养血化痰法，是月月事如期，痛势大减，眠食并适，仍守前法。

旋覆花三钱（绢包）　　广郁金五分　　　川断肉二钱

老苏梗一钱　　　　　丹皮炭一钱五分　　白蒺黎三钱（去刺）

当归身三钱　　　　　小茴香三分　　　　小青皮一钱

福橘络一钱五分

尤少夫人　三诊

癸水刚净，养心脾，佐调[1]奇经。

炒枯熟地三钱　　怀牛膝一钱五分　　当归身一钱五分

福橘白五分　　　川贝母三钱（去心）　紫石英三钱（煅）

炒枣仁三钱　　　炒白芍一钱五分　　广郁金三分

老苏梗一钱五分

尤少夫人　四诊

日来脉情和缓，营卫气血流通，拟培养奇经八脉，兼理

（1）佐调：本作"以调"，据五卷本、集成本改。

肝脾。

熟地炭三钱（春砂仁末拌炒）　　炒枣仁三钱

白蒺藜一钱五分（去刺）　　炙橘白一钱

左金丸三分　　苡米仁三钱

净归身一钱五分　　川杜仲三钱

川贝母三钱（去心）　　云茯苓三钱

小青皮七分

尤少夫人　五诊[1]

气为血帅，气顺则营血循序，叠进和肝运脾法，诸恙皆安。仍守前法，冀其临经痛止为妙。

制香附一钱　　广郁金四分　　净归身二钱

鲜橘叶一钱　　川贝母三钱（去心）　　炒枣仁三钱

小青皮七分　　白蒺藜三钱（去刺）　　炙鳖甲四钱

尤少夫人　丸方

痛经止后，怀妊三月矣。渐见呕痰纳少，虽属恶阻余波，亦是肝胃不和也。

制首乌四两　　川断肉三两　　甜冬术二两

真川贝三两（去心）　　酸枣仁四两　　厚杜仲三两

春砂仁七钱　　怀山药三两　　淡黄芩一两

生甘草五钱　　炒白芍二两　　福橘白一两

（1）五诊：底本、集成本五诊均无药物，据五卷本补。

以上各研末，以川石斛二两，煎汤泛丸。

第七十三案　乳疬

尤[1]右　一诊　北桥

乳房结疬，大小不一，起经四载，屡发酸胀痛楚，近更坚大，胸膈梗痛如束，脉弦舌红，肝郁结于阳明部分也。有关格之险，怡养为佳。

真川贝三钱（去心）　　乌药片一钱　　　　小青皮三分

白归身一钱五分　　　甘杞子二钱　　　　左金丸五分（冲）

瓜蒌皮三钱　　　　　广郁金三分　　　　福橘络一钱五分

制首乌四钱　　　　　炒白芍一钱五分

尤右　二诊

乳疬痛缓胀松，胸脘亦舒，脉证合参，究系营虚肝郁也。

制首乌四钱　　　　　白归身一钱五分　　枣仁三钱

柿霜三分　　　　　　川郁金四分　　　　生白芍一钱

炒白芍一钱　　　　　枸杞子三钱　　　　川贝母二钱（去心）

元参心一钱五分

（1）尤：五卷本作"方"，形误。集成本亦作"尤"。

第七十四案　历节风痛

蔡　荡口　前方未录，此乃复诊

历节风痛已缓，四肢尚是麻木，内风未化也。

生芪皮三钱　　　生甘草五分　　　　明天麻七分

姜半夏一钱五分　　左秦艽三钱　　　　嫩桑枝七钱（酒炒）

白归身三钱　　　白蒺藜三钱（去刺）　嫩钩勾四钱（后下）

广郁金五分　　　青蔗浆一杯（冲）

第七十五案　暑风发疟

羹梅[1]　一诊

暑风温热蕴伏于内[2]，病交四日。昨午壮热无汗，烦躁昏乱，肝胆气火直升[3]，呕吐痰少，频频嗳气。夜半得汗极畅，表热退净，脉尚濡数，舌红苔黄。伏邪未能即化，转疟可虑。

香青蒿一钱五分　　鲜竹茹一钱五分　　生赤芍一钱五分

（1）羹梅：即顾鬘云之夫。五卷本、集成本作"羹"，底本作"蓠"，形误，据改。

（2）暑风温热蕴伏于内：五卷本作"暑风暑热蕴伏手经"，集成本作"暑风暑热蕴伏于经"。

（3）肝胆气火直升：五卷本、集成本均作"热逼肝胆，气火直升犯胃"。

鲜佛手—钱五分　　白荷花露—两（冲）　　金石斛三钱

小枳壳—钱五分　　炙鳖甲三钱　　　　枇杷叶—钱五分（刷去毛）

龚梅　二诊

暑风郁伏肺卫，暑热蕴蒸营分，相乘而为间疟[1]。寒轻热重，曾发两度，邪犹蕴蓄。治宜先解卫风，继清营热。非比秋邪入少阳而用小柴胡和解者也[2]。

霍叶梗—钱五分　　牛蒡子—钱五分（打）　　白归身—钱五分

炒赤芍—钱五分　　炙鳖甲四钱　　　　　青蒿—钱五分

苦桔梗五分　　　左秦艽—钱五分　　　　粉丹皮—钱五分

黑山栀—钱五分　　川郁金五分　　　　　鲜佛手—钱五分

龚梅　三诊

暑疟今交三度，寒势减轻，汗易泄而热退颇早。营阴素虚之质，伏热犹深，非坦途也[3]。

香青蒿二钱　　　生赤芍—钱五分　　　粉丹皮—钱五分

郁金五分　　　　佛手片—钱五分　　　牛蒡子—钱五分（打）

左秦艽—钱五分　　黑山栀[4]—钱五分

炙鳖甲五钱　　　益元散三钱（绢包）

（1）相乘而为间疟：五卷本作"营卫分争而为间疟"，集成本作"争而为间日疟"。

（2）非比……和解者也：本作"用小柴胡和解"，脱误，据五卷本、集成本改。

（3）非坦途也：原脱，据五卷本、集成本补。

（4）黑山栀：本作"黑姜"，与病机不符，据五卷本改。

龚梅　四诊

辰刻指尖渐冷，随而壮热，渴饮如长鲸吸川，神烦谵语。酉刻得汗，汗多如注，小溲频数，此乃瘅疟明征。经云：阴气孤绝，阳气独发，但热不寒，是为瘅疟[1]。又云：不寒即是阳明潮热。此但身不觉寒，其指尖冷、背觉寒，皆非但热不寒，饮以桂枝白虎汤[2]必愈。《内经》《金匮》文辞深奥，非精思参悟，则临证不能明其神妙也。同议方，以冀应手[3]。

生石膏七钱　　　肥知母一钱五分　　　霜桑叶一钱五分

粉丹皮一钱五分　　炙鳖甲五钱　　　　生甘草五分

白粳米五钱（包）　真川贝三钱（去心）　小青皮五分

鲜生地五钱[4]

龚梅　五诊

连进白虎汤，疟来热[5]短且缓，口渴谵语亦轻。守前意，减其制[6]，以化余邪。

（1）阴气孤绝……是为瘅疟：见《素问·疟论》，原文作"其但热而不寒者，阴气先绝，阳气独发，则少气烦冤，手足热而欲呕，名曰瘅疟"。其中"阴气先绝"句，《金匮要略》作"阴气孤绝"。

（2）桂枝白虎汤：即白虎加桂枝汤，见《金匮要略·疟病脉证并治》温疟条。本案未用桂枝。

（3）同议方，以冀应手：原脱，据五卷本、集成本补。

（4）鲜生地五钱：原脱，据五卷本、集成本补。

（5）热：本作"日"，音近之误，据五卷本、集成本改。

（6）减其制：原脱，据五卷本补。集成本作"益其精气"。

香青蒿一钱五分　　鲜竹叶三钱　　　　淡黄芩三钱

左秦艽一钱　　　　鲜芦根一两（去节）　肥知母一钱五分

鲜霍斛一两　　　　川贝母一钱五分（去心）　粉丹皮一钱五分

益元散三钱（绢包）

龚梅　六诊

疟将止，养阴清气为主。

生洋参一钱五分（另煎冲）　　金石斛三钱

羚羊角一钱五分（锉先煎）　　肥知母一钱五分

香青蒿一钱五分　　　　　　　细生地七钱

鲜竹茹三钱　　　　　　　　　天花粉三钱

炙鳖甲四钱　　　　　　　　　鲜竹叶三钱

白茅柴根一两（去心）　　　　川贝母二钱[(1)]

龚梅　七诊

疟止热化，胃中痰气未清，治以疏通腑浊，兼理脾元。

生洋参一钱五分（另煎冲）　　生冬术一钱五分

小枳壳[(2)]三分　　　　　　　炒建曲三钱

川贝母一钱五分（去心）　　　佛手露一两（冲）

生鳖甲四钱　　　　　　　　　金石斛三钱

炒瓜蒌二钱　　　　　　　　　法半夏一钱

（1）川贝母二钱：原脱，据五卷本、集成本补。

（2）枳壳：底本、集成本均作"枳壳"，五卷本作"枳实"。

川郁金[1]一钱五分

又接方

细生地三钱	生冬术一钱五分
福橘白一钱	广藿梗二钱
竹二青三钱	人参须一钱（另煎冲）
生洋参一钱五分（另煎冲）	川石斛三钱
建神曲三钱	鲜莲肉三钱

第七十六案　胎死不下

俞右　一诊

经停三月余，骤然腹痛，酸坠不已，曾经小月[2]。手厥阴经络受伤，看来脉胎脱根，气从下陷，有血崩之虑，仿东垣法。

老人参三钱（另煎冲）	绵黄芪二钱
小柴胡二分	炙甘草三分
新会皮五分	生冬术一钱五分
云茯苓三钱	春砂仁五分（研后下）
炒枣仁三钱	

（1）川郁金：集成本作"广郁金"，五卷本无此药。

（2）小月：即小产。不足谓之小，未足月而产谓之小产。

俞右　二诊⁽¹⁾

昨进补中益气汤，酸坠之势⁽²⁾虽缓，而瘀下如崩，肢冷发痉，幸元气尚能扶持，未致厥脱。然胎尚未下，须防气陷血脱，浊瘀下泛⁽³⁾。

人参须七分（另煎冲）　　炮姜炭四分　　　酸枣仁三钱

老苏梗一钱五分　　　　　云茯苓三钱　　　炒冬术一钱五分

白归身一钱五分　　　　　陈皮五分　　　　春砂仁三分（研后下）

胎产金丹⁽⁴⁾半粒（化服）

俞右　三诊

血崩止后，自觉胎元跃动，肝升烦热。寅卯更衣，感冒寒邪，形冷发搐，郁木内扰，悲从中来，骤然哭泣，面色㿠白，神志模糊，脉微细⁽⁵⁾。此属血去胎伤，又失于调养，胎殒腹中，秽浊上蒙，危险之候。

（1）二诊：二诊全案原脱，补录为原书第九诊，今据五卷本、集成本，移至此处。余诊次顺改。

（2）酸坠之势：本作"酸势"，据五卷本、集成本改。

（3）浊瘀下泛：原脱，据五卷本、集成本补。

（4）胎产金丹：见《仙拈集》，药用当归、川芎、白芍、人参、赤石脂、白术、茯苓、桂心、白薇、白芷、藁本、丹皮、延胡索、没药、甘草，各一两，为末。另取香附水浸炒，为末十五两，共和匀，炼蜜为丸。功能养血益气安胎。治经闭，不孕，胞衣不下，屡经小产，胎动不安，腰酸腹痛，血崩血晕，气血亏损。

（5）脉微细：五卷本作"肢冷脉细"，集成本作"脉细无神"。

人参须一钱（另煎冲）　　大腹皮七分　　　盐陈皮七分

春砂仁五分（研后下）　　川郁金五分　　　炮姜炭一钱

小枳壳一钱　　　　　　　赤茯苓三钱　　　老苏梗一钱

胎产金丹半粒（化服）

俞右　四诊

药后得寐，神志渐清，面㿠略转，少腹拘急，酸坠极甚，如欲大便，而便实闭。盖小产胎殒，重于大产，或由气衰血热，或因内外感触，损其本根。漏红之后，本当调养气血，听其自然[1]。但血去已多，胎涸难于下行[2]。不得已，用平胃法[3]，保本为要。

人参须七分（另煎冲）　　当归身[4]一钱五分　　元武版五钱

广陈皮五分　　　　　　　小枳壳[5]一钱五分　　炮姜炭一钱

（1）听其自然：原脱，据五卷本、集成本补。

（2）胎涸难于下行：原脱，据五卷本、集成本补。

（3）不得已，用平胃法："不得已"原脱，据五卷本、集成本补。平胃法，指平胃散加玄明粉。首见于元·危亦林《世医得效方·卷十四》治死胎不下，方以"平胃散一贴，作两服，每服酒水各一盏，同煎至一盏，投朴硝半两，再煎三五沸，倾出，候微温服尽，其胎即化血水而下"。《医林纂要》称之为平胃加硝散。本案减去朴、术，加滑胎枳壳散和佛手散。

（4）当归身：底本、集成本均作"归身"，五卷本作"归身炭"。

（5）枳壳：见宋·许叔微《普济本事方·卷十》滑胎枳壳散。方用枳壳二两（去穰麸炒），甘草一两，为末，每服二钱，日三服。宋·严用和《济生方·滑胎论》云："瘦胎易产之药，今世多用枳壳散。"古人用以治疗或预防难产。现代药理研究证实，枳壳煎剂对家兔离体或在体子宫均有明显的兴奋作用，张力增加，使其收缩有力，甚至出现强直收缩。用此预防难产，十分不妥。宜慎之！

焦白芍一钱五分　　　　　老苏梗一钱五分　　　　　　元明粉七分

大腹皮三钱　　　　　　　胎产金丹⁽¹⁾半粒（化服）

俞右　五诊

昨投平胃散加元明粉以下瘀浊，佛手散⁽²⁾温通气血，刻间腹中酸坠异常，秽水下行极多，即觉舒和，因知古人立方之神妙也⁽³⁾。但瘀浊尚有未净，胞衣或有留顿，留意虚阳上越，慎调⁽⁴⁾是嘱。

熟地炭四钱　　　　　炒枣仁三钱　　　　　炒归身一钱

炮姜炭五分　　　　　陈皮一钱　　　　　　炒谷芽三钱

炒于术二钱　　　　　云茯苓三钱　　　　　炒白芍一钱

小青皮五分（炒）　　丹皮二钱

益母草五钱，煎汤代水⁽⁵⁾。

俞右　六诊

瘀露下而黑色，是败瘀留顿⁽⁶⁾未化。胃纳渐安，寐亦稳贴，神脉和平，但恐有胎元未化⁽⁷⁾，仍宜留意。

（1）胎产金丹：底本、集成本均脱，据五卷本补。

（2）佛手散：见《普济本事方》，方用当归六两、川芎四两为粗末，每服二钱。浓煎去渣，温服。治妊娠伤胎，或子死腹中，恶露下，疼痛不止。

（3）因知古人立方之神妙也：原脱，据五卷本补。

（4）慎调：原脱，据五卷本补。

（5）煎汤代水：原脱，据五卷本、集成本补。

（6）败瘀留顿：本作"瘀留"，据五卷本改。

（7）但恐有胎元未化：原脱，据五卷本、集成本补。

熟地炭四钱　　　　　炒枣仁三钱　　　　川石斛三钱

广陈皮一钱　　　　　　丹皮一钱五分　　　　川贝母二钱（去心）

生于术一钱五分　　　　西琥珀五分（调冲）　净归身一钱五分

白蒺藜三钱（去刺）　　白茯苓三钱　　　　　桃仁七粒

俞右　七诊

益阴通瘀之下，夜寐得安，脉亦平和，正气渐醒。今晨瘀浊杂下，如茄蒂之形，即未尽之胞胎也。前指停经、崩漏，今可剖析分明。仍守昨法。

炒冬术一钱五分　　　生牛膝一钱五分　　　生白芍一钱五分

紫石英三钱　　　　　川贝母二钱去心　　　益母膏三钱（冲）

熟地炭四钱　　　　　净归身一钱五分　　　酸枣仁三钱

旋覆花三钱（绢包）　琥珀末五分（调冲）

俞右　八诊

小产后，肝肾阴虚，虚阳逆胃，为汗泄气急，脉见芤数。今阳衰已复，阴血尚难速长，眠食尚安，自可日臻佳境，百日内[1]务宜慎养。

生洋参一钱五分　　　生冬术一钱五分　　　白归身一钱五分

生白芍一钱五分　　　川贝母二钱（去心）　白茯苓三钱

制首乌四钱　　　　　金石斛三钱　　　　　炒枣仁三钱

茺蔚子三钱　　　　　西琥珀五分（调冲）　小红枣三枚[2]

（1）百日内：原脱，据五卷本、集成本补。

（2）小红枣三枚：原脱，据五卷本、集成本补。

俞右　九诊

日来色㿠已转，脉右寸关尚弦数，由乎盗汗自汗，互伤营液，故易于心悸也。瘀已净尽，可以补中寓以收摄法[1]矣。

潞党参三钱　　　熟地炭四钱　　　甘枸杞一钱五分

炒白芍一钱五分　炒竹茹一钱五分　香谷芽三钱

炒冬术一钱五分　五味子三分　　　炒枣仁三钱

菟丝子三钱　　　生甘草三分

第七十七案　产后咳喘

蒋右　一诊

产虚未复，郁怒动肝[2]，肝火上薰肺胃，寅卯时咳呛缠绵，半载未止。纳谷勉强，五心烦热。脉左部虚细，右寸关弦数，虑涉怯象，急挽可许向痊。

北沙参三钱　　　羚羊角一钱五分（多煎）　瓜蒌皮一钱五分

香谷芽三钱　　　制首乌三钱　　　怀牛膝一钱五分

川贝母三钱（去心）　天花粉一钱五分　福橘白五分

川郁金四分　　　滁菊花一钱　　　扁豆衣一钱五分

（1）寓以收摄法：原脱，据五卷本、集成本补。

（2）郁怒动肝：本作"郁升动肝"，误，据五卷本、集成本改。

蒋右　二诊

五更咳呛得缓，癸水先期而至，舌心露质，诊脉左见弦[1]象，胁中刺痛，产后营虚肝郁也。

北沙参四钱　　　　羚羊角一钱五分（多煎）　　制首乌四钱

天花粉一钱　　　　瓜蒌皮三钱　　　　　　　川郁金四分

川贝母二钱（去心）　青蒿梗一钱五分　　　　　真阿胶二钱

怀牛膝一钱五分　　炙橘白五分　　　　　　　怀山药三钱

鲜稻叶五钱（煎汤代水）

蒋右　三诊

前进平肝养阴法，寅卯时咳呛得止[2]。脉息左部弦数，右尺虚软。经事乍过，毓阴平肝为主。

西洋参一钱五分　　川贝母三钱（去心）　　瓜蒌皮一钱五分

生白芍一钱五分　　怀山药三钱　　　　　　制首乌四钱

元武版五钱　　　　川郁金三分　　　　　　金铃子一钱

鲜佛手一钱

蒋右　四诊

郁火已化，阴血不致为耗矣。脾气尚弱，纳谷不多，大便少调。脾胃之根，在乎金水流行、水火升降为佳。

人参须七分（另煎冲）　五味子三分　　羚羊角一钱五分（多煎）

炒木瓜五分　　　　　怀山药三钱　　香谷芽三钱

（1）弦：底本、集成本均作"数"，五卷本作"弦"，据五卷本改。

（2）得止：五卷本、集成本作"渐稀"。

大麦冬二钱（去心）　　生白芍一钱五分　　金石斛三钱

川杜仲三钱　　　　　盐橘白五分　　　　鲜佛手一钱五分

第七十八案　蛔厥腹痛

俞　一诊

阴虚之体，肝火劫伤胃液，痰气凝结于胃，下午脘痛[1]，痛甚无寐，头眩便燥。患经五月，防痛甚致厥。

瓦楞子三钱（煅）　　金铃子一钱五分　　小青皮一钱

炒乌梅一钱　　　　使君肉三钱　　　　老苏梗汁五分

炒枳实一钱　　　　姜半夏一钱五分　　炒白芍一钱五分

鲜佛手一钱五分

俞　二诊

前进两和肝胃，脘痛得减，痰血未呕，大便虽通未畅，唇色泛紫，瘀痰犹滞络中也。

苏梗汁五分　　　　炒枳壳一钱　　　　炙鳖甲五钱

单桃仁三钱　　　　宣木瓜五分　　　　鲜佛手一钱五分

瓦楞子三钱（煅）　　小青皮七分　　　　川楝子一钱五分

炒乌梅七分　　　　使君子三钱

（1）脘痛：本作"腹痛"，据下文改。

俞　三诊

叠进平肝和胃法，蛔痛虽止，阴血已伤，起居宜慎。

炒山药三钱	乌梅肉一钱	瓦楞子三钱（煅）
宣木瓜五分	制首乌四钱	炙鳖甲五钱
川楝子一钱五分	老苏梗五分（磨汁）	川石斛三钱

第七十九案　头痛

沈

肝阳化火生风，从冲脉逆行乘胃，巅顶胀痛，不能转侧，面部肌肉跳跃，屡发屡止。今春烦劳之下，阳气越胃凌心而致煎厥。每进[1]滋纳肾肝得平，自然萌发颇稀。拟[2]宗《内经》治肝第三法[3]，镇守中关以靖逆气。

（1）每进：原脱，据五卷本、集成本补。

（2）拟：原脱，据五卷本、集成本补。

（3）《内经》治肝第三法：源于《素问·脏气法时论》，"肝苦急，急食甘以缓之"，其又云："肝欲散，急食辛以散之。用辛补之，酸泻之。"王冰注曰"酸性收敛"，吴昆注曰"顺其性为补，反其性为泻"。总言之，肝病治法，不外"辛散，酸收，甘缓"三法六字。叶天士《临证指南医案·痉厥》曾言，"考《内经》治肝，不外辛以理用，酸以治体，甘以缓急"，与《黄帝内经》文字虽异，而理义一致。顾氏在本案所用"《内经》治肝第三法"当指"甘以缓之"之法。叶天士《临证指南医案·肝火·卷六·朱案》中对肝病三法还有一说，谓"地、冬壮水，芍、甘培土，和厥阴冲逆之威……与《内经》肝病三法恰合"，一是壮水，二是培土，三是和肝，从脏腑一体着眼，进一步拓展了调治肝病的方法及其深度。

生白芍三钱　　　　生甘草四分　　　　乌梅肉一钱

北五味五分　　　　西党参三钱　　　　川杜仲四钱

炒白芍三钱　　　　炙甘草四分　　　　宣木瓜一钱

新会皮一钱　　　　大熟地六钱　　　　牡蛎一两

佛手露一两（冲）

第八十案　呕血

车　一诊

肝火触心[1]络伤，血从口溢，竟有盈碗之多。近增便泄，暑湿内袭也。左[2]脉弦细。胃衰[3]气化不运[4]。益气清暑为主治。

乌犀尖一钱五分（磅，先煎）　生芪皮一钱五分　　　五味子五分

肥知母一钱五分　　　　　　扁豆衣三钱　　　　　鲜霍斛五钱

大麦冬二钱（去心）　　　　生甘草三分　　　　　粉丹皮一钱五分

鲜稻叶五钱

（1）触心：集成本作"逆上触心"。

（2）左：底本、集成本均作"左"，五卷本作"右"。

（3）胃衰：底本、五卷本均作"胃衰"，集成本作"胃气衰"。

（4）气化不运：五卷本作"气少旋运"，集成本作"谷气自少旋运"。

车　二诊

前进清暑益气法，纳谷知味，天气酷暑外迫⁽¹⁾，慎防呕血复萌。

北沙参三钱	大麦冬二钱（去心）	生牡蛎五钱
紫石英三钱	鲜稻叶三钱	五味子三分
羚羊角一钱五分（先煎）	生甘草三分	炒白芍一钱五分
宣木瓜七分	怀山药三钱	天花粉一钱
金铃子一钱五分		

第八十一案　心悸少寐

周右⁽²⁾　一诊

心脾两亏，经行先期，心悸寐少，舌心光剥，脉息细数，气分亦怯，略以养血可也⁽³⁾。

人参须五分（另煎冲）	五味子五分	苍龙齿三钱
天门冬一钱五分（去心）	酸枣仁三钱	柏子仁三钱
大麦冬二钱（去心）	生甘草四分	生牡蛎一两
杜仲四钱	生白芍三钱	香青蒿二钱

另香谷芽五钱，煎汤代水。

（1）外迫：原脱，据五卷本、集成本补。

（2）右：底本无，据文义加。

（3）略以养血可也：五卷本、集成本作"养血毋庸重滋"。

周右　二诊

叠进养血安神，颇合病机，诸恙皆轻，拟守前法。

生洋参—钱五分　　　大麦冬二钱（去心）　　　苍龙齿五钱

生甘草三分　　　　　嫩钩勾三钱（后下）　　　鲜藕肉—两

生白芍二钱　　　　　柏子仁三钱　　　　　　　炒枣仁三钱

香青蒿—钱　　　　　谷芽三钱　　　　　　　　荷花露—两（冲）

周右　三诊[1]

安养心脾之下，日臻佳境，惟大便燥结，此系天气酷暑之热伤营所致也。参入滋营清暑一法，然亥子之交，必须安睡，则水火既济，阴血自足。

生洋参—钱五分　　　苍龙齿五钱　　　　香青蒿—钱五分

鲜生地四钱　　　　　炒枣仁三钱　　　　生甘草三分

淡天冬—钱五分　　　柏子仁三钱　　　　谷芽三钱

大麦冬—钱五分（去心）　鲜稻叶三钱　　白荷花露—两

第八十二案　经行哮喘

张右　一诊　前方遗失，此方乃是复诊

前进养血平肝法，哮发减轻过半，脉息左数右弦，心中似乎烦

（1）三诊：三诊全案底本、集成本均脱，据五卷本补。

扰，寐不安贴。癸水将至，营虚血热，再防反复。宜养⁽¹⁾金水为主。

细生地四钱　　　　　　　羚羊角一钱五分（多煎）

左秦艽一钱五分　　　　　杜苏子五分

瓜蒌皮三钱　　　　　　　银杏肉三钱

乌犀尖一钱五分（多煎）　　嫩白薇一钱五分

川贝母三钱（去心）　　　　莱菔子一钱五分

左金丸五分

张右　二诊

喘哮每发于经至之时⁽²⁾，营虚显见矣。今值癸水将至，其病必发，无外感可驱。急先存阴平木，兼以治风先治血法，冀能由渐转轻为幸⁽³⁾。

羚羊角二钱（多煎）　　　　白归身一钱五分

左秦艽一钱五分　　　　　川郁金五分

焦杏仁⁽⁴⁾三钱　　　　　细生地四钱

炒赤芍五分　　　　　　　川贝母三钱（去心）

瓜蒌皮三钱　　　　　　　怀牛膝二钱

左金丸五分（包）　　　　银杏肉三钱

（1）养：原脱，据五卷本补。

（2）经至之时：底本、集成本均作"经至之前"，疑误，据五卷本改。

（3）急先……为幸：本作"急宜存阴平木是治风先治血之法，冀能转轻为幸"，据五卷本、集成本改。

（4）焦杏仁：底本、集成本均作"焦杏仁"，五卷本作"焦苡仁"。

第八十三案　瘰疬

蔡右　一诊

脾经素亏，经事愆期。血不养肝，肝木挟痰上循少阳经络，结为瘰疬成串，交节续增，自颈下连于胁[1]，约有二三十枚，曾经溃过，时有寒热，乃虚劳也。仿归脾、逍遥两法加减。

生芪皮三钱　　　白归身二钱　　　羚羊角一钱五分（多煎）

川郁金一钱　　　制首乌四钱　　　制冬术二钱

炒枣仁三钱　　　生白芍一钱五分　鲜竹茹三钱

川贝母三钱（去心）　煅牡蛎五钱　　　云茯苓三钱

元眼肉三钱　　　鲜稻叶一两

蔡右　二诊

日来病串痛缓，核俱流动。癸水逾期未至，五心烦热[2]，头目[3]眩晕。培太阴脾土，畅少阳木火以治之。

绵芪皮一钱五分　云茯苓三钱　　　白归身一钱五分

酸枣仁三钱　　　甘菊花一钱　　　鲜稻叶一两

制冬术一钱五分　川贝母二钱（去心）　生白芍一钱五分

枸杞子三钱　　　白蒺藜一钱五分（去刺）

（1）胁：集成本作"季胁"。

（2）烦热：五卷本作"灼热"，集成本作"焦热"。

（3）目：原脱，据五卷本、集成本补。

第八十四案　便血脱肛

华　一诊

肝脾气陷，便后下血，患经数载，近则脱肛，血下无度，小溲淋痛，寒热时作。舌光起刺，脉芤数虚弦。情志内伤，药力断难速效[1]也。值兹秋令肃降，有血从下脱之变。

小柴胡三分（醋炒）	丹皮炭一钱五分	炙川柏七分
归身炭一钱	细生地三钱	生冬术一钱
黑山栀一钱	小青皮五分	地榆炭三钱
赤茯苓三钱		

华　二诊

寒热二日未作，纳谷亦增，便血未下，淋痛仍然，适交秋分[2]，加意慎调。

生冬术一钱五分	鹿角霜一钱五分	左牡蛎一两
生草梢四分	小青皮五分	木瓜五分
细生地四钱	元武版五钱	川柏片五分
西琥珀四分（冲）	粉丹皮一钱五分	

华　三诊

淋痛减轻，稍有咳嗽，舌干虽润，光剥未能立苔[3]，乃心[4]肾

<hr>

（1）速效：底本、集成本均作"奏效"，误，据五卷本改。

（2）秋分：五卷本作"夏至"，集成本作"冬至"，均误。

（3）立苔：底本作"布苔"，五卷本、集成本作"立苔"，意胜，据改。

（4）心：原脱，据五卷本、集成本补。

阴虚也。

细生地_{五钱}　　　大麦冬_{一钱五分}（去心）　　川木通_{五分}

炒米仁_{四钱}　　　小川连_{三分}　　　　　　生草梢_{五分}

五味子_{五分}　　　补中益气丸_{三钱}（另服）

第八十五案　耳菌

师太⁽¹⁾　无锡⁽²⁾

脾虚血热，湿火生疮，耳菌⁽³⁾翻花，流血之后，目光四散，

（1）师太：底本、集成本作"师太"，五卷本作"许"。

（2）无锡：原脱，据五卷本补。

（3）耳菌：见《证治准绳》，是指以耳部肿块、疼痛、流污秽脓血为主要表
现的恶性肿瘤。常因形态不同而异名，初生形如蘑菇者，名耳菌；如樱
桃、羊乳者，名耳痔；如枣核者，名耳挺。皆由肝、肾等经火毒凝聚而
成。菌体头大蒂小，微犯闷痛，触犯则痛引巅顶，久之长大，堵塞耳
窍，或突出耳外，引起重听。治宜清肝泻火。用《医宗金鉴》栀子清肝
汤：栀子、川芎、当归、柴胡、白芍、丹皮、生石膏、牛蒡子、黄芩、
黄连、生甘草、灯心草等。外用硇砂散（硇砂、轻粉、雄黄、冰片研为
细末，水调点患处）。此外尚有耳蕈，当与之鉴别。耳蕈，见于《疡疡
经验全书》，指发生于外耳道的乳头状赘生物，又名耳痔，由痰湿气血
凝聚而成。其特征为耳窍内有小肉突出，樱桃到枣核大小，不痛。逐
渐长大，可影响听力。相当于西医的"外耳道乳头状瘤"。耳菌呈结节
状，疼痛明显，或溃疡出血，流脓污秽腥臭，随着耳菌渐大，并发症也
严重，如张口困难、眩晕、面瘫、头痛剧烈等症状。耳蕈与耳菌形态相
近，但症状、预后有良恶之不同，临证宜加以区别。

似有飞蝇缭形。拟清脾甘露饮加减。

　　生冬术一钱五分　　　真川连四分　　　生白芍一钱五分

　　粉丹皮一钱五分　　　橘白五分　　　　细生地四钱

　　鲜霍斛一两　　　　　生赤芍一钱　　　云茯苓三钱

　　白茅柴根五钱（去心）

第八十六案　眩晕

顾　一诊

　　郁火湿热，内伤肝脾，痰火化风，升扰阳明，脉弦舌红。状近类中，防眩晕倾跌之虞。

　　老人参七分（另煎冲）　生冬术一钱　　　川杜仲三钱

　　盐半夏一钱五分　　　白归身三钱　　　川贝母三钱（去心）

　　制首乌四钱　　　　　肥玉竹三钱　　　左牡蛎一两

　　广郁金三分　　　　　生白芍一钱五分　酸枣仁三钱

附 篇

一、剩案类编

妇 人 门
经前诸证
经前感冒

某（原第 23 案）

气火渐平，经前宜调肝脾。稍有鼻塞，感风之意，兼顾以治。

白杏仁三钱（去皮尖）　　炒防风五分　　紫石英三钱（煅）

川贝母一钱五分（去心）　　生草二分　　云苓三钱

广郁金五分（切）　　瓜蒌皮三钱　　桔梗五分

大麦仁三钱（炒）　　小红枣三枚（去核）

经前咳嗽

某（原第 13 案）

肺肝交争，经前咳呛，当通调八脉。

旋覆花一钱五分（绢包）　　紫菀二钱

怀牛膝三钱（盐水炒）　　川贝母一钱五分（去心）

杜苏子一钱五分（蜜炙）　　紫石英四钱（煅）

白杏仁三钱（去皮尖）　　生草三分

广郁金五分（切）　　瓜蒌皮三钱

枇杷叶膏一钱五分（冲）

经前恶心

某（原第 21 案）

脾虚血热，经前每有恶心，乃肝木犯胃也。当补养肝脾。

炒于术七分	制香附一钱五分	川贝母一钱五分（去心）
炒归身三钱	小茴香七分	广郁金五分（切）
炒枣仁三钱	炒川断三钱	淡吴萸廿一粒
鲜佛手一钱五分		

经前喑哑

某（原第 42 案）

经前脉息下空上实，每经用心吸动，肝阳挟痰上升，涌碍肺络，音闪骤作，静则音复，此明征也。

川贝母一钱五分（去心）	柏子仁三钱
白蒺藜三钱（炒去刺）	广郁金五分（切）
炒归身三钱	小茴香五分
旋覆花一钱五分（绢包）	元武版五钱（炙）
紫石英四钱（煅）	通草五分

经前乳胀

某（原第 141 案）

肝风入阳明络，乳房掣痛，较前颇减。经期将届，疏理肝络之瘀滞，以冀痛势渐轻为妙。

上肉桂三分（研末饭糊丸下）　　小青皮一钱（炒）

单桃仁三钱（去皮尖，研）　　炮姜炭七分

台乌药三钱　　小川芎七分

炒归身三钱　　炒延胡一钱五分

生草梢三分　　小茴香一钱

白蒺藜三钱（炒去刺）　　回生丹一角（冲）

经行诸证
经行先期

某（原第 16 案）

经水先期三日而至，恶心频频，心烦，肝木上犯阳明之象也。经前大便溏泄，脾胃两伤，当益气和肝。

炒冬术一钱五分　　云苓三钱　　炒枣仁四钱

炒苡仁三钱　　青皮五分（炒）　　炒归身一钱五分

淡吴萸三分　　通草七分　　车前子三钱（包）

鲜佛手一钱五分

某（原第 103 案）

先天不足，未至而至，癸水参前，内热燔热，盗汗发冷。正届夏至大节，加意慎防失血之虞。

大熟地四钱（砂仁末拌炒炭）　　云苓三钱

陈阿胶一钱五分（蛤粉炒）　　怀山药二钱（炒）

白芍一钱五分　　白扁豆三钱（炒）

炒枣仁三钱　　　　　　　　川石斛三钱

川贝二钱（去心）　　　　　台参须一钱五分（另煎冲）

淮小麦四钱　　　　　　　　小红枣三枚（去核）

某（原第 112 案）

脾虚，肝木不和，下攻阴络，癸水先期，淋漓多日，上熏肺胃，胸膈抑结不舒，咽关火辣，当和中养肝。

台参须一钱五分（另煎冲）　　炒枣仁三钱

炒苡仁三钱　　　　　　　　制冬术一钱五分

云苓三钱　　　　　　　　　阳春砂仁末三分（后下）

广郁金五分（切）　　　　　川贝二钱（去心）

某（原第 118 案）

癸水将及期，素易参前，先以逍遥散加减。

炒柴胡五分　　　黑山栀一钱五分　　炒扁豆三钱

炒冬术一钱五分　薄荷五分（后下）　　炒苡仁三钱

炒丹皮一钱五分　炒白芍一钱五分　　炒菟丝三钱

鲜佛手一钱五分

某（原第 120 案）

伏邪病后，神脉皆有恢复之机，惟癸水尚易参前。今值初行，腰脊酸软，奇经八脉久失调和。拟与补养中，寓以解郁，以冀癸水如期而至乃妙。

广郁金五分（切）　　炒归身二钱　　　淡苁蓉三钱（漂）

川贝母三钱（去心）　炒川断三钱　　　生草四钱

炒延胡三钱　　　　　炮姜炭五分　　　　炒枣仁三钱

益母草一钱五分　　　胎产金丹半丸（冲）

某（原第 149 案）

经水先期，腹痛，瘀下成块，拟和奇经八脉。

广郁金四分（切）　　赤苓二钱　　　　　制香附一钱五分

炒归身一钱五分　　　川断三钱　　　　　炮姜炭四分

炒延胡一钱　　　　　台乌药一钱五分（切）　小茴香五分

小红枣二枚（去核）

经行后期

某（原第 4 案）

经水逾期未至，当调养肝胃脾。

川贝母一钱五分（去心）　归身三钱（炒）　炙鳖甲四钱

广郁金五分（切片）　　云苓三钱　　　元武版五钱（酒炙）

怀牛膝二钱（炒）　　　柏子仁三钱　　紫石英三钱（煅）

淡吴萸九粒　　　　　　白蒺藜二钱（炒去刺）

某（原第 8 案）

经水过期两日而至，当益肾和肝。

广郁金五分（切）　　　归身三钱（炒）　制附子一分

川贝母一钱五分（去心）　川断三钱（炒）　炒杞子三钱

炒冬术一钱五分　　　　炮姜炭五分　　　丹参一钱五分

益母膏一钱五分（冲）

某（原第 14 案）

经水愆期六日未至，火升颧赤，当镇降阳明。

淡吴萸廿一粒　　云苓三钱　　制附子一分

金石斛三钱　　怀牛膝三钱（酒炒）　　紫石英四钱（煅）

炒枣仁三钱　　炒归身二钱　　炙鳖甲五钱

白蒺藜三钱（炒去刺）　　炙草二分　　益母膏一钱五分（冲）

某（原第 27 案）

脉息左右皆细，舌苔深黄，癸水愆期，当调八脉。

西琥珀五分（研调冲）　　炒归身二钱

熟地炭四钱（阳春砂仁末拌炒）　　川贝母一钱五分（去心）

炒杞子三钱　　紫石英四钱（煅）

广郁金五分（切）　　细木通六分

生草三分　　元眼肉三钱

怀牛膝二钱（盐水炒）

某（原第 32 案）

经水愆期五日而至，期门胸膺不舒，宿瘀内凝也。

川贝母一钱五分（去心）　　炒归身一钱五分　　炒青皮五分

白杏仁二钱（去皮尖）　　紫菀一钱　　白蒺藜三钱（炒去刺）

瓜蒌皮三钱　　云苓三钱　　炒川断三钱

怀牛膝一钱五分（炒）　　益母膏一钱五分（冲）

某（原第 41 案）

经水逾期未至，脉息沉细涩滞，乃血不流行，瘀凝化风，而兼外风也。喉痛左甚。

川贝母一钱五分（去心）　桔梗一钱　　怀牛膝一钱五分（盐水炒）

白杏仁三钱（去皮尖）　元参二钱　　海浮石三钱

纹秦艽三钱　　　　　生草二分　　白蒺藜三钱（炒去刺）

旋覆花三钱（包）

某（原第95案）

经居四十日而行，至一日即停旬余，昨又下，颇畅，脉无孕象，当调和肝胃。

老苏梗一钱五分（切）　云苓三钱　　　黄甘菊一钱五分（炒）

广郁金五分（切）　　炒川断三钱　　橘白一钱

金石斛三钱　　　　炒枳壳五分　　阳春砂仁三分（研后下）

炒冬术一钱五分　　大橘饼一角（洗去糖）

某（原第138案）

癸水逾期未至，脉情流利，并无细涩，未便行血也。当和脾胃养肝，以补本原为计。

台参须一钱（另煎冲）　　　　炒白芍一钱五分

厚杜仲三钱（盐水炒）　　　　制冬术一钱五分

云苓三钱　　　　　　　　　炒山药三钱

生洋参一钱五分（去皮）　　　建莲子四钱（连心敲）

女贞子三钱　　　　　　　　鲜竹茹一钱五分

阳春砂仁末五分（后下）

月经停闭

某（原第 2 案）

八脉不调，经水停闭，四月方通且少，病机非细事也。

老苏梗一钱　　　　　　　云苓三钱

大熟地四钱（砂仁末五分拌炒）　广郁金五分（切片）

炒枣仁三钱　　　　　　　制附子二分

川贝母二钱（去心）　　　炒归身一钱五分

紫石英四钱（煅）　　　　怀牛膝二钱（盐水炒）

元眼肉七个

某（原第 18 案）

经居三月，细诊脉象，左脉毫无涩象，又无细数之状，绝非血枯瘀滞之机。右脉滑数带浮，应以胎象拟之，否则必因气火上逆，血不下行，殊恐血从上溢。当顺气平肝，以消息之。

西洋参一钱（去心）　　金石斛三钱　　　元武版五钱（酒炙）

旋覆花一钱五分（绢包）　广郁金三分（磨冲）　炙鳖甲四钱

瓦楞子四钱（煅）　　　柏子仁三钱　　　云苓三钱

川贝母一钱五分（去心）　阳春砂仁末五分

某（原第 19 案）

经水前曾色淡而少，今停阻二月，胸闷气逆，脉象不涩不滑，当先和肝顺气。

川贝母一钱五分（去心）　炒枣仁三钱　元武版四钱（炙）

广郁金五分（切）　　炒川断三钱　　怀山药三钱（炒）

老苏梗一钱（切）　　炒杞子二钱　　阳春砂仁五分（研后下）

元眼肉七枚

某（原第 44 案）

经居两月有余，脉息浮数，而尚不致上升，略有恶心。姑从阳明中平降肝木为计。

老苏梗一钱（切）　　炒归身一钱五分　　炙鳖甲五钱

广郁金五分（切）　　炒川断三钱　　　　淡吴萸三分

炒枣仁三钱　　　　　柏子仁三钱　　　　鲜佛手三钱

阳春砂仁三分（研末后下）

某（原第 45 案）

经停三月而通，瘀凝下焦也。盖气为血帅，气阻则血滞。

小川芎五分　　　　制香附一钱五分　　炒川断三钱

炒归身三钱　　　　淡吴萸三分　　　　小茴香七分

广郁金五分（切）　　炒青皮一钱　　　　白蒺藜三钱（炒去刺）

益母膏二钱（冲）

某（原第 100 案）

经居两月，发热泛恶，痰气化风为患，姑先治其潮热为宜。

白薇一钱五分　　　秦艽一钱　　　　　淡干姜二分（盐水炒）

玉竹三钱　　　　　菟丝子三钱（炒）　　黄甘菊一钱（去蒂炒）

生草二分　　　　　焦冬术一钱五分　　薄荷五分（后下）

川贝二钱（去心）　　嫩钩勾三钱（后下）

某（原第107案）

经闭者，各有所关，脉证合参，乃冲脉逆闭所致也。当从阳明通降，佐养心脾之血为治。

川贝母三钱（去心）　　炒归身三钱（小茴香拌炒）

怀牛膝三钱（盐水炒）　　白薇一钱五分

紫石英五钱（煅）　　云苓三钱

红花七分　　大熟地五钱（阳春砂仁拌炒炭）

广郁金五分（切）　　茜草一钱（另用福珍酒煎）

回生丹半丸

另加福珍酒大半碗，加入鲜益母草根汁一杯，煎至一半。

某（原第128案）

惊恐伤肝，癸水停闭五年。大便溏泄，竟有完谷不化之形，面浮舌光。参宜调补肝脾，以望血长经行为挽之。

焦冬术二钱　　补骨脂五分　　潼蒺藜三钱（盐水炒）

怀山药四钱（炒）　　炒杞子三钱　　炒苡仁三钱

煨肉果七分　　煨木香三分　　炙甘草三分

煨升麻五分　　小红枣三枚（去核）

某（原第150案）

经停两月，小溲频注不行，食下泛呕，拟和脾胃为计。

台参须一钱（另煎冲）　　白扁豆三钱　　煨升麻二分

炒白芍一钱五分　　川石斛三钱　　炒柴胡三分

老苏梗一钱　　　　　台乌药一钱五分（切）　　　　炒青皮一分

建莲子三钱（敲）

经行过少

某（原第 37 案）

经行三日即净，色紫滞，净后仍有恶心，宜填纳冲任为治。

广郁金五分（切）　　　　　　台乌药一钱五分（切）

炒丹皮一钱五分　　　　　　　川贝母一钱五分（去心）

炒枣仁三钱　　　　　　　　　金石斛三钱

怀牛膝三钱（盐水炒）　　　　炒杞子二钱

大熟地四钱（蛤粉炒炭）　　　紫石英三钱（煅）

左金丸五分（绢包）

某（原第 127 案）

经行四日，背肩气坠酸楚，乳房作胀，色淡且少，当从奇经八脉调治。

西党参三钱　　　　　炒归身二钱　　　　　炒延胡一钱五分

炒杞子三钱　　　　　炒赤芍一钱五分　　　广郁金五分（切）

白蒺藜三钱（去刺炒）　炒川断三钱　　　　　川贝母三钱（去心）

胎产金丹半丸　　　　益母膏一钱五分（冲）

另用福珍酒大半碗，加炒青皮五分、苏梗一钱调服。

经行过多

某（原第 47 案）

脾虚，气不摄血，经行如崩，大便溏泄，以东垣法。

人参须一钱五分（另煎冲）　　炒白芍一钱五分

地榆炭三钱　　　　　　　　炒冬术一钱五分

炒枣仁三钱　　　　　　　　藕节炭三钱

陈阿胶一钱五分（蛤粉炒）　　炒柴胡五分

丹皮炭一钱五分　　　　　　炮姜炭七分

槐花米三钱　　　　　　　　湘莲子三钱（敲）

煨木香二分

某（原第 111 案）

癸水至而复见，乃气不收摄故也。防崩中之虞，腹痛便泄，
肝木失和，仿东垣法。

台参须一钱五分（另煎冲）　　柴胡三分（醋炒）

淡干姜三分　　　　　　　　炒冬术二钱

白芍一钱五分（土炒）　　　　广藿梗一钱五分

生芪皮一钱五分（防风拌炒）　　煨木香三分

鲜佛手一钱五分

某（原第 113 案）

阳虚之体，气不摄血，癸水一月三行，色淡而少，仿东垣法
加减。

台参须—钱五分（另煎冲）	炒枣仁四钱	煨木香三分
炮姜炭五分	炒川断三钱	焦白芍—钱五分
炒柴胡三分	淡干姜三分（盐水炒）	菟丝子三钱（盐水炒）
炒冬术—钱五分	小红枣三枚（去核）	元眼肉五枚

经行腹痛

某（原第 12 案）

经前腹中酸坠，漾漾泛呕。当温养下元，和胃平肝。

广郁金五分（切）	归身—钱五分（土炒）
炮姜炭五分	川贝母—钱五分（去心）
川断三钱（炒）	云苓三钱
老苏梗—钱（切）	怀牛膝—钱五分（炒焦）
川通草五分	炒枣仁四钱
淡吴萸廿一粒	大橘饼—角（洗去糖）

某（原第 25 案）

经水已至，气机不和，当温煦三阴，兼调八脉。

制附子三分	真艾绒四分	川断肉三钱（炒）
生草四分	元武版五钱（炙）	台乌药—钱五分（切）
炒归身二钱	炙鳖甲五钱	怀牛膝—钱五分（盐水炒）
紫石英三钱（煅）	延胡索五分（炒）	

某（原第 43 案）

经水愆期而至，少腹酸坠痛楚，色带瘀紫，肝脾气血不克流行之故也。胃气乏而肝乘为恶心。拟和胃平肝。

广郁金五分（切）　　炒归身二钱　　白蒺藜三钱（炒去刺）

川贝母一钱五分（去心）　炒川断三钱　　紫石英三钱（煅）

旋覆花一钱五分（绢包）　云苓三钱　　怀牛膝一钱五分（盐水炒）

老苏梗一钱五分（切）　　胎产金丹半丸（调冲）

某（原第 124 案）

临经腹痛腰酸，气从下注则便泄溏薄，癸水涩少，其痛泻须经净而止，脉形沉细。乃肝脾不调，瘀化内风为患。

炒柴胡五分　　　　白蒺藜三钱（炒去刺）　　煨木香五分

炒归身三钱　　　　炒延胡一钱五分　　　　小茴香七分

炒赤芍一钱五分　　制香附一钱五分　　　　淡干姜三分

上肉桂三分（研末，饭糊丸下）

经行腰痛

某（原第 91 案）

先天肝肾两亏，后天脾胃又弱。二七之岁，尚未长大，内热久燔，天癸已行，临期腰痛，不能起坐，纳谷式微，此即未至而至也。将成悭长成痨之虞，急补三阴以挽之。

细生地三钱（炒松）　　炒枣仁四钱　　　生草二分

制冬术一钱五分　　　菟丝子三钱（炒）　桑椹子三钱

整玉竹二钱　　　　　女贞子二钱　　　生芪皮二钱

川贝母三钱（去心）　　薄荷二钱（后下）　小红枣三枚（去核）

崩　　漏

某（原第 84 案）

崩漏不已，现虽止，而又将及期，预防反复。

人参须一钱五分（另煎冲）　　炒陈皮四钱　　　地榆炭三钱

冬术炭一钱五分　　　　　炒建曲三钱　　　白芍炭一钱五分（土炒）

炮姜炭五分　　　　　　　炒柴胡三分　　　丹皮炭一钱五分

藕节炭三钱　　　　　　　水泛补中益气丸三钱（绢包）

某

一诊（原第 88 案）

崩止，漏带未净，色杂淡红，当守归脾汤加减。

西党参四钱（建曲拌炒）　　　　白芍炭三钱（土炒）

陈阿胶二钱（藕节炭拌炒）　　　生黄芪三钱

大黑枣肉四钱　　　　　　　　地榆炭三钱

冬术炭一钱五分　　　　　　　山萸肉炭三钱

青龙骨五钱（煅）　　　　　　炒枣仁三钱

左牡蛎一两（煅）　　　　　　黄甘菊一钱五分（炒）

湘莲子四钱（敲）　　　　　　丹皮炭三钱

二诊（原第 89 案）

崩中已定，带下绵绵，神脉向佳，再守法加减。

西党参三钱（建曲拌炒）　　　乌贼骨四钱（炙）

炙橘白五钱　　　　　　　　生黄芪二钱

地榆炭三钱　　　　　　熟地炭五钱（砂仁末拌炒）

焦冬术一钱五分　　　　丹皮炭一钱五分

左牡蛎五钱（煅）　　　菟丝子三钱

煨升麻五分　　　　　　川黄柏二钱（盐水炙）

某（原第 142 案）

癸水淋漓不净，起于去冬，迄今如是。少腹痞块，攻撑作痛，近增寒热往来，肝风劫络也。

柴胡五分（醋炒）　　丹皮炭三钱（盐水炒）　青皮炭五分（麸炒）

归身炭一钱五分　　　藕节炭三钱　　　　　台乌药一钱五分（切）

白芍炭三钱（土炒）　地榆炭三钱　　　　　西党参三钱

冬术炭一钱五分　　　湘莲子四钱（敲去心）　小红枣三枚（去核）

某（原第 146 案）

崩淋七月，气阴两伤，舌光纳减，腹膨腰酸。今晨瘀未下淋，拟守前法。

制冬术一钱五分　　　　白芍炭三钱（土炒）

柴胡五分（醋炒）　　　陈阿胶一钱五分（藕节灰三钱拌炒）

怀山药四钱（炒焦）　　乌贼骨四钱（炙）

丹皮炭三钱（盐水炒）　地榆炭三钱

生芪皮一钱五分　　　　黑山栀一钱五分（姜汁炒）

湘莲子四钱（敲）　　　小红枣二个（去核炒）

经后调理

某（原第 1 案）

经行初净，阴血内亏，虚火仍有上逆之势。毓阴潜阳为计。

西洋参一钱五分（去皮）　　　　云苓三钱

怀山药四钱（炒焦）　　　　　　川贝母一钱五分（去心）

丹皮一钱五分（盐水炒）　　　　怀牛膝一钱五分（盐水炒）

金石斛三钱　　　　　　　　　　炒枣仁三钱

广郁金五分（切片）　　　　　　细生地四钱（炒炭）

元眼肉七个

某（原第 6 案）

经后填补冲任为妙。

大熟地四钱（阳春砂仁末拌炒）　枣仁四钱（炒）

橘白五分（盐水炙）　　　　　　紫石英三钱（煅）

云苓三钱　　　　　　　　　　　杜仲三钱（盐水炒）

炒冬术一钱五分　　　　　　　　淡吴萸二分

白芍一钱五分（炒焦）　　　　　北沙参三钱

元眼肉七枚

某（原第 33 案）

经水将净，补养冲任为旨。

大熟地四钱（蛤粉炒）　　　　　炒枣仁四钱

广郁金五分（切）　　　　　　　紫石英三钱（煅）

柏子仁三钱 瓦楞子三钱（盐水煅）

怀牛膝一钱五分（盐水炒） 云苓三钱

陈阿胶一钱五分（蛤粉炒） 川贝母一钱五分（去心）

元眼肉七枚

某（原第 38 案）

经后血虚，肝木不和，腹中稍觉不适，当补摄脾肾。

大熟地五钱（阳春砂仁末拌炒） 云苓三钱

川贝母一钱五分（去心） 紫石英四钱（煅）

炒枣仁三钱 广郁金五分（切）

怀牛膝二钱（盐水炒） 炒冬术一钱五分

厚杜仲三钱（盐水炒） 元武版五钱（炙）

真艾绒五分 怀山药三钱（炒）

建莲肉四钱（敲） 元眼肉七枚

某（原第 39 案）

经水初净，脉息左数右细，当调和肝脾，兼理八脉。

大熟地四钱（阳春砂仁末拌炒） 炒枣仁三钱

厚杜仲三钱（盐水炒） 制附子二分

炒杞子三钱 车前子三钱（炒）

紫石英三钱（煅） 元眼肉二钱（去核）

大麦仁二钱 老苏梗五分

怀牛膝一钱五分（盐水炒）

某（原第 46 案）

经水将净，色紫如黑，乃气虚血滞也，并非独归气虚血热耳。当疏和肝脾，温养八脉。

紫石英三钱（煅）　　　炒枣仁四钱　　　　　制附子二分

怀牛膝二钱（盐水炒）　元眼肉二钱　　　　　生草三分

广郁金五分（切）　　　小川连一分（盐水炒）　炒山药三钱

小红枣三枚（去核）

不　孕

某（原第 132 案）

癸水愆期，每有半月之久，或四五月不行。六年未孕，肢臂患生风证，已将十余年矣。此乃脾营不足，瘀滞生风之故。当与养营通瘀，以冀癸事准期，盖治风必先治血也。

炒归身三钱　　　　　炙鳖甲一两（酒炙）　　元武版一两

炒赤芍一钱五分　　　红花一钱五分　　　　怀牛膝二钱（盐水炒）

广郁金七分（切）　　白蒺藜三钱（炒去刺）　柏子仁三钱

川贝母三钱（去心）　回生丹一角（调化）　　益母膏一钱五分（冲）

某（原第 140 案）

肝脾不和，癸水愆期，九年不孕，食后脘闷，临经当脐作痛，肝木于经行时克脾所致患也。

焦冬术一钱五分　　　真艾绒五分　　　　　紫石英三钱（煅）

淡干姜二分（炒焦）　小茴香七分　　　　　菟丝子三钱（盐水炒）

川断肉三钱（盐水炒）　　　炒杞子三钱　　　　炒建曲三钱

炒枣仁四钱　　　　　　阳春砂仁末五分（后下）

某（原第 147 案）

气虚不能摄血，经水参前，又关乎奇经八脉失调，所以停孕多年，肝风为病不一。冬至前后，神倦头眩，宜宗归脾汤加减。

西党参二钱　　　　焦白芍一钱五分　　　苍龙齿四钱（煅）

生黄芪一钱五分　　　黄甘菊三钱（去蒂）　　元眼肉三钱

炒于术一钱五分　　　炒杞子三钱　　　　　藕节炭三钱

炒枣仁三钱　　　　大黑枣四钱（去核）

带　　下

某（原第 133 案）

郁肝下劫奇脉，带下如注，以致续增寒热往来，动则腿酸。前进益气畅肝法，淋带止而脘中作胀，此即肝风上循阳明，病机转吉之征也。当和脾胃以熄内风。

台参须一钱五分（另煎冲）　　　淡干姜三分

炒归身一钱五分　　　　　　怀山药一钱五分（炒）

焦苡仁三钱　　　　　　　焦白芍一钱五分

乌贼骨三钱（炙）　　　　补骨脂五分（炒）

潼蒺藜三钱（盐水炒）　　　菟丝子三钱（炒）

湘莲肉四钱（敲）　　　　阳春砂仁末五分（后下）

胎前诸证
妊娠恶阻

某（原第 98 案）

久痢停经，纳减，病中怀妊恶阻，治宜兼顾。

老苏梗—钱五分（切）　　川石斛三钱　　　　炒建曲三钱

台乌药—钱五分（切）　　白芍炭三钱（土炒）　荠菜花三钱

炒冬术—钱五分　　　　焦木瓜七分　　　　　橘白五分

普洱茶—钱

妊娠咳嗽

某（原第 108 案）

怀妊六月，咳呛喘急，呕逆咽哽，防其络伤胎动之虞，更恐肺气喘闭之险，急以两顾之。

牛蒡子三钱（炒）　　白杏仁三钱（去皮尖）　老苏梗—钱

防风—钱五分　　　　象贝三钱（去心）　　　秦艽—钱五分

桔梗—钱五分　　　　炙紫菀—钱五分　　　　生草三分

大豆卷二钱　　　　　鲜佛手—钱五分

妊娠便秘

某（原第 96 案）

咳呛，胁中闪痛，气从上跃，大便闭结，阳明热结，肝失疏泄，防动胎元。

羚羊角三钱（先煎）　　鲜首乌五钱

瓦楞子四钱（煅）　　　瓜蒌皮二钱

川贝三钱　　　　　　　冬瓜子三钱

白杏仁三钱（去皮尖）　肥知母一钱五分（盐水炒）

海浮石四钱（煅）　　　左金丸三分（药汤送）

老枇杷叶三钱（刷去毛）橘络七分

产后诸证
产后气虚

某（原第 119 案）

难产，气虚下陷，小溲无度不禁，胃纳减而无味，瘀露色淡，半月而净，大便燥结难行，渴不多饮，脉息两尺皆空，关软大不耐按，舌苔白腻，乃气血肝血下陷，肾关不固也。

台参须一钱五分（另煎冲）　炒归身三钱

淡苁蓉四钱（漂）　　　　　柴胡五分（醋炒）

白芍一钱五分（土炒）　　　柏子仁三钱

鹿角霜五钱　　　　　　　　杞子三钱

制附子三分　　　　　　　　生芪皮三钱

生草三分　　　　　　　　　丝绵灰三分（研末冲）

炮姜炭四分

产后肿胀

某（原第 117 案）

病由连次小产，三阴内亏，血不养肝，肝风扰于本经为肿，化气则少腹作胀，上升阳明为头痛、目珠疼，当养肝熄风为治。

炒杞子三钱　　　　　　归身二钱（酒炒）

焦白芍一钱五分　　　　黄甘菊一钱五分（炒去蒂）

川断三钱（酒炒）　　　制首乌四钱

川贝母二钱（去心）　　炒枣仁四钱

金石斛三钱　　　　　　白蒺藜三钱（炒去刺）

蔓荆子三钱　　　　　　广郁金三钱（切）

癥　　瘕

某（原第 104 案）

经停四月，腹左结痞如核，痛胀并作，交节日形渐大，乃络中瘀痰凝聚也，药力未能速效。所幸寒热背痛、胸痞便溏诸恙未萌，可以专理血分。慎防血臌之变。

广郁金五分（切）　　　泽兰三钱

没药一钱　　　　　　　川贝母二钱（去心）

延胡索一钱五分（炒）　乳香一钱

炒归身二钱　　　　　　炒青皮五分

怀牛膝三钱（盐水炒）　白蒺藜三钱（炒去刺）

鲜益母草汁一杯（冲）

某（原第 106 案）

产后停经，三载而通，通而不畅。经净之后腹痛，左痞块忽盛忽衰，延绵三月。前曾痛甚发厥，大便溏泄，尿胞下脱，已经二年。此乃劳力伤气，收摄失司[1]所致。现在当先治其痞痛为要。

上肉桂三分（研末，饭糊丸下）　　明乳香一钱

炒杞子三钱　　　　　　　　　炒归身二钱

没药一钱　　　　　　　　　　淡干姜三分

焦白芍一钱五分　　　　　　　橘络七分

炒青皮七分　　　　　　　　　小茴香五分

某（原第 143 案）

素有木蛾频发，右胁癥块坚硬攻撑，渐次高大，舌强筋牵。今经行通畅，痞亦消解，内起瘀郁，风阳亦熄，舌痒已可。经前乳房胀痛，当防其及期复作。当养肝和胃。

广郁金五分（切）　　　　　　炒归身二钱

紫石英四钱（煅）　　　　　　川贝母二钱（去心）

白蒺藜三钱（炒去刺）　　　　怀牛膝一钱五分（盐水炒）

炙鳖甲五钱　　　　　　　　　炒杞子三钱

真橘红一钱　　　　　　　　　柏子仁三钱

制首乌四钱　　　　　　　　　胎产金丹半粒（调化）

（1）劳力伤气，收摄失司：本作"劳力气摄司"，脱误，今据文义改。

时 病 门

伤 风

某（原第 11 案）

风邪袭肺，咽痛咳嗽，防发寒热，经水及期，兼顾以治。

牛蒡子—钱五分（炒）　　赤芍—钱（炒）　　紫菀—钱

白杏仁三钱（去皮尖）　　防风七分　　象贝—钱五分（去心）

玉桔梗七分　　　　　　前胡八分　　怀牛膝—钱五分

广郁金五分（切片）

某（原第 26 案）

日前夜凉偶感，自觉畏寒时有。昨宵左足抽痛，引及遍身，痛不能寐，形寒发热，吐泻交作。舌苔白厚，脉息弦浮，表热未解。乃肝风内起，外兼风冷，互相为病耳。

老苏梗—钱五分（切）　秦艽—钱　　　　炒赤芍—钱

广藿梗—钱五分　　防风—钱五分　　白蔻仁五分（研后下）

制川朴五分　　建曲三钱（炒）　　桔梗—钱

大豆卷三钱　　鲜佩兰—钱（搓香后下）嫩桑枝五钱

温 热

某（原第 15 案）

脉数颇盛，舌苔灰黄质绛，乃温邪化于阳明，当清养肺胃。

西洋参—钱五分（去皮）　　　桑白皮—钱五分（蜜炙）

细生地四钱（蛤粉炒）　　　鲜霍斛七钱

知母一钱五分（盐水炒）　　云苓三钱

川贝母一钱五分（去心）　　通草五分

麦冬一钱五分（去心）　　白杏仁二钱（去皮尖）

青蔗浆一杯（冲）

某（原第 161 案）

温邪一候初解，正气正阴被邪所扰，且素体极虚，所虑者春寒料峭，虚中感触，最易复病之虞。拟补中以理余邪，兼固脾胃以御外风。

生西洋参一钱五分（去皮）　　云苓三钱

制首乌五钱　　制冬术三钱

川贝二钱（去心）　　厚杜仲三钱（盐水炒）

怀山药三钱（炒）　　炒枣仁四钱

糯稻根须二两（洗）煎汤代水

暑　风

某（原第 5 案）

脾气素亏，肝木少调，易于便溏，经水参差，奇经八脉失调故也。宜养营理气。现今暑风稍袭，姑先疏化之。

老苏梗一钱五分（切）　　建曲三钱（炒）　　赤苓三钱

广藿梗一钱　　防风一钱（炒）　　苡仁四钱（炒）

白蔻仁三分（研后下）　　扁豆三钱（炒）　　橘白五分

鲜佛手一钱

某（原第 20 案）

心虚脾弱，暑风易袭，昨曾闭汗发热，后得汗而解。防变暑疟，心神易于烦扰，少寐。姑先理标。

广藿梗一钱五分　　　　白薇一钱五分　　　　青蒿一钱五分

广郁金五分（切）　　　川贝母一钱五分（去心）　白扁豆三钱（炒）

白蔻仁五分（研后下）　云苓三钱　　　　　　鲜佛手一钱五分

益元散三钱（包）

某

一诊（原第 72 案）

腑闭四日，发热两日，脉弦迟，风邪袭于卫分，未经发泄也。先为疏表通里，勿致淹缠转重为妙。

牛蒡子一钱五分（炒）　防风一钱五分　　　炒青皮七分

蔓荆子一钱五分　　　　秦艽一钱五分　　　广藿香一钱五分

白杏仁三钱（去皮尖）　赤芍一钱五分　　　白蔻仁五分（研后下）

鲜佛手一钱五分

二诊（原第 73 案）

汗畅之下，风邪化热，舌黄脉数，清化再佐疏风，勿令转疟乃幸。

白杏仁三钱（去皮尖）　炒枳壳一钱　　　　桔梗一钱

赤芍一钱五分　　　　　莱菔子三钱（炒）　丹皮一钱五分

青蒿一钱五分　　　　　炒淡芩一钱　　　　鲜佛手一钱五分

枇杷叶露一两（冲）

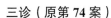

三诊（原第 74 案）

汗多便通，表里皆空，暑热伏营，暑风束卫，未得清撤，变幻宜慎。

青蒿一钱五分	银花三钱	赤芍一钱
蔓荆子二钱	防风一钱	丹皮一钱五分
元参三钱	桔梗一钱	土藿香一钱
鲜佛手一钱五分		

四诊（原第 75 案）

热退之后，复有形寒灼热，欲成暑疟，疏卫清营，即可向痊者也。苟或失慎，有连邪热传心包之变。

牛蒡子一钱五分（炒）	炒淡芩一钱五分	白杏仁三钱（去皮尖）
防风一钱	赤芍一钱五分	炒青皮一钱
青蒿一钱五分	炒枳壳一钱	丹皮一钱五分
鲜藿香一钱五分		

五诊（原第 76 案）

暑风暑热为病，退而复作，防连热之患。营分达邪，以冀即退为善。

细生地四钱	炒青皮一钱	炒建曲三钱
秦艽一钱五分	丹皮一钱五分	赤苓三钱
青蒿一钱五分	益元散三钱（绢包）	

某（原第 182 案）

暑风湿热，发热三日，形凛自汗，汗出热衰，汗收复盛，乃伤暑证也，能转疟为轻。

牛蒡子三钱（炒）　　秦艽一钱五分　　　白杏仁三钱（去皮尖）

赤芍一钱五分　　　　广藿香一钱　　　　蔓荆子三钱

青蒿一钱五分　　　　炒建曲三钱　　　　嫩桑枝四钱

防风一钱五分　　　　鲜佛手一钱五分

暑　　湿

某（原第 10 案）

暑湿蕴蒸，肝木克于肠胃，昨宵作泄腹痛，舌苔黄腻，脉情濡软带弦，慎防发热之患。

广藿梗一钱　　　　　云苓三钱　　　　　白扁豆四钱（炒）

白豆蔻五分（研后下）　建曲三钱（炒）　　川通草七分

老苏梗一钱五分（切）　橘白五分　　　　　淡竹叶一钱五分

鲜佩兰叶七分（搓香后下）

某（原第 63 案）

复病背胀胁痛，口苦且腻。暑湿余热，挟肝火互结为患。邪恋营分不化，阴虚，脾气未复也。

广郁金五分（切）　　制川朴七分　　　　白蒺藜三钱（炒去刺）

青蒿一钱五分　　　　淡芩一钱（炒）　　炒泽泻一钱五分

炒丹皮一钱五分　　　赤苓三钱　　　　　猪苓一钱五分

羚羊角一钱五分（先煎）　野蔷薇露五钱（冲）

暑　热

某

一诊（原第48案）

暑热伏营，未经汗泄，表热尚盛，舌黄质绛。宜从阴求汗法，以达伏邪，勿使传经化燥为善。

淡豆豉四钱　　　　　　桔梗一钱

青蒿三钱　　　　　　　鲜生地五钱（上二味同捣）

白杏仁三钱（去皮尖）　土藿香一钱五分

牛蒡子三钱（炒）　　　秦艽一钱五分

防风一钱五分　　　　　赤芍一钱五分

鲜佛手一钱五分

二诊（原第49案）

汗畅，热未退净，疹点透足，脉息较昨和平，左部颇数，大便将行，有通降之意。营分暑热未化，证交六日，一候解热为要，以清化通腑。

鲜生地八钱　　　炒枳壳一钱　　　莱菔子三钱（炒）

白杏仁三钱（去皮尖）　瓜蒌皮一钱五分　金石斛三钱

柏子仁三钱　　　炒麦仁四钱　　　广郁金五分（切）

粉丹皮一钱五分　　淡竹叶一钱五分

三诊（原第50案）

表热已退，额上未净，大便七日未行，疹透胸宽，舌黄泛灰。夜来蒸热，营分暑热未化。以轻疏上焦，通运中焦，冀能安谷为妥。

老苏梗五分 　　　　赤苓三钱 　　　　火麻仁三钱（研）

广郁金三分 　　　　炒青皮七分 　　　柏子仁三钱

枳壳二分（上三味开水磨冲）　炒丹皮一钱五分　白杏仁三钱（去皮尖）

益元散二钱（绢包）

四诊（原第 51 案）

大便之后，阴虚液涸，舌尖干剥，杳不思谷，所谓邪火不杀谷也。表热虽退，里热尚盛，舌泛黑色，二便皆热。必须存阴清暑，庶免液涸风动，邪入心包之变。

西洋参一钱五分（去皮）　炒淡芩一钱五分　竹卷心三钱

元参三钱 　　　　　　炒麦仁四钱 　　　大麦冬二钱（去心）

生草五分 　　　　　　制冬术一钱 　　　川石斛三钱

白茅根七钱（去心）

五诊（原第 52 案）

舌黑化淡而带黏，尖干较甚，暑热渐化，肝火湿热，尚留顿于肠胃，热势已减，可以运化湿热矣。

鲜生地五钱 　　　　赤芍一钱 　　　　元参三钱

炒淡芩一钱五分　　　炒建曲二钱 　　　大麦仁三钱

生冬术一钱 　　　　连翘心三钱 　　　青蒿二钱

白茅柴根一两（去心）

六诊（原第 53 案）

暑热渐清，里邪肝火湿热互蒸，不思谷食，日晡蒸热，舌尖干而苔浊，当疏肝理湿，里邪运化为妙。

广郁金一钱（切）　　　　　枳实炭七分（麸炒）

炒青皮五分　　　　　　　川贝母二钱（去心）

炒淡芩一钱五分　　　　　炒柴胡三分

元参三钱　　　　　　　　炒麦仁三钱

淡竹叶一钱五分　　　　　鲜佛手白一钱五分

七诊（原第 54 案）

热化湿化，肝木未和，脾土受克，饮食未旺，拟和肝脾以理余邪。

广藿梗一钱五分　　炒青皮一钱　　　金石斛三钱

炒淡芩一钱五分　　赤苓三钱　　　　益元散三钱（绢包）

生冬术一钱　　　　白茅柴根一两（去心）

八诊（原第 55 案）

舌苔虽化，尚属焦黄，慎风是嘱。

鲜生地一两　　　　赤芍一钱　　　　炒淡芩一两

元参三钱　　　　　滑石三钱（包）　　丹皮一钱五分

炒麦仁一钱　　　　生草三分　　　　青蒿一钱

秦艽一钱　　　　　白茅柴根一两（去心）　鲜藕肉一两

九诊（原第 56 案）

暑病后阴虚，阳明余热未净。

西洋参一钱五分（去皮）　火麻仁三钱（研）　肥知母一钱五分（盐水炒）

鲜生地一两　　　　柏子仁三钱　　　炒麦仁三钱

炙鳖甲五钱　　　　白荷花露一两

某（原第 58 案）

汗出已遍，红疹畅发，表热退而未净。营分暑热尚盛，舌苔焦黄，尖绛。当清暑祛风，勿令营热内传心包乃妥。

牛蒡子三钱（炒）	赤芍一钱五分（炒）	炒枳壳七分
白杏仁三钱（去皮尖）	淡芩一钱（炒）	鲜霍斛一两
桔梗一钱五分	秦艽一钱五分	香青蒿一钱五分
土藿香一钱		

某

一诊（原第 185 案）（卷三　陈　十庙前　一诊）

暑邪病交十六日，正虚邪从内陷营分，神倦气闷，恶心便溏，表热夜盛，脉沉，舌黄苔满。急急扶正托邪，冀能邪从少阳转出，肺气开通，生机可握。

广郁金一钱五分（切）	炒建曲三钱	生冬术一钱五分
川贝母三钱（去心）	牛蒡子三钱（炒）	秦艽一钱五分
白蔻仁七分（研后下）	炒赤芍一钱五分	青盐半夏一钱五分
鲜佛手一钱五分	鲜藿香一钱五分	

二诊（原第 186 案）

暑邪遏抑于里，稍有外达之机，形寒略有，热盛于血分，恶心频频，痰气壅塞于肺经，营热亦炽也。拟疏上清里法挽之。

牛蒡子三钱（炒）	赤芍一钱五分（炒）	鲜生地四钱
广郁金一钱（切）	青皮五分（炒）	元参一钱五分
白杏仁三钱（去皮尖）	丹皮一钱五分（炒）	天竺黄三钱

川贝母—钱五分（去心）　秦艽—钱五分　　莱菔子三钱（炒研）

鲜藿香—钱五分　　　鲜竹叶—钱五分　　野蔷薇露五钱（冲）

三诊（原第 187 案）（卷三　陈　十庙前　二诊）

伏暑颇有外达之机，白痦渐透，舌苔渐见灰黄，脉息洪数，恶心，通关不通，乃营分伏热极盛，肝升太过，肺降不及之见端也，最易厥逆。病情正交十八日，至危至险关头，又当立秋大节，正虚邪热上涌之虞，不可不防。盖药之所误，所谓一逆尚引日，再逆促命期。石膏之遏抑风邪，葛根之升提虚阳，投之于前，病情极险矣。谬承下问，当竭尽心力以挽之，冀能万一之幸。

乌犀尖—钱（镑先煎）　　　川贝母二钱（去心）

青蒿—钱　　　　　　　赤芍—钱

天竺黄二钱　　　　　　元参—钱五分

桔梗—钱　　　　　　　广郁金七分（切）

小川连—分　　　　　　陈胆星五分

生姜汁三匙（冲）　　　　炒枣仁四钱（上二味，盐水同炒）

鲜大竹叶三钱　　　　　鲜佛手白—钱五分

四诊（原第 188 案）

表热盛衰靡定，寐则恶心依然，舌苔黄浊，肺气闭痼，最为可虑，拟开肺清营以防厥逆。

白杏仁三钱（去皮尖研）　　桔梗七分

炒枣仁四钱　　　　　　广郁金—钱（切）

赤芍—钱　　　　　　　元参—钱五分

川贝母三钱（去心）　　　　台参须八分（加炒黄米同煎，另煎冲）

至宝丹二分（调冲）

五诊（原第 189 案）（卷三　陈　十庙前　三诊）

肺气稍有开泄之机，红疹畅透，舌苔深黄，便通溏厚，表热大和，里热尚炽，夜不得寐，心中烦热异常，渴不多饮，腹膨溲少，恶心减少，痰多稀腻。拟清营化热，开肺平肝，勿令痉厥乃幸。

鲜大竹叶三钱　　　　　　　炒淡芩一钱

川贝母二钱（去心）　　　　元参三钱

天竺黄三钱　　　　　　　　益元散三钱（绢包）

麦冬一钱五分（去心）　　　赤芍一钱

至宝丹二分（调冲）　　　　乌犀尖一钱五分（镑先煎）

白茆柴根一两（去心）　　　干淡竹叶一钱五分

六诊（原第 190 案）

营虚伏热渐化，疹瘔已透，虚火肝阳上升，少寐泛痰，表热大和，须存阴清化，平肝泄肺为治。

细生地五钱　　　　桔梗一钱　　　　川贝母二钱（去心）

鲜霍斛五钱　　　　青皮二分（炒）　左牡蛎五钱（煅）

白杏仁三钱（去皮尖）丹皮一钱五分　炒麦仁四钱

桑白皮一钱五分（水炙）麦冬一钱五分（去心）瓜蒌皮三钱（蜜炙）

枇杷叶三钱（去毛）　鲜大竹叶三钱

七诊（原第 191 案）（卷三　陈　十庙前　四诊）

暑邪化而气阴两虚，中空风动，脉息静而舌苔化净，舌根稍

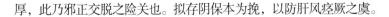

厚，此乃邪正交脱之险关也。拟存阴保本为挽，以防肝风痉厥之虞。

细生地一两　　羚羊角一钱五分（先煎）　　川贝母三钱（去心）

鲜生地一两　　左牡蛎一两（煅）　　云苓二钱

鲜霍斛五钱　　煅龙齿五钱　　炒枣仁四钱

元参三钱　　五味子三分（敲）　　制冬术一钱

濂珠粉五分（调冲）　　嫩钩勾五钱（后下）

八诊（原第193案）

病退之下，营热伤阴，肝阳上升，痰火合煽，表热退净，脉亦宁静，神志忽然狂妄，刻虽平静，尚未为稳妥也。此诚节外生枝之虞，须得安寐，方有佳象。

细生地一两　　天竺黄三钱

左牡蛎一两（煅）　　乌犀尖一钱五分（镑先煎）

川贝母三钱（去心）　　鲜霍斛一两

大麦冬三钱（去心）　　陈金汁一两（冲）

至宝丹三分（冲）

九诊（原第194案）（卷三　陈　十庙前　五诊）

阴液较昨稍敛，风阳尚未全平，神志全清，言语少利，正气极虚，拟毓阴潜阳，平肝化痰，兼清营分余热，以冀浪静风恬，日臻佳境为幸。

细生地七钱　　麦冬三钱（去心）　　左牡蛎一两（煅）

生冬术一钱五分　　川贝母三钱（去心）　　天竺黄三钱

乌犀尖一钱五分（镑先煎）　　陈胆星五分　　炒枣仁四钱

台参须一钱五分（另煎冲）　　　元参三钱　　　　濂珠粉五分（冲）

陈金汁一两（冲）　　　　　　　至宝丹三分（冲）

十诊（原第 195 案）

阴虚痰火上升，虽然稍得平静，尚见神志模糊，右脉有力带弦，必须安寐，方能转吉。

生西洋参一钱五分（去皮）　　　　天竺黄三钱

桔梗五分　　　　　　　　　　　鲜霍斛一两

川贝母三钱（去心）　　　　　　甘中黄五分

鲜生地一两　　　　　　　　　　元参三钱

广郁金一钱五分（切）　　　　　白杏仁三钱（去皮尖）

炒枣仁五钱（黑栀三钱拌炒）　　陈胆星七分

濂珠粉五分（冲）　　　　　　　枇杷叶露一两（冲）

十一诊（原第 196 案）

左脉稍足，右脉弦劲，阴液较降，肝火略显也。所虑肝吸肾，肾根下脱，两阳相并，躁狂昏厥之变。

生西洋参三钱（去皮）　大麦冬三钱（去心）　大熟地五钱（蛤粉炒）

元参三钱　　　　　川贝母三钱（去心）　炒枣仁四钱

元武版一两（盐水炙）　怀山药四钱（炒）　　山萸肉二钱（炒）

左牡蛎一两（煅）　　建莲一两（敲）　　　川楝子五分（蜜炙）

苍龙齿一两（煅）　　大珠菜一两（洗净）　濂珠粉三分（冲）

十二诊（原第 197 案）（卷三　陈　十庙前　六诊）

大便通后，虚象颇多，肝阳痰火较昨大平，目定可而舌音清楚，惟病久邪达，中虚肝升，吸动肾阳为循空。神志恍惚，语言时清时错，最虑虚波厥脱之变，急急补救尚恐鞭长莫及。

台人参一钱五分（生西洋参一钱同煎）　　炒枣仁四钱

川贝母三钱（去心）　　西党参三钱

元参三钱　　大麦冬三钱（去心）

大熟地五钱（青盐五分拌炒）　　龙齿五钱（煅）

鲜霍斛一两　　左牡蛎一两（煅）

小红枣三枚（去核）　　濂珠粉五分（冲）

十三诊（原第 198 案）

肝阳痰火稍平，正气未复，虚阳未潜，拟摄肾平肝以治。

台参须一钱五分（另煎冲）　　炒枣仁三钱

左牡蛎五钱（煅）　　大麦冬一钱五分（去心）

元眼肉一钱五分　　怀山药三钱（炒）

川贝母二钱（去心）　　云茯神二钱

五味子五分（敲）　　小红枣三枚（去核）

十四诊（原第 200 案）（卷三　陈　十庙前　七诊）

昨投补摄肝肾虚阳，虚热渐平，神情如旧，曾以吊足外治之法施之，忽然脑门气从下夺，心神烦急，虽然借端生事，细参脉象，实乃中气下夺，将行大便，虚阳欲脱之象。急以补守，尚恐不及，断无再疑邪象也。

台人参三钱（另煎冲）　　炒白芍一钱五分

左牡蛎一两（煅）　　大熟地五钱（制附子二分拌炒同煎）

炒枣仁五钱　　　　　　陈胆星五分

大麦冬二钱（去心）　　云苓三钱

五味子五分（敲）　　　生于术三钱

川贝母二钱（去心）　　西党参三钱

建莲子五钱（敲）

十五诊（原第199案）（卷三　陈　十庙前　八诊）

大便守中之下，刻间方下，先有虚烦阵作，神志缭乱，便后汗多如注，脉细如丝，尺脉皆空，肠鸣不定，恐大便溃下喘脱之虞，勉尽人力，再为挽救，以邀天相。

台人参三钱（另煎冲）　　制附子七分　　　大黑枣五钱

大有党参五钱　　　　　炒白芍三钱　　　五味子一钱（敲）

生于术一钱五分　　　　炙草五分　　　　左牡蛎五钱（煅）

炒枣仁四钱　　　　　　龙骨五钱（煅）　怀山药三钱（炒）

上肉桂二分（研末，饭糊丸）　　　　　　建莲子一两（敲）

十六诊（原第201案）（卷三　陈　十庙前　九诊）

肝阳痰火上升，吸提肾根，以致脱象俱露，尺部脉脱，不能安寐，神志虽清，时有昏迷烦扰之征。昨日大便几至厥脱，幸尽力挽住，汗泄复收，通宵未寐，虚阳上越，肝阳更觉升扰。刻诊两手脉象尚有一线之机，姑再尽心益阴守阳，以平肝阳痰火为治。

台人参一钱五分（另煎冲）　　大麦冬三钱（去心）

龙齿五钱（煅）　　　　　　　细生地一两（制附子二分拌炒）

炒枣仁五钱　　　　　　　　　怀牛膝一钱五分（盐水炒）

左牡蛎一两（煅）　　　　　　炒白芍三钱

川贝母三钱（去心）　　　　　天竺黄三钱

上西黄二分（研冲）　　　　　濂珠粉五分（冲）

戈制半夏五分

十七诊（原第 202 案）（卷三　陈　十庙前　十诊）

晨进扶元气、益真阴，兼开肺化痰之法，痰即上泛，气虚不能略出，恶心气逆，舌不能伸。刻咳呛，吐出黏痰，神志语言暂清，尺部比昨日略贴，再尽心力，枢纽气阴，以化顽痰，勉希万一之幸。

台人参一钱五分（制附子二分同煎另冲）　　炒枣仁一两

元眼肉三钱（去核）　　　　　至宝丹二分（调冲）

陈胆星五分

十八诊（原第 203 案）（卷三　陈　十庙前　十一诊）

肝阳痰火渐定，自云稍稍得寐，神志尚可依持，手战无力，包络之痰，得从上泄，气不能略，阻膈化糜，口舌咽关满布，脉息尚属根脉不足。仍拟补守三阴，上化痰火为挽，以冀风恬浪静，日臻佳境为妙。

台人参一钱五分（另煎冲）　　　炒枣仁一两

制附子三分　　　　　　　　　大麦冬二钱（去心）

元眼肉三钱（去核）　　　　　炒白芍四钱

制于术三钱　　　　　　　　　川贝母三钱（去心）

熟地炭五钱（蛤粉炒）　　　　甘中黄五分

苍龙齿五钱（煅）　　　　　　左牡蛎一两（煅）

陈金汁八钱（冲）　　　　　　小红枣五钱（去核）

野蔷薇露一两（冲）

十九诊（原第 204 案）

脉息依然有根不乱，惟顽痰壅结咽关胸膈，不能畅吐，塞逆之时，竟有咬牙欲厥之象。咯出黏痰，神志清而语言利，虽然病有出路，究虑正不支持，厥脱之象也。且口糜化黄，亦属顺证，加意护持，化痰扶正挽之。

台人参一钱五分（另煎冲）　　制南星五分

制于术三钱　　　　　　　　鲜首乌八钱

炒枣仁一两　　　　　　　　元眼肉三钱

鲜霍斛一两　　　　　　　　苍龙齿一两（煅）

白金丸五分（绢包同煎）　　川贝母三钱（去心）

至宝丹五分（冲）

二十诊（原第 205 案）（卷三　陈　十庙前　十二诊）

病后虚极之时，惊忧动肝，而致痰火扰乱神明，如痴如狂，无如虚体不克支持，而致吸空肾阳为脱。此时治法，守定正气，以平肝阳痰火为挽。

台人参一钱五分（另煎冲）　　龙齿一两（煅）

鲜首乌一两　　　　　　　　生晒于术三钱

川贝三钱（去心）　　　　　乌犀尖一钱五分（锉先煎）

炒枣仁三钱　　　　　　　　制南星七分

元参三钱　　　　　　　　细生地一两

元眼肉二钱　　　　　　　左牡蛎一两（煅）

至宝丹三分（冲）　　　　白金丸三分（参汤送下）

二十一诊（原第206案）（卷三　陈　十庙前　十三诊）

昨宵安静，神志亦清，晨间得寐，稍有阳明气火上逆，大便适值下行，阴虚阳冒，痰火上蒙，痉厥之象复见，幸便后根脉尚未拔根，再为益阴和阳，以平肝阳痰气为挽救之计。

细生地一两　　　　制僵蚕二钱　　　　元参三钱

左牡蛎一两（煅）　天竺黄五钱　　　　枣仁一两（炒）

陈胆星一钱　　　　羚羊角三钱（先煎）　大麦冬二钱（去心）

川贝母三钱（去心）　龙齿五钱（煅）　　濂珠粉五分（研调冲）

制于术三钱　　　　陈金汁五钱（冲）　至宝丹三分（冲）

囫囵鸡子黄一枚

二十二诊（原第207案）

痰黏胸膈，不能咯出，又见狂妄，拟守根阳，上开肺络以豁痰，勿令提空痉厥为妙。

台人参一钱五分（另煎冲）　元眼肉四钱　　　川贝四钱（去心）

制于术二钱　　　　　　陈胆星一钱五分　炒枣仁四钱

白金丸一钱（参汤送下）

二十三诊（原第208案）（卷三　陈　十庙前　十四诊）

火象大退，正气转虚，痰凝尚属壅结不松，嗜卧沉迷，乃阴血见复，佳象也。可望阳气潜藏，神志渐清之喜。盖阴足阳平，痰随火降，一定之理也。

台人参三钱（另煎冲）	炒枣仁一两	龙齿五钱（煅）
西党参四钱	川贝母三钱（去心）	大麦冬一钱五分（去心）
生于术三钱	制南星一钱	甘中黄四分
炒山药四钱	广郁金一钱五分（切）	桔梗五分
制僵蚕三钱	菟丝子四钱（盐水炒）	淡姜渣三分
大黑枣五钱（去核）		

二十四诊（原第 209 案）

大便续通极畅，虚象较昨稍立定，神志极属清楚，惟咽关痰凝未化，虑妨饮食。且喜昨宵颇有安寐，皆属善状也。再为紧守气阴，以望渐入坦途。

台人参一钱五分（另煎冲）	苍龙齿五钱（煅）
元眼肉三钱	西党参四钱
川贝母三钱（去心）	怀山药五钱（炒）
生于术三钱	左牡蛎一两（煅）
炒枣仁一两	制赤首乌六钱
风化硝三分（后下）	大黑枣五钱（去核，制附子一分拌炒）
菟丝子四钱（盐水炒）	云茯神三钱
广郁金七分（切）	大珠菜五枚

二十五诊（原第 210 案）（卷三　陈　十庙前　十五诊）

脉息沉细，水呛音闪，溲下淋浊如膏，脏真阴液告竭之见象也。拟益气畅肝，分清利浊以挽之。但所虑阴药纳降，肝火下逼伤肾，有痨损之象也。

台人参一钱五分（另煎冲）　建莲子一两（敲）　广郁金五分（切）

鹿角霜三钱（剉末绢包）　锁阳二钱（煅）　小红枣五钱（去核）

生芪皮三钱　　　　　　　菟丝子四钱（盐水炒）　萸肉炭二钱

西党参四钱　　　　　　　元眼肉三钱　　　　　　炒枣仁一两

二十六诊（原第 211 案）

昨宵肝阳未夺肾液，小便惟浑浊而已，右脉较起，左脉未振，舌紫滞退而红色顺正，音低水呛仍然，夜寐安帖。细究肝阳夺汗，故而寐得平静也。

台人参一钱五分（另煎冲）　炒枣仁一两　　　　锁阳二钱（煅）

生黄芪四钱　　　　　　　建莲子一两（敲）　　萸肉炭二钱

生鹿角三钱（镑先煎）　　菟丝子四钱（盐水炒）怀山药五钱

西党参三钱　　　　　　　元眼肉三钱　　　　　炒白芍三钱

小红枣三枚（去核）

二十七诊（原第 212 案）

神脉平善，饮食渐加，胃阴久伤，热食下腑，稍有气逆如喘之象，心中悸惕。拟养金水之静，制心肝之动，以冀日臻佳境为幸。

台人参一钱五分（另煎冲）　　炒白芍一钱五分

山萸肉二钱（炒炭）　　　　　西党参三钱

杜芡实三钱　　　　　　　　　锁阳二钱（盐水炙）

制于术一钱五分　　　　　　　橘络一钱

菟丝子三钱（盐水炒）　　　　炒枣仁一两

川贝母三钱（去心）　　　　　怀山药五钱（炒）

元眼肉二钱　　　　　　　　　建莲子一两（敲）

鲜芦根五钱（去尖节，加白蜜少许涂炒）

二十八诊（原第 213 案）（卷三　陈　十庙前　十六诊）

今日大便颇畅，便后形凛微热，喘促之象，乃营卫交虚，肺脾两损也。

台人参一钱五分（另煎冲）　　　炒枣仁一两

大黑枣四钱（制附子一分拌炒）　绵黄芪三钱

生草三分　　　　　　　　　　杜芡实三钱

制于术三钱　　　　　　　　　大麦冬三钱（去心）

锁阳二钱（炙）　　　　　　　桑白皮一钱五分（炙）

五味子五分（敲）　　　　　　天竺黄三钱

怀山药三钱（炒）　　　　　　鸡肫皮二钱（炙）

马兜铃三分（蜜炙）　　　　　嫩芦衣卅个

陈叫子三枚

二十九诊（原第 214 案）

肝风今日走络，循本经，胁痛，寒热如疟，痰黏恶心，音闪稍起，当保守脏真，以熄内风为治。

西党参四钱　　　　　　　　　大麦冬一钱五分（去心）

绵黄芪四钱（桂枝一分拌炒）　制首乌四钱

大黑枣三枚（去核，制附子一分同炒）　制于术一钱五分

杜茋实三钱　　　　　　　锁阳二钱（炙）

炒枣仁一两　　　　　　　炒杞子三钱

嫩芦衣卅个　　　　　　　陈叫子三枚

加皂荚子四钱，煮萝卜一两，去皂荚，用萝卜为药引。

三十诊（原第 215 案）（卷三　陈　十庙前　十七诊）

刻诊神脉安和，舌苔根上已立，音闪未亮，尚属忌款，其余
诸恙渐次平静矣。

绵黄芪四钱　　　　　　　生草三分

大黑枣三枚（去核，制附子二分拌炒）　西党参四钱

菟丝子三钱（盐水炒）　　桔梗五分（生甘草汤拌焙）

台人参一钱五分（另煎冲）　炒枣仁一两

象贝三钱（去心）　　　　制于术三钱

炒杞子三钱　　　　　　　炒归身一钱五分

元眼肉二钱　　　　　　　鲜芦根一两（去节）

皂荚萝卜一两

三十一诊（原第 216 案）（陈　十庙前　十八诊）

肺音已得飞升，金实无声可凭矣。大便续通，诸恙平善。惟
腰次暑疖作痛平瘪，尚恐痛甚溃脓，又伤正气。

台人参一钱五分（另煎冲）　桔梗三分

象贝母一钱五分（去心）　　制于术一钱五分

炒丹皮一钱五分　　　　　制首乌五钱

玉竹三钱　　　　　　　　炒枣仁四钱

生芪皮三钱　　　　　　　生草三分

元眼肉二钱　　　　　　　炒归身一钱五分

桑白皮一钱五分（炙）　　甜梨膏三钱（冲）

三十二诊（原第 192 案）

肺音刚欲得响，感风发热，咳嗽便泄，外感乘虚而入也。急疏之，勿令传染喉风为要。

牛蒡一钱五分（炒）　　生草三分　　　　桔梗五分

防风一钱　　　　　　　建曲三钱（炒）　通草七分

象贝一钱五分（去心）　赤苓三钱　　　　苡仁四钱（炒）

小红枣三枚（去核）

三十三诊（原第 217 案）

诸恙向痊，音闪略略有声，大便溏泄两次，纳食甚旺，乃胃强脾弱之见端也，面色萎黄，当一路顺调中焦，兼守根阳为治，以望土旺生金[1]，肺阴复而音亮，方为全美。

台人参一钱五分（另煎冲）　　赤苓三钱

通草七分　　　　　　　　　　生于术二钱

淡干姜二分（盐水炒）　　　　菟丝子三钱（盐水炒）

炒建曲三钱　　　　　　　　　炒枣仁四钱

青盐半夏一钱五分　　　　　　桑白皮一钱五分（水炙）

小红枣三枚（去核）　　　　　元眼肉一钱五分

（1）土旺生金：本作"土得生金"，据文义改，下同。

三十四诊（原第 218 案）

便通稍厚，舌苔亦化，暑疬发而作痛，此属余热逗留络中，正气日复而外泄也。拟再理脾胃为调中之计，以望土旺生金，肺音渐亮之喜。

台人参一钱五分（另煎冲）　　　生于术一钱五分

菟丝子四钱（盐水炒）　　　生黄芪三钱

云苓三钱　　　通草五分

西党参四钱（建曲三钱拌炒）　　　姜半夏一钱五分

炒焦苡仁三钱　　　炒枣仁五钱

煨肉果五分　　　炒焦麦仁四钱

生甘草三分　　　小红枣五枚（去核）

三十五诊（原第 219 案）

诸恙痊愈，中虚音低尚未全复，拟守法调之。

台人参一钱五分（另煎冲）　　　生草三分

川贝母二钱（去心）　　　制于术一钱五分

云苓三钱　　　元眼肉二钱

绵黄芪三钱　　　枣仁四钱（炒）

大黑枣四钱（去核）　　　西党参三钱

干淡竹叶二钱

三十六诊（原第 220 案）

诸恙虽痊，音声未亮，拟补养中焦为治。

台人参一钱五分（另煎冲）　　　建曲三钱（炒）　　　泽泻一钱五分（炒）

西党参三钱　　　　　赤苓三钱　　　　麦芽三钱（炒）

炒于术一钱五分　　　炒枣仁四钱　　　小红枣五枚（去核）

绵黄芪三钱　　　　　马兜铃五分（蜜炙）　生草三分

桑白皮一钱五分（水炙）　西琥珀五分（研末调冲）

三十七诊（原第 221 案）

诸恙全愈，食旺运迟，当补以运化之。

台人参一钱五分（另煎冲）　炒建曲三钱　　　炒枣仁四钱

西党参三钱　　　　　煨木香七分　　　炒山药三钱

绵黄芪三钱　　　　　益智仁五分（煨）　炒苡仁三钱

炒于术二钱　　　　　煨肉果一钱　　　川石斛三钱

元眼肉七枚　　　　　建莲子四钱（敲）

三十八诊（原第 222 案）

能纳少运，脾气肺阴未复，音低未亮，归脾汤加减调之。

台参须一钱五分（另煎冲）　紫菀一钱　　　　桔梗五分

西党参三钱　　　　　生草五分　　　　枣仁五钱（炒）

生于术一钱五分　　　象贝一钱（去心）　元眼肉三钱

细生地四钱（炒）　　青盐半夏一钱五分　炒建曲三钱

三十九诊（原第 223 案）

脾胃渐复，还宜调度，加意谨慎。

台人参一钱（另煎冲）　桔梗三分　　　　川贝母三钱（去心）

西党参四钱　　　　　建曲三钱（炒）　制首乌五钱

生于术一钱五分　　　云苓二钱　　　　海浮石三钱

炒山药三钱　　　　　　枣仁四钱　　　生草三分

小红枣五枚（去核）

某（原第 224 案）

神脉皆好，肺胃余热合秋暑互蒸，舌光带干，姑先清化之。

大麦冬一钱五分（去心）　　　生草二分

冬瓜子三钱　　　　　　鲜霍斛五钱

川贝三钱（去心）　　　海浮石三钱

桑白皮一钱五分（水炙）　　　紫菀七分

马兜铃五分（蜜炙）　　　北沙参三钱

冬桑叶一钱五分（蜜炙）　　　陈阿胶一钱（蛤粉炒）

台人参一钱五分（另煎冲）　　　鲜芦根五钱（去节）

某

一诊（原第 225 案）（卷三　陈　一诊）

伤暑病交第八日，汗出热衰，汗收复炽，舌干黄厚，边泛白腻，大便溏泄，神昏呓语，循衣摸床，邪已走入包络，诚至危之候也。

牛蒡子三钱（炒）　　秦艽一钱五分　　　丹皮一钱五分（炒）

白薇三钱　　　川贝三钱（去心）　　桔梗一钱

赤芍一钱五分　　　青蒿三钱　　　建曲三钱（炒）

广郁金五分（切）　　鲜藕肉一两（去皮节）　　鲜竹叶二钱

鲜佛手一钱五分

二诊（原第 226 案）

暑邪内陷心包，病逾一候，神昏舌缩，言语错乱，脉息软数，舌苔灰白，胃津已见劫伤，邪势直走脏络，证属极危之候，再勉拟方。

细生地四钱　　　　　桔梗七分　　　　　淡干姜一分（炒）

乌犀尖一钱五分（镑先煎）　前胡一钱　　　　　天竺黄三钱

川贝母三钱（去心）　　鲜霍斛一两　　　　　炒赤芍二钱

广郁金五分（切）　　　半开茉莉三十朵

三诊（原第227案）（卷三　陈　三诊）

肺气渐见开松，咳呛频作，痰吐青厚，白㾦亦稍布，暑邪虽有欲达之机，无如右关脉三部，皆微细欲绝，细细重按，则见空大无边之状，邪欲达而正气先有告脱之象，勉拟扶元托邪法。

台人参一钱五分（另煎冲）炒枣仁五钱　　　　菟丝子三钱（盐水炒）

淡干姜七分（炒焦）　小红枣三枚（去核炒）至宝丹二分（调化）

四诊（原第228案）（卷三　陈　二诊）

伤暑病交十日，神志昏乱，语言错杂。曾进犀角地黄汤存阴清化，舌苔粉白灰厚已转薄黄，汗泄津津，胸脘皆有。惟右脉极细而沉，大便曾泄，肠鸣常作。盖暑邪深伏心营，肺卫胃阴素虚，香燥利湿之下，液涸邪陷心包，由乎胃液干涸，无汗运邪外泄故也。今病机已涉危险之际，谊不容辞，勉拟滋胃津以托内陷之风热，姑望万一之幸。

乌犀尖一钱五分（镑先煎）桔梗一钱　　　　细生地四钱

天竺黄三钱　　　　　青蒿一钱五分　　　白扁豆三钱

川贝母三钱（去心）　　建曲三钱（炒）　　广藿梗一钱五分

广郁金七分（切）　　　　赤芍一钱（炒）　益元散一钱五分（绢包）

鲜竹叶一钱五分

五诊（原第 229 案）（卷三　陈　四诊）

暑邪由胃液干涸而陷入心包络手厥阴经，撮空循衣妄言，诸恶毕集，渐至舌缩舌强遗尿，正气将绝，所谓内闭外脱之候也，恐不及度夜矣。勉尽人事，谨遵主人之意代笔，候诸高明正之。

台人参三钱（另煎冲）　大麦冬三钱（去心）　陈金汁一两

制附子一钱　　　　　生甘草一钱　　　　至宝丹一钱五分（冲）

六诊（原第 231 案）（卷三　陈　五诊）

昨进扶元，搜剔心包络之暑邪，神志渐有清楚之机，舌亦能伸，言亦出口，虽然皆属佳征，尚嫌右脉只得烟煤轻浮之状，无根可按，须防邪正交脱之危，仍在险关也。

台人参三钱（另煎冲）　生草三分　　　　制附子一分

大麦冬一钱五分（去心）　天竺黄二钱　　　白扁豆三钱（炒）

制冬术五钱　　　　川贝母三钱（去心）　黄甘菊一钱（去蒂）

小红枣五枚（去核）　鲜佛手一钱五分　　鲜竹卷心一钱五分

七诊（原第 230 案）（卷三　陈　六诊）

心包络之邪，渐由外达，转入阳明一二，谵语狂妄，神志若清未清，舌苔根厚布灰，质绛。阴分素亏，阳虽回转，而无阴可涵，痰火互升，熏心为患。但如此扰乱，诚恐拔根喘厥之变，拟再挽之。

大生地八钱（蛤粉炒）　　　炒枣仁四钱

左牡蛎一两（煅）　　　　　乌犀尖一钱五分（镑先煎）

川贝母三钱（去心）　　　　龙骨五钱（煅）

西洋参三钱（去皮）　　　　天竺黄三钱

制冬术一钱五分　　　　　　鲜首乌五钱

濂珠粉三分（研末调冲）　　白茅柴根一两（去心）

八诊（原第232案）（卷三　陈　七诊）

伤暑病交十三日，神志瞀乱，较昨稍缓，舌苔灰黄，四肢时有清冷，由阳升太过也。表热额上为甚，汗泄微微，小溲欠利，心包中达出之暑热，全归阳明之象可望。惟嫌肝阳痰火合煽，心神狂妄不定为虑。

台人参一钱五分（另煎冲）　　炒枣仁四钱

青蒿一钱　　　　　　　　　西洋参一钱五分（去皮）

川贝母二钱（去心）　　　　麦冬一钱五分（去心）

鲜首乌四钱　　　　　　　　广郁金五分（切）

天竺黄三钱　　　　　　　　大生地五钱（蛤粉炒）

鲜竹卷心一钱五分

九诊（原第233案）

狂躁奔走略定，刻下沉寐多时，邪热内蒸，肺合于胃，热气必熏逼心包。叫醒之后，神志颇觉模糊，恶心上泛，有从下逆上之状，气怯重息，表热有汗若解，汗收灼热。证机变险不定，必得忌款全消，神志清爽，庶乎稳妥也。拟清通阳明以化肌热，开肺化痰以清神志，冀能日臻佳境乃妙。今夜风波，还宜慎防是嘱。

广郁金五分（切）　　　炒青皮三分　　　炒冬术一钱五分

川贝母三钱（去心）　　粉丹皮一钱　　　金石斛三钱

青蒿梗一钱五分　　　　炒枣仁五钱　　　鲜佛手一钱

白杏仁三钱（去皮尖）　阳春砂仁五分（研后下）

玉枢丹一粒（开水调冲）

十诊（原第235案）（卷三　陈　八诊）

邪陷心包，舌不出关，几至厥脱，而以回阳开泄陷邪，邪从外走阳明，根脉已立，神志清朗，时有模糊狂妄。平定后，一寐过久，沉迷不克清醒，下转矢气频频，气短欲脱，乃急以摄肾保心为挽。今晨虽得清醒，手频抹面，此肾根失守见象也。尺脉仍空，恶心上逆。此刻风波出于节外生枝，窃恐万难挽救者也。勉尽人事，以答主人之重谊莫辞耳。

台人参一钱五分（另煎冲）　　淡干姜三分（炒）

制附子二分　　　　　　　　炒枣仁五钱

天竺黄二钱　　　　　　　　大麦冬三钱（去心）

金石斛三钱　　　　　　　　焦白芍一钱五分

小红枣三枚（去核）　　　　白蔻仁三分（研后下）

至宝丹半粒（调冲）　　　　左金丸四分（绢包）

十一诊（原第234案）（卷三　陈　九诊）

酉刻大便下而厚溏，尺部幸未脱根，右寸空软，肾阳飞腾之机，尚属立定。抹面抹顶，手动无凭等恶款，亦未增多。刻按额热掌热较上午略盛，汗泄微微，神志尚属模糊。暑邪余热，留顿阳明包络之间，亦未清撤，而正气又在欲脱未脱之际，用药诚非易事也。

台人参一钱五分（另煎冲）　　陈胆星五分

细生地炭四钱　　　　　　　炒于术二钱

广郁金三分（切）　　　　　粉丹皮一钱五分

炒枣仁四钱　　　　　　　　苍龙齿五钱（煅）

青蒿梗一钱五分　　　　　　制附子一分

小红枣三枚（去核）　　　　阳春砂仁五分（研末后下）

十二诊（原第236案）（卷三　陈　十诊）

表热已净，脉息六部皆细，尺根未能立定，寐后舌根略强，亦是气从下夺之象也。昨日便后，得有安寐，抹面诸款虽定，尚恐大便由气虚而续行，则虚波变幻之虞复至耳。拟守中下以保本元，清理肝阳痰浊，以清神志为要。

台人参一钱五分（另煎冲）　　炒苡仁四钱

制附子一分　　　　　　　　炒于术一钱五分

金石斛三钱　　　　　　　　淡干姜二分（炒）

炒枣仁五钱　　　　　　　　象贝母一钱五分（去心）

小红枣三枚（去核）　　　　陈胆星五分

广郁金五分（切）　　　　　粉丹皮一钱五分

鲜莲心三钱

十三诊（原第237案）

刻诊脉左关数而尺带弦，右尺微细如无，诚如烟雾屑屑之象。或时舌强言艰，此乃元虚，大便欲续行，脾肾之脏机欲脱见端也。其余之邪渐撤，神志亦渐清。拟加意谨慎，枢纽元根，扶过险津，方涉坦途也。

玉桔梗一分　　　　　炒枣仁五钱　　　　　炒苡仁四钱

象贝母一钱五分（去心）　菟丝子三钱（盐水炒）　建莲子四钱（敲炒）

炒于术一钱五分　　　　煨肉果三分　　　　　淡干姜三分（盐水炒）

阳春砂仁七分（研后下）　鲜竹卷心一钱五分

十四诊（原第 238 案）

伤暑两候而解，神志渐清。证系始初未致失误，开肺泄汗亦畅，惟燥伤胃液，而致暑热内陷心包，几至厥绝。开达清托，转机现，日渐向佳。惟气分前经欲脱之象，惟有一二神机不灵，舌强时有。此时谨防气陷为第一，反复为第二。但愿一路风恬浪静，渐入坦途为幸。

台人参一钱五分（另煎冲）　　　川贝母二钱（去心）

菟丝子三钱（盐水炒）　　　　　生于术一钱五分

焦白芍一钱五分　　　　　　　　淡干姜二分（盐水炒）

炒枣仁五钱　　　　　　　　　　焦木瓜三分

小红枣三枚（去核炒）　　　　　炒薏仁四钱

金石斛三钱

十五诊（原第 239 案）（卷三　陈　十一诊）

表热退净，右尺脉如晨间仿佛，肾气幸有立定之机矣。惟嫌寐多食少，神机尚自模糊，舌根牵强，神呆少语。刻于寐中诊脉，左三部转虚之征，微细欲无。细参证机，还是苦寒抑遏，表风留顿足太阴经之见端无疑者也。犹虑心神虚怯，脾经伏风内留之变幻，预为防御何如？但愿日臻佳境为幸。

西党参三钱（建曲三钱拌炒）　　焦白芍一钱五分

阳春砂仁七分（研后下）　　　　炒枣仁一两

广郁金五分（切）　　　　　　　煨肉果三分

生于术一钱五分　　　　　　　　广藿梗一钱五分

陈胆星三分　　　　　　　　　　菟丝子三钱（盐水炒）

台人参一钱五分（另煎冲）

十六诊（原第 240 案）（卷三　陈　十二诊）

大便续通而结，嗜卧神倦，右尺仍立，惟微细如丝而软，心脾之气亦渐向佳。所陷之风邪化出，舌疳舌强顿可，此诚辨证分明之见端也。神虚气弱，尚防虚波骤起，加意慎调为嘱。

台参须一钱五分（另煎冲）　　　煨肉果五分

菟丝子三钱（盐水炒）　　　　　西党参三钱（建曲三钱拌炒）

炒白芍一钱五分　　　　　　　　鲜竹茹一钱五分

炒于术一钱五分　　　　　　　　炒苡仁五钱

小红枣三枚（去核炒）　　　　　炒枣仁七钱

黄甘菊五分（去蒂）　　　　　　制附子一分

鲜莲子三钱（去心）

十七诊（原第 241 案）

伏热渐能化泄，舌苔焦黄，右尺较软，神志已清，灵机尚有呆钝。虚机诚属未定，当培养心脾肾三脏，佐清营热为治。

生西洋参一钱（去皮）　生草二分　　　　　制首乌四钱

制于术一钱五分　　　苡仁三钱（炒焦）　阳春砂仁五分（研后下）

炒枣仁四钱　　　　　白芍一钱五分（炒焦）鲜竹茹一钱五分

菟丝子三钱（盐水炒）川贝三钱（去心）　银花炭一钱

台参须一钱五分（另煎冲）　　　　　　　小红枣三枚（去核）

十八诊（原第 242 案）

神志日渐清朗，记性亦渐明白，耳鸣舌疮，肝阳痰火余热，皆聚阳明，未尽化去。凉阵已起，慎防风冷新凉外袭。胃气亦醒，谨慎饮食留顿。若无三复，一路可以复原矣。

台参须一钱五分（另煎冲）生草二分　　　　元参一钱五分

制冬术一钱五分　　　金石斛三钱　　　　炒苡仁五钱

炒枣仁三钱　　　　　川贝母二钱（去心）菟丝子三钱（盐水炒）

大麦冬一钱五分（去心）广郁金三分（切）　黄甘菊一钱（去蒂）

甘中黄四分　　　　　鲜佛手白一钱五分

湿　温

某

一诊（原第 80 案）

湿温时令，风邪外袭，湿蕴太阴，热蒸阳明。病交三日，有汗不解，日晡微有形凛。急宜避风，一候内邪化乃妙。

牛蒡子三钱（炒）　　防风一钱　　　　　炒建曲三钱

广藿梗一钱五分　　　　赤芍一钱　　　桔梗一钱

佩兰叶五分（干，后下）　秦艽一钱五分　白蔻仁五分（研后下）

嫩桑枝五钱（炒）

二诊（原第 81 案）

温邪渐化，汗尚未遍，表热未净，舌化淡黄。今交六日，一候邪达，可无变幻。

白杏仁三钱（去皮尖）　赤芍三钱（炒）　生草三分

桔梗一钱　　　　　　　建曲三钱（炒）　炒麦仁三钱

牛蒡子三钱（炒）　　　防风一钱五分　　广藿梗一钱五分

嫩桑枝五钱（炒）

湿　热

某（原第 57 案）

湿热郁火，复发疹子，二便不利，热未退净，表汗已遍。分理三焦，勿令内传厥少阴经乃幸。

小川连三分（水炒）　赤苓三钱　　　　淡竹叶三钱

炒青皮一钱　　　　　猪苓一钱五分　　干浮萍五分

川通草五分　　　　　赤芍一钱　　　　炒麦仁四钱

野蔷薇露一两（冲）　益元散三钱（绢包）

某（原第 59 案）

湿热化而腑气将通，右脉弦劲，肝火常易于扰胃，胃气少旺。宜谷肉果菜食养之，毋使过之。宗《内经》法为善。

老苏梗一钱　　　　炒泽泻三钱　　　　炒木瓜三分

小川连四分（水炒）　炒建曲一钱五分　　炒苡仁三钱

大麦仁三钱（炒）　　通草五分　　　　　橘白五分

佛手露五钱（冲）　　左金丸三钱（药汤送下）

某（原第 61 案）

肝火湿热，内蒸阳明，三焦气化不宣，蒸热朝凉暮甚，以清畅疏化。

乌犀尖一钱（镑）　　赤芍一钱　　　　　炒青皮七分

广藿梗一钱　　　　赤苓三钱　　　　　炒泽泻一钱五分

薄荷七分　　　　　猪苓一钱五分　　　炒丹皮一钱五分

鲜佛手白一钱五分

某（原第 62 案）

复病湿热内蒸，夜盛晨衰，溲少，汗泄颇遍，防化燥变幻，不可忽视也。

细生地四钱　　　　通草七分　　　　　小川连二分（水炒）

细木通五分　　　　赤苓三钱　　　　　炒青皮五分

益元散三钱（绢包）　猪苓一钱五分　　　香青蒿一钱

桔梗一钱　　　　　赤芍一钱五分　　　广郁金七分（切）

某

一诊（原第 243 案）

阳明湿热尚未净化，口中黏腻，小溲短热。当清通阳明为治。

生西洋参—钱五分（去皮）　　　鲜竹茹—钱五分

鲜首乌三钱　　　　　　　　　　生晒冬术—钱五分

块滑石二钱　　　　　　　　　　炒枣仁三钱

金石斛三钱　　　　　　　　　　炒知母—钱五分

粉丹皮—钱五分　　　　　　　　炒苡仁三钱

炒白芍—钱五分　　　　　　　　淡竹叶—钱五分（晒干）

野蔷薇露—两（冲）

二诊（原第 244 案）

阳明余邪留顿，口中燥腻仍然，胃纳未旺，再以清滋泄化为治。

台参须—钱五分（另煎冲）　川贝母三钱（去心）　鲜竹叶五钱

大麦冬—钱五分（去心）　　天竺黄三钱　　　　炒白芍—钱五分

五味子五分（敲）　　　　广郁金五分（切）　　生冬术—钱

鲜霍斛—两　　　　　　　石决明五钱（盐水煅）　炒枣仁四钱

大橘饼—角（洗去糖）

疟

某（原第 17 案）

湿温时令，初交暑令，暑气未曾宣发，已见疟成。间日寒热颇盛，虽然暑疟之候，然尚属天时，寒暖不齐，营卫气血失和，风温留顿为病也。以仲圣法加减，癸水先期而至当兼顾之。

桂枝二分　　　　　柴胡五分（水炒）　　　炒建曲三钱

赤芍一钱五分　　　淡芩一钱（炒焦）　　　广郁金五分（切）

防风一钱五分　　　秦艽一钱五分　　　　白桔梗七分

牛蒡三钱（炒）　　鲜佛手一钱五分　　　鲜藿香一钱五分

某（原第 40 案）

疟已止而舌绛，乃风温暑湿得化矣。当清理阳明。

广藿香一钱五分　　青蒿子一钱五分　　炒淡芩一钱

牛蒡子一钱五分（炒）　炒丹皮一钱五分　　白杏仁三钱（去皮尖）

广郁金五分（切）　　炒秦艽一钱五分　　炒青皮五分

川贝母一钱五分（去心）　鲜佛手一钱五分

某

一诊（原第 77 案）

脉证细参，的系间日瘅疟。因阴虚热重，所以界限未能清楚也。仿金匮法加减。

桔梗一钱　　　　　黑山栀一钱五分　　　秦艽一钱

青蒿一钱五分　　　广郁金一钱（切）　　天花粉三钱

炒淡芩一钱五分　　赤芍一钱　　　　　　青盐半夏一钱五分

鲜藿香一钱　　　　鲜佛手一钱五分

二诊（原第 78 案）

瘅疟便溏，慎防变幻。

制川朴七分　　　　牛蒡子二钱（炒）　　炒建曲三钱

炒淡芩一钱　　　　炒青皮五分　　　　　丹皮炭一钱五分

青蒿一钱　　　　　姜半夏一钱五分　　　广郁金五分（切）

鲜佛手—钱五分

三诊（原第 79 案）

暑邪伏于太阳阳明，瘅疟三度，汗多渴饮，仍仿金匮法加减。

牛蒡子—钱（炒）　　　　生石膏三钱（冰糖二钱同研后下）

柴胡四分（水炒）　　　　象贝母—钱五分（去心）

生甘草三分　　　　　　炒青皮五钱

桔梗五分　　　　　　　桑白皮—钱五分（水炙）

青蒿—钱　　　　　　　白茆柴根八钱（去心）

继服逍遥散加减。

某（原第 92 案）

三阴疟后转虚，病未复元，咳呛频频，气逆上冲心，胁痛腹胀，便溏溺少，尺脉弦数，舌本裂纹。当清理化湿。

炙鳖甲四钱　　　　白薇—钱　　　　炒淡芩—钱

制首乌三钱　　　　延胡索—钱五分　　川石斛三钱

整玉竹二钱　　　　嫩前胡—钱五分　　海浮石三钱

白杏仁三钱（去皮尖）　桑白皮二钱（炙）　白扁豆三钱

竹茹—钱五分（姜汁炒）

某（原第 122 案）

伏暑溜入三阴为疟，疟发邪盛之时，旋截法而止，止经旬日，复发寒热，日晡而起，黎明而止，脉细经愆，虑延疟痨之虞。当和营卫气血，通调督任阴阳，伏邪化净，寒热自退矣。

广郁金五分（切）　　柴胡五分（炒）　　元武版五钱（炙）

白蒺藜三钱（去刺炒）　　炒冬术一钱五分　　炙鳖甲五钱

炒归身二钱　　　　　　炒秦艽一钱　　　　蔓荆子三钱

青蒿一钱五分　　　　　鹿角霜四钱　　　　红枣三枚（去核）

姜半夏一钱五分

某（原第 123 案）

三阴久疟，发于寅申巳亥之期。近日大便已结，热势时盛，热时呕吐，皆邪转阳明之善机。

青蒿一钱五分　　　　　炙鳖甲四钱　　　　川贝母三钱（去心）

淡芩一钱　　　　　　　炒归身三钱　　　　姜半夏一钱五分

赤芍一钱五分　　　　　秦艽一钱五分　　　炒冬术一钱

小红枣三枚（去核）

热陷心包

某

一诊（原第 64 案）

热陷心包，守心阴以守胃，冀正气立定，进芳香疏邪，搜剔络分郁热，以望神清。但舌苔今日反泛灰白色，中气不克支持，诚有内闭外脱之象也。究属药力不及，挽回可虑，勉尽心力，仿叶氏法。

细生地七钱　　　　　　　　生冬术一钱五分

广郁金五分（切）　　　　　乌犀尖一钱五分（镑先煎）

怀山药三钱（炒）　　　　　白蔻仁三分（研后下）

竹卷心三钱　　　　　　　炒枣仁三钱

淡干姜一分　　　　　　　陈胆星五分

元参三钱　　　　　　　　金银花一钱五分

鲜佛手白一钱五分

二诊（原第 65 案）

昨以扶胃托邪法[1]，二便有不致下夺之状。所陷之邪仍留膻中，舌强，神志未清，舌光红少苔，痰虽得吐，仍有喘急之声。当存阴清畅，佐保脾胃，诚在险津也。

元参三钱　　　　怀山药一钱五分　　　左牡蛎一两（煅）

大麦冬三钱（去心）　炒枣仁三钱　　　　黑山栀三钱

川贝母三钱（去心）　陈胆星一钱　　　　广郁金一钱（切）

羚羊角三钱（先煎）　竹卷心三钱　　　　野蔷薇露一两（冲）

另加至宝丹三分，用人参须一钱五分冲服。

三诊（原第 66 案）

昏迷之势已减，有安寐片刻，醒来咳痰畅吐，神志渐清，肌肤瘾疹，隐隐未显。午前肢清，午后热盛。寅卯时汗泄热缓，有邪从包络募原，欲走阳明转疟之势。神醒痰畅，方许稳妥，当守昨法。

元参三钱　　　　黑山栀三钱　　　　　细生地七钱

川贝母三钱（去心）　广郁金五分（切片）　左牡蛎一两（煅）

羚羊角三钱（三钱）　白杏仁三钱（去皮尖）　怀山药三钱（炒）

（1）扶胃托邪法：原作"扶邪胃托法"，误，据文义改。

陈胆星一钱　　　　　白茅柴根一两（去心）　竹卷心三钱

四诊（原第 67 案）

存阴托邪之下，疹点密布，俱已显露。但心阴热逼受耗，胃津因火烁亦枯，脾气因狂跳烦扰所伤。邪虽渐达，正气渐乏，神志清而易于迷乱，乃热陷所伤之故。细参证机，所陷心包之热邪，一从募原而达为寒热，得汗而缓；一从疹点而泄，乃属善状。所深虑者，心神被热邪扰乱，不能自持，邪正两脱之危关。姑且扶正以托营分之邪，两候险津，冀能风恬浪静乃幸。

台参须三钱（另煎冲）　　　　生草三分

制冬术一钱五分　　　　　　　大麦冬三钱（去心）

黄甘菊一钱五分（连蒂）　　　元参三钱

鲜生地一两　　　　　　　　　川贝母一钱五分（去心）

玉竹三钱　　　　　　　　　　银花三钱

白茅柴根一两（去心）　　　　至宝丹四分（参汤冲）

五诊（原第 68 案）

形神色脉，较昨皆觉平善，疹点更显。小溲短赤，舌绛稍淡，杳不思谷。表热较盛，未见指冷，暑热深伏营分，最虑心阴内耗，正不支持之变。当养肝阴以熄内风，安心神以化痰热。

鲜生地一两　　　川贝母三钱（去心）　桔梗一钱

大麦冬三钱（去心）　元参三钱　　　　薄荷一钱（后下）

鸡子黄一枚（囫囵）　怀山药三钱（炒）　百合心五枚（鲜）

白粳米五钱（绢包）

六诊（原第 69 案）

便下宿垢之后，谷食得进，喘汗虚波，幸而未见，余邪已转准瘅疟，虽然佳象，暑热疫疠募原，蕴酿津液化痰，口糜，如音闪、烦扰、脉细、舌红绛刺俱退。当从三焦分治，中气倘可支持，余邪何愁不化。所虑究防脾气下陷之险。

炒元参三钱	大竹叶三钱	玉竹三钱
煨升麻五分	薄荷一钱（后下）	白扁豆五钱
西琥珀三分	土贝母一钱（去心）	甘中黄一钱
陈金汁三钱	银花七分	台人参三钱（另煎冲）
野蔷薇露一两		

七诊（原第 70 案）

心包余邪，亦俱外达，细疹遍透。昨进金汁后，神志稍清，夜来汗出过多，小溲连泄，少阴汗泄亦多，虚阳暗动，躁而手举于上，脉息空软，舌色淡而音低，咽关糜点大退。邪退正阴正气告脱之象均已毕露。邪少虚多，所恐危脱之险。复脉汤中加入轻清上焦邪热之有余不尽，可无遗憾矣。

台人参三钱（另煎冲）	炒枣仁三钱	大熟地四钱
大麦冬三钱（去心）	怀山药三钱	左牡蛎四钱（煅）
川贝母三钱（去心）	制冬术一钱五分	元参二钱
陈金汁三钱（冲）	至宝丹一分	

八诊（原第 71 案）

神志内清，营分之热得化，络痰未化，脾气未醒，所以言语不克分明，口糜渐少，舌绛亦淡，瘅疟寒热较短，暑邪因正虚留恋，不易全解，还须扶正托其余邪，冀其语言清楚为妙。

台参须一钱五分（另煎冲）　　桔梗一钱

炒麦仁三钱　　　　　　　　制南星七分

元参三钱　　　　　　　　　真建曲一钱五分

广郁金五分（切）　　　　　银花三钱

石菖蒲一分（干）　　　　　甘中黄七分

白茅柴根一两（去心）　　　川贝母一钱五分

青盐半夏一钱五分（上二味同研，绢包）

另：上西黄五厘　西琥珀一分，二味同研细，用野蔷薇露调送。

冬　温

某（原第35案）

冬温病后，惊忧相兼，心肝不宁，左寸关滑数。经水适行，营血内亏，调和肝脾。

川贝母一钱五分（去心）　　炒归身一钱五分　　川断肉三钱（盐水炒）

广郁金五分（切）　　　　　炒白芍一钱五分　　制冬术一钱

炒枣仁三钱　　　　　　　　云苓三钱　　　　　炒丹皮一钱五分

元眼肉七枚　　　　　　　　老苏梗七分　　　　黄菊瓣一钱（炒）

金橘饼一角（洗去糖）

喉　风

某（原第 29 案）

左喉关红肿颇退，右边又肿，风尚未清楚也。

桔梗七分　　　　　　　　元参三钱

薄荷五分（后下）　　　　白杏仁三钱（去皮尖）

川贝母一钱五分（去心）　生草三分

桑白皮一钱五分（蜜炙）　防风七分

广郁金五分（切）　　　　甜梨肉五钱（去核）

某（原第 34 案）

心肝之火内炎，风邪外束，喉肿焮红，甚于左偏有喉风之象也。当先疏肺。

牛蒡子三钱（炒）　　玉桔梗一钱　　　　秦艽一钱五分

炒赤芍一钱五分　　　土贝母一钱五分（去心）　生草二分

白杏仁三钱（去皮尖）　炒防风一钱五分　　广郁金五分

薄荷叶五分（后下）

杂 病 门
咳　喘

某（原第 90 案）

劳伤肝脾肾三阴，气则逆行乘肺，胁痛，咳呛喘急，甚于行动之时，防失血喘逆，以金匮法。

旋覆花二钱（绢包）　　瓜蒌皮一钱五分　　赤白芍各二钱

瓦楞子三钱（煅）　　　生草梢三分　　　　桑白皮一钱五分（炙）

新绛屑五分　　　　　　赤苓三钱　　　　　杜苏子三钱

橘络七分（盐水炒）　　炒苡仁三钱　　　　银杏肉三钱

老枇杷叶三钱（刷去毛）

某（原第 99 案）

肝阳痰火，逆肺为咳，日轻夜盛，患经十余年，近来匝月之中，更为转甚，当清降为治。

杜苏子三钱（蜜炙）　　紫菀一钱五分　　　海浮石四钱

白杏仁三钱（去皮尖）　川贝三钱　　　　　冬瓜子三钱

桑白皮一钱五分（蜜炙）生草三分（防风拌炒）瓜蒌皮三钱（蜜炙）

左金丸五分（绢包）　　枇杷叶膏三钱（冲）

某（原第 180 案）

阴亏木旺，痰气随升，化风欲喘，气阴两顾为要。

西党参三钱　　　　紫菀一钱　　　　　　熟地炭四钱（蛤粉炒）

制冬术一钱五分　　陈阿胶一钱五分（蛤粉炒）左牡蛎四钱（煅）

生草三分　　　　　大麦冬一钱五分（去心）阳春砂仁四分（研末）

甜梨肉一两（去核）

脾　胃

某（原第 36 案）

中虚嘈烦，不欲食，癸水愆期。营虚，肝脾不调也。

炒冬术—钱五分　　炒杞子三钱　　　姜半夏—钱五分

炒归身三钱　　　　云苓三钱　　　　炒川断三钱

炒枣仁三钱　　　　橘白五分（盐水炙）　车前子三钱（炒）

广郁金五分（切）　元眼肉七枚

某（原第 60 案）

复病脾虚，肝木不畅，便通溏薄，当疏中畅肝。

生冬术—钱　　　　炒青皮七分　　　炒建曲二钱

广郁金五分（切）　炒丹皮—钱五分　薄荷梗二钱

赤苓三钱　　　　　通草五分　　　　青蒿—钱五分

鲜佛手—钱五分

某（原第 181 案）

脉微数，昨日小劳过饱，以致自觉胸中作痛，即欲大便，连下三次带溏，舌黑未退，胃津未复，脾气未旺，慎防三复，变幻未可忽也。

西党参三钱（建曲拌炒）　橘白五分　　　菟丝子三钱（盐水炒）

生冬术—钱五分　　枣仁四钱　　　　川石斛四钱

云苓三钱　　　　　生草二分　　　　炒苡仁四钱

炒白芍—钱五分　　小红枣三枚（去核）

呕　恶

某（原第 3 案）

肝胃不和，呕逆之下，纳谷尚减，经水愆期未至，当养胃和肝。

老苏梗一钱（切片）　小青皮五分（炒）　鲜竹茹一钱五分

金石斛三钱　青盐半夏一钱五分　川贝母一钱五分（去心）

云苓二钱　广郁金五分（切）　通草五分

金橘饼一角（洗去糖）

某（原第 30 案）

中虚，肝木不和，恶心，舌白，当益气和肝。

人参须一钱五分（另煎冲）　云苓三钱　厚杜仲三钱（盐水炒）

炒白芍一钱五分　枣仁三钱（炒）　炒川断三钱

淡吴萸廿一粒　川石斛三钱　炒归身三钱

鲜佛手一钱五分　阳春砂仁末五分（后下）

某（原第 102 案）

呕经半载，胃阴大伤，木火冲逆，为嘈烦少寐也。

西洋参一钱五分（去皮）　云苓三钱　粉丹皮一钱五分

大麦冬一钱五分（去心）　炒竹茹一钱五分　乌梅炭五分

五味子三分　细生地四钱（炒焦）　瓜蒌皮一钱五分

川贝母二钱（去心）　大竹叶一钱五分

某（原第 105 案）

呕吐虽止，嘈烦尚有，养胃平肝，通调二便，夜来渐能安寐，寐中指疼，血虚肝少涵养，化气为胀，化火为嘈，化风为汗，化寒为痛，当随机应变以治。

细生地四钱（砂仁末拌炒）　炒青皮五分　怀牛膝二钱（盐水炒）

川贝母三钱（去心）　　鲜霍斛四钱　　　生炒白芍各一钱

大麦冬二钱　　　　　云苓三钱　　　　左金丸五分（绢包）

某（原第 134 案）

日来肝胃渐和，纳谷泛呕已止，伏梁于寅卯跳跃较多。当调养肝脾，佐化瘀痰为计，缓图向痊。

西党参二钱　　　　炒归身一钱五分　　橘络七分

制首乌四钱　　　　焦白芍三钱　　　　台乌药一钱五分

炒杞子三钱　　　　云苓三钱　　　　　阳春砂仁末五分（后下）

上肉桂三分（研末，饭糊丸）　戈制半夏三分（研末调冲，摩腹千遍）

噎　膈

某（原第 85 案）

噎膈初起，食下泛沫，中焦失于旋运，大便痛泻虽止，而噎塞尚未转机，非易治也。

广郁金五分（切）　　戈制半夏三分（研末调服）　炒枳壳七分

老苏梗三分（磨冲）　桔梗五分　　　　瓦楞子四钱（煅）

吴萸三分　　　　　赤苓三钱　　　　瓜蒌皮三钱

漂淡姜渣四分　　　大橘饼一角（洗去糖）

某（原第 94 案）

胸膈渐通，谷食可以缓进，不致泛沫呕吐矣。脉亦稍平，守法加减。

淡吴萸三分　　　　枳实炭七分　　　　小青皮一钱（炒）

金石斛三钱　　　　云苓三钱　　　　瓦楞子三钱（煅）

老苏梗一钱五分（切）　姜半夏一钱五分　川通草五分

炒淡芩一钱　　　　广郁金五分（切）

某（原第97案）

噎膈通而饮食得下，尚少旋运之机，当通降肺胃，佐平肝木。

老苏梗一钱五分（切）　炒枳壳七分　　　莱菔子三钱（炒）

广郁金五分（切）　　炒麦仁三钱　　　生姜肉五分（去皮）

瓜蒌皮三钱　　　　炒青皮七分　　　白檀香一钱五分

桔梗一钱　　　　　老枇杷叶三钱（刷去毛）

痢　疾

某（原第86案）

久痢红积，腰酸气坠，伏邪深踞营分，当升提督脉，以和脾阴为挽。

鹿角霜五钱（煅）　　煨升麻五分　　　地榆炭三钱

炒柴胡七分　　　　煨木香三分　　　陈阿胶三钱（藕节炭三钱拌炒）

煨葛根七分　　　　槐花炭三钱　　　白芍炭一钱五分（土炒）

阳春砂仁五分（研末后下）　荠菜花三钱

某（原第93案）

久痢得减，胃纳亦增，癸水逾期未行，宜防孕象。

柴胡五分（醋炒）　　煨升麻五分　　　煨木香五分

煨葛根一钱　　　　　地榆炭三钱　　　白芍炭三钱（土炒）

鹿角霜四钱（煅）　　　侧柏炭三钱　　　荠菜花四钱

人参须一钱五分（另煎冲）　陈阿胶一钱五分（藕节炭拌炒）

煨肉果一钱五分　　　　阳春砂仁五分（研后下）

小红枣三枚（去核）

某（原第 101 案）

大便日行一次，红积渐少，夜来少寐，营分伏邪未净也。

煨升麻五分　　　　　小川连二分（盐水炒）　炒建曲三钱

焦冬术一钱五分　　　槐米炭三钱　　　　炒丹皮一钱五分

炒柴胡三分　　　　　炒枣仁三钱　　　　楂炭二钱

地榆炭二钱　　　　　元眼肉三钱　　　　小红枣三枚（去核）

某（原第 148 案）

白痢恶心并止，病延月余，气阴两亏，盗汗易泄，尚未得
止，所幸胃醒安谷，可许日渐向痊，不难复原。

西党参三钱　　　　　五味子三分　　　　炒建曲二钱

制冬术一钱五分　　　宣木瓜一钱　　　　淮小麦三钱

炒白芍一钱五分　　　怀山药二钱（炒）　　车前子三钱（炒）

云苓三钱　　　　　　小红枣三枚（去核）

虚　劳

某（原第 7 案）

脉细且沉，壮年元阳已随寒信下夺，宜补三阴。

西党参三钱   归身一钱五分（酒炒）

细生地四钱（砂仁末拌炒炭）   人参须一钱（另煎冲）

云苓三钱   川断肉三钱（酒炒）

野于术一钱五分   川贝母二钱

青盐半夏一钱五分   酸枣仁四钱（炒）

阳春砂仁五分（研末调冲）   甜梨膏一钱五分（冲）

某（原第 9 案）

脾虚血热，肝木不和。

细生地四钱（蛤粉拌炒炭）   炒丹皮一钱五分

车前子三钱（炒）   生冬术一钱五分

赤苓三钱   怀山药三钱（炒焦）

白扁豆三钱（炒）   川贝母一钱五分（去心）

建莲四钱（敲）   橘白五分

鲜竹叶五分

某（原第 22 案）

胃阳脾气并衰，虚阳上升，火盛于上，其实中下虚寒之体也。

炮姜炭五分   姜半夏一钱   怀牛膝三钱（盐水炒）

炒归身二钱   云苓三钱   淡吴萸廿一粒

川断肉三钱（炒）   川贝母一钱五分（去心）   紫石英三钱（煅）

广郁金五分（切）   大黑枣一枚（去核）

某（原第 82 案）

细诊脉象，右尺空细如丝，关亦虚软，左尺稍振，寸关带数。脾肾之脉不到五至，阳气衰也。左寸关虚数，心肝阴虚也。当调脏真气血，以望生气日至之幸。

西党参三钱	归身一钱五分（土炒）	制首乌四钱
炒冬术一钱五分	白芍一钱五分（炒焦）	菟丝子三钱（盐水炒）
怀山药三钱（炒）	炒杞子二钱	巴戟肉二钱（盐水炒）
炒枣仁三钱	鲜竹茹一钱五分（水炒）	炒建曲三钱
小红枣三枚（去核）		

某（原第 121 案）

抑郁伤肝，升阳不畅，以致阳气日衰，温热颇合。然年在壮盛之时，时见虚寒诸证，未为真当畅肝以舒郁阳，恐过服温燥刚烈，阴液受伤，致见少寐内热之患。近觉肌肉消瘦，由乎内风烁津之故。急以益阴和阳，佐以畅肝疏郁挽之。

台参须三钱（另煎冲）	血鹿茸四分	煨木香三分
熟地炭四钱	炒杞子三钱	炒枣仁三钱
菟丝子三钱（炒）	炒柴胡三分	元眼肉三钱
潼蒺藜三钱	小红枣三枚（去核）	

某（原第 137 案）

肝风已熄，胃中虚火亦化，惟脾肾阴亏，虚阳少于潜藏。当补养下元，清和肺胃。

制冬术一钱	炒白芍一钱五分	制首乌四钱

怀山药四钱 　　　五味子三分 　　　炒杞子三钱

生洋参一钱五分 　　云苓三钱 　　　　桑椹子三钱

金石斛三钱 　　　　小红枣三枚（去核）

失　血

某（原第 129 案）

失血之体，真阴素亏，立春大节，日晡潮热，先有形凛，逾时即解，咽梗痰多，肌肉瘦减，胃纳渐疲，脉息左部细数，殊虑延涉怯途，不敢忽视之。

大熟地四钱（蛤粉炒） 　鲜霍斛五钱 　　　白薇一钱五分

大麦冬二钱（去心） 　　金石斛三钱 　　　秦艽一钱五分

玉竹三钱 　　　　　　　川贝母三钱（去心） 　橘白五分（盐水炙）

元参三钱 　　　　　　　云苓三钱 　　　　　甜梨肉一两

某

一诊（原第 151 案）

晨间陡然气涌失血，色鲜红，胸闷不舒，出络之血，恐尚未尽，势防上胃，脉象濡扎，此系肝胃之火上升，气为血帅，气有余便是火，刻下急宜降火清营一法。

乌犀尖五分（磨冲） 　肥知母一钱五分 　　苋麦冬一钱五分（去心）

鲜生地一两 　　　　　炒丹皮一钱五分 　　怀山药三钱（焙）

鲜霍斛一两 　　　　　川贝母二钱（去心） 　苏子一钱（炒）

元参三钱 　　　　　　东白芍一钱五分 　　侧柏炭一钱

鲜藕肉二两（去皮）　　　白茅根七钱（去心）

二诊（原第 152 案）

舌苔化黄，中气稍立。此种呕血，乃龙雷之火，从下上逆，即下竭上厥也。血不尽，气逆不止者也。良由思虑郁怒伤肝所致。刻诊脉形较昨略畅，血势稀而未定，尚恐上溢之险，谨慎为嘱。

小川连五分（盐水炒）　　云苓四钱　　　　　左牡蛎一两（煅）

侧柏炭三钱　　　　　怀山药五钱（炒）　　乌犀尖三分（磨冲）

黑山栀三钱　　　　　川贝母三钱（去心）　生炒白芍各一钱五分

丹皮炭三钱　　　　　五味子一钱（敲炒）　炙草五分

大熟地八钱（蛤粉炒）　枇杷叶五钱（去毛）　白茅根七钱（去心）

三诊（原第 153 案）

血势渐定，胁中掣痛，肝火游行于络，尚防寅卯时血势复来，幸大便已结，饮食如常，拟守法，加入清畅肝火之品以防之。

羚羊角一钱五分（先煎）　丹皮炭一钱五分　　黑山栀一钱五分

瓜蒌皮三钱（蜜炙）　怀山药三钱　　　　小川连五分（盐水炒）

川贝母三钱（去心）　白芍一钱五分（土炒）甜杏仁三钱（去皮尖）

金石斛三钱（先煎）　云苓三钱　　　　　大麦冬三钱（去心）

生石膏二钱、冰糖二钱，绢包同研拌下。

四诊（原第 154 案）

血渐少而未止，右脉沉细，左脉数而带弦，肝经郁火尚盛，左胁微痛，不能左卧，略有咳呛，血色带紫，鲜红亦杂，神情虚弱，饮食不旺。拟凉血平肝，以止血为妙。

乌犀尖五分（开水磨冲）　　玉竹五钱

细生地七钱　　　　　　　　鲜生地一两

秦艽二分（生草二分泡水拌炒，同煎）　怀牛膝二钱（盐水炒）

白杏仁三钱（去皮尖研）　　黑栀三钱

侧柏炭一杯（捣汁）　　　　丹皮三钱

赤苓三钱　　　　　　　　　炒苏子一钱五分

金石斛三钱　　　　　　　　左牡蛎一两（煅）

枇杷叶五钱（去毛蜜炙）　　茅柴根一两（去心）

五诊（原第 155 案）

瘀血渐少，尚未净止，舌苔根黄带白，中心略深，脉弦带虚软，纳少运迟，肝郁上升不降，犹宜加意谨慎，冀血止净为稳。

白杏仁三钱（去皮尖）　参三七七分　　炒麦芽四钱

炒苏子一钱五分　　黑山栀三钱　　　通草七分

细生地五钱　　　　赤茯苓三钱　　　怀牛膝一钱五分（盐水炒）

乌犀尖四分（磨冲）　金石斛四钱　　　炒苡仁三钱

鲜侧柏叶汁一杯　　白茅柴根一两

六诊（原第 156 案）

舌苔化薄，郁火泛灰微布，咳血尚有红色，虽则有所动而出，然切忌悲思动络也。拟摄纳肝肾，以防复溢之险。

西洋参一钱五分（去皮）　　小川连三分（盐水炒）

大麦冬二钱（去心）　　　　大熟地五钱（青盐五分拌炒）

丹皮炭三钱（盐水炒）   藕节炭一钱五分

生石膏三钱（冰糖三钱同研）   黑山栀三钱

云苓三钱   侧柏炭三钱

整玉竹四钱（秦艽二分拌炒）   大珠菜五钱（漂淡）

七诊（原第 157 案）

肝火熏心不寐，未致大劫血络，血渐少而汗泄，火升颧赤，舌苔化黄，灰色亦退，仍守畅肝益阴法。

乌犀尖三分（磨冲）   赤苓三钱   黑山栀三钱

细生地七钱   生苡仁四钱   侧柏炭三钱

川贝母三钱（去心）   炒枣仁四钱   藕节炭三钱

小川连四分（盐水炒）   玉竹三钱   左牡蛎一两（煅）

鲜大竹叶三钱   鲜芦根一两

八诊（原第 158 案）

血已止，出络瘀紫，时时咯出，郁阳仍走阳明，为吐酸水，虚阳浮灼于上，所虑肝阳迫于血络，尚恐复动，且虚阳宜潜，郁阳宜畅。涉怯根柢，全在此时，须加意调治之。

叭哒杏仁三钱（去皮尖，勿研）   云苓三钱

台乌药一分（磨冲）   瓜蒌皮三钱（蜜炙）

麦仁三钱（炒）   小川连二分（盐水炒）

川贝母三钱（去心）   参三七七分（切）

熟地炭四钱（蛤粉炒）   羚羊角一钱五分（先煎）

黑山栀一钱五分   莱菔子二钱（炒研）

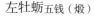

左牡蛎五钱（煅）　　　　大珠菜五钱（漂）

九诊（原第 159 案）

血色紫黑，痰中略带数点，呕逆昨宵未来，肝阳虚火游行于胸膈，尚未宁静，拟加慎调度，以扶越险关为妙。

生洋参一钱五分（去皮）　　莱菔子二钱（炒研）

大熟地五钱（海石粉拌炒）　　制冬术一钱

云茯苓三钱　　　　　　　左牡蛎五钱（煅）

陈阿胶一钱（蛤粉炒）　　炒苏子一钱

橘白三分（盐水炒）　　　怀山药三钱（炒焦）

瓜蒌皮一钱五分　　　　川贝母二钱（去心）

枇杷叶四钱（刷去毛）　　茆柴根一两（去心）

绿豆四两（煎汤代水）

十诊（原第 160 案）

血止将净，脾胃未旺，阴液大伤，虚阳化风，游行不定。拟谨守脏真，以保正元为要。

生西洋参三钱（去皮）　　云苓三钱

大熟地五钱（青盐二分拌炒炭）　　鲜霍斛一两

陈阿胶一钱五分（蛤粉炒）　　左牡蛎一两（煅）

白扁豆三钱（炒）　　　　大麦冬二钱（去心）

玉竹三钱　　　　　　　山萸肉二钱

川贝母一钱五分（去心）　　元武版五钱（盐水炙）

鲜藕肉一两（去皮）　　　鲜百合一两（去衣）

鲜芦根一两（去节）

某（原第 162 案）

阳明湿火外达，舌苔黄浊尖绛，瘀化，脉息流动，防虚火上升，络伤血从上逆之虞。

生西洋参一钱五分（去皮）	金石斛三钱
怀牛膝二钱（盐水炒）	大熟地七钱（蛤粉炒）
云苓三钱	左牡蛎七钱（煅）
元武版一两（盐水炙）	川贝母二钱（去心）
甜杏仁三钱（去皮尖）	炙鳖甲四钱（酒炙）
陈阿胶一钱五分（藕节炭拌炒）	金铃子一钱（蜜炙）
西党参三钱	鲜藕肉一两

某（原第 163 案）

血后肝风虚阳克脾，为便溏，恶心频作，乃虚波伤脏之机，防肉削之虞。

西党参三钱	云苓三钱	菟丝子三钱（盐水炒）
生于术一钱五分	橘白五分（盐水炒）	乌梅炭三分（去核炒透）
怀山药三钱（炒）	川贝二钱（去心）	枳实炭四钱（麸炒）
炒枣仁四钱	煨木香三分	阳春砂仁三分（研末）

某（原第 164 案）

失血之体，将交大节，烦劳太过，虚阳不靖，当益阴和胃为治。

整玉竹三钱	生草三分

细生地炭四钱（蛤粉炒）　　大麦冬二钱

白芍一钱五分（炒）　　叭哒杏仁三钱（去皮尖研）

瓜蒌皮三钱　　肥知母一钱五分（盐水炒）

元武版五钱（盐水炙）　　左牡蛎一两（煅）

建莲子四钱（敲去心）　　鲜藕肉二两（去皮节）

甜梨肉一两

某（原第 166 案）

肝阳由烦心吸动上扰，良由血去阴伤所致也。晨起咳呛，亦非所宜。

生西洋参一钱五分（去皮）　　瓜蒌皮三钱（蜜炙）

大熟地六钱（蛤粉炒炭）　　鲜霍斛八钱

炒白芍一钱五分　　羚羊角一钱五分（先煎）

大麦冬二钱（去心）　　甜杏仁三钱（去皮尖）

广郁金五分（切）　　川贝母三钱（去心）

海浮石三钱　　苏子一钱五分（蜜炙）

某（原第 167 案）

血势虽定，今晨络出之血稍见，左脉数象稍缓，右偏气海及阳明络气，尚未和洽，须防络血复作之虞。

乌犀尖一钱（镑先煎）　　整玉竹三钱

左牡蛎五钱（煅）　　细生地七钱（蛤粉炒）

川贝母二钱（去心）　　丹皮炭二钱（盐水炒）

苏子一钱（蜜炙）　　云茯苓三钱

广郁金三分（切）　　　　　瓜蒌皮三钱

金石斛三钱　　　　　　　　大麦冬二钱（去心）

怀山药三钱（炒）　　　　　叭咀杏仁四钱（去皮尖）

参三七七分　　　　　　　　枇杷叶膏三钱（冲）

甜梨肉一两（去核皮）

某

一诊（原第 168 案）

四载之前，曾经失血，血止之后，阴血复足，从无阳升之象。今于前日偶然跌伤背部，臂痛引及背胸。晨起忽然血从上溢，有盈碗之多，下午所吐紫滞之色。左脉弦数，尚恐寐醒后，肝火复扰阳明之络。

乌犀尖一钱五分（镑先煎）　杜苏子一钱五分（蜜炙）　左牡蛎一两（煅）

细生地一两（蛤粉炒）　　　参三七一钱　　　　　　怀牛膝二钱（盐水炒）

粉丹皮三钱（炒炭）　　　　黑山栀一钱五分　　　　　金石斛三钱

川贝母一钱五分（去心）　　女贞子三钱　　　　　　　金铃子一钱（蜜炙）

鲜藕肉一两（去皮节）　　　白茅柴根五钱（去心）

二诊（原第 169 案）

出络之血，今晨略出两三口，色呈紫黑，脉息左右皆属宁静，惟左尺带弦，新血未动，然脉象尚带涩滞，瘀血未尽，胸膈少舒，咽关塞结，尤宜加慎静养为主。

瓜蒌皮三钱　　　　　　　　　整玉竹四钱

大熟地六钱（蛤粉炒）　　　苏子一钱

大麦冬二钱（去心）　　　　元武版一两（盐水炙）

甜杏仁三钱（去皮尖）　　　怀山药四钱（炒）

炙鳖甲四钱　　　　　　　　橘络五分

丹皮炭三钱（盐水炒）　　　左牡蛎五钱（煅）

羚羊角三钱（先煎）　　　　怀牛膝一钱五分（盐水炒）

甜梨肉一两（去核皮）

三诊（原第170案）

血后断不可有晨呛，见则即是成痨，务宜慎调是嘱。

生西洋参一钱五分（去皮）　川贝母三钱（去心）

大熟地七钱（蛤粉炒）　　　大麦冬二钱（去心）

生草五分　　　　　　　　　左牡蛎一两（煅）

元参三钱　　　　　　　　　鲜霍斛七钱

怀牛膝二钱（盐水炒）　　　整玉竹三钱

云苓三钱　　　　　　　　　羚羊角一钱五分（先煎）

怀山药三钱（炒）　　　　　青蔗浆一碗

鲜藕汁一碗

四诊（原第171案）

失血后诸恙平善，饮食亦加，惟心中嘈烦阵作，恐借此动血，须益阴涵阳以止之。

生西洋参一钱五分（去皮）　云苓三钱

左牡蛎一两（煅）　　　　　川贝母二钱（去心）

女贞子三钱 　　　　川楝子一钱（蜜炙）

大麦冬二钱（去心）　　旱莲草一钱五分

生白芍一钱五分　　　　大熟地四钱（海石粉拌炒）

小红枣三枚（去核）

五诊（原第 172 案）

失血之后，填纳中下二焦，未曾复发，诚幸事也。惟虚火郁阳烁于阳明，牙漏频发，幸非穿腮。拟滋肾涵阳为治。

羚羊角一钱五分（先煎）　　云苓三钱

大熟地五钱（海石粉炒）　　川贝母三钱（去心）

生草四分　　　　　　　西党参四钱

金石斛三钱　　　　　　枣仁五钱（炒）

制于术一钱五分　　　　小红枣三枚（去核）

元眼肉七枚

某（原第 173 案）

虚阳郁火从背上升夺汗，血渐止，即是夺汗不夺血见端也。当守根阳，以涵龙雷之火为治。

大熟地四钱（蛤粉炒）　　金石斛三钱

丹皮炭三钱（盐水炒）　　怀山药四钱（炒）

莭肉炭一钱五分　　　　左牡蛎一两（煅）

云茯苓三钱　　　　　　生西洋参一钱五分（去皮）

黑山栀三钱　　　　　　川贝母二钱（去心）

川楝子一钱（蜜炙）

某（原第 174 案）

立春节，阳升化风熏喉，为痒发呛，血后最为忌款，急养真阴以涵阳气，盖右尺脉弦象贯于寸部也。

炒苏子一钱　　　　　　　　紫菀二钱（蜜炙）

大熟地五钱（海石粉炒）　　　生甘草五分

川贝母三钱（去心）　　　　　制冬术一钱五分

款冬花三钱（蜜炙绢包）　　　白杏仁三钱（去皮尖）

瓦楞子四钱（煅）　　　　　　羚羊角一钱五分（先煎）

枇杷叶膏三钱（冲）　　　　　燕窝屑四钱（绢包）

建莲子四钱（敲）

某（原第 175 案）

烦劳伤阳，内风乘络，背部痛引项际，饮食有碍，防动血之虞，安卧静养为妙。

整玉竹三钱　　瓜蒌皮三钱　　天竺黄二钱

丝瓜络三钱　　生草三分　　　秦艽一钱五分

夜交藤三钱　　陈胆星五分　　广郁金五分（切）

细生地四钱（炒）　羚羊角一钱五分（先煎）　嫩桑枝四钱（酒炒）

鲜藕肉一两（去皮节）

某

一诊（原第 176 案）

失血之凤病，正值阳升大节，又染伤风之机，防动血之患。

白杏仁三钱（去皮尖）　肥知母一钱五分　细生地五钱（蛤粉炒）

象贝母二钱（去心）　　白薇一钱五分　　元武版四钱（盐水炙）

瓜蒌皮三钱　　　　　　秦艽一钱五分　　怀牛膝一钱五分（盐水炒）

大麦冬三钱（去心）　　生草三分　　　　玉竹三钱

鲜藕肉一两（去皮节）

二诊（原第 177 案）

夏至大节在迩，慎防失血复作，拟养阴清火。

大熟地五钱（蛤粉炒）　麦冬二钱（去心）　　瓜蒌皮三钱（蜜炙）

左牡蛎五钱（煅）　　　川贝三钱（去心）　　海浮石三钱

羚羊角二钱（先煎）　　元参二钱　　　　　怀山药三钱（炒）

鲜霍斛一两　　　　　　鲜藕肉一两（去皮节）　川楝子七分（蜜炙）

三诊（原第 178 案）

偶动肝火，火迫络伤，陡然失血一二口，幸则凝神息养虑而定，然营血内沸未静，慎防夏至阳升，暑令中复发也。

生西洋参一钱五分（去皮）　　　丹皮炭一钱五分（盐水炒）

大麦冬一钱五分（去心）　　　　细生地五钱（蛤粉炒）

羚羊角二钱（先煎）　　　　　　肥知母一钱五分（盐水炒）

川贝母二钱（去心）　　　　　　金石斛三钱

生白芍一钱五分　　　　　　　　左牡蛎五钱（煅）

甜杏仁三钱（去皮尖）　　　　　瓜蒌皮三钱

鲜藕肉二两（去皮节）

四诊（原第 179 案）

肝风动络，胁中跃跃欲动，血腥上泛，防血从上溢复发。

生西洋参二钱（去皮）　　　　云苓三钱

金石斛三钱　　　　　　　　　大熟地七钱（海石粉炒）

麦冬一钱五分（去心）　　　　川贝母二钱（去心）

左牡蛎一两（煅）　　　　　　生石膏三钱（冰糖二钱拌研）

陈阿胶一钱五分（蛤粉炒）　　怀牛膝二钱（盐水炒）

甜梨肉一两（去核）

某（原第 183 案）

失血之体，操劳不息，又兼暑邪内伏，清化为妙。

川贝母一钱五分（去心）　　元参三钱　　　鲜首乌四钱

金石斛三钱　　　　　　　　云苓三钱　　　丹皮一钱五分（炒）

白杏仁三钱（去皮尖）　　　通草七分　　　黑栀一钱五分

鲜竹心五分

某（原第 184 案）

胸痛，乃肝风上行劫络，防动血，宜静养为妙。

西党参三钱　　　　大麦冬一钱五分（去心）　　生草三分

制于术一钱五分　　川贝母一钱五分（去心）　　广郁金五分（切）

怀山药三钱（炒）　　云苓三钱　　　　　　　　参三七七分

制首乌四钱　　　　大黑枣三枚（去核）

肝　　风

某（原第 83 案）

脾虚肝风为病，纳少，形寒潮热，经水参差，虑延虚损。

炒冬术一钱五分　　　炒归身一钱五分　　　炒川断三钱

炒苡仁三钱　　　　　炒赤芍一钱　　　　　炒建曲三钱

炒枣仁三钱　　　　　秦艽一钱　　　　　　炒麦仁四钱

益母膏二钱（冲）

某（原第 109 案）

脾胃交虚，肝风暗动，气从下泛，湿热随之，以东垣法加减。

焦苡仁四钱　　　　　炒归身三钱　　　　　炒青皮五分

焦冬术一钱五分　　　炒麦仁二钱　　　　　生芪皮一钱五分

炒白芍一钱五分　　　炒丹皮一钱五分　　　盐水炙川柏七分

鲜佛手一钱五分

某（原第 114 案）

肝脾肾三阴交虚，内风上扰阳明，为牙痛头眩，少腹痛胀，先以养血。

制冬术一钱五分　　　炒杞子三钱　　　　　炒枣仁三钱

白蒺藜三钱（炒去刺）　炒川断三钱　　　　　云苓三钱

菟丝子三钱（盐水炒）　黄甘菊一钱五分（炒）　广郁金五分

某（原第 165 案）

左关脉滑数，右部虚软，气虚肝旺也。背部胸膈时有刺痛，乃内风郁阳也。尺脉安静，胃纳久疲，可以和脾胃、畅肝木以调之。

西党参二钱　　　　　　　　　　　瓜蒌皮一钱五分

大熟地四钱（蛤粉炒炭）　　　怀山药四钱（炒）

羚羊角一钱五分（先煎）　　　枳实炭三分（麸炒）

川贝母二钱（去心）　　　　　金石斛三钱

云苓三钱　　　　　　　　　　甜杏仁四钱（去皮尖）

橘白三分（盐水炙）　　　　　大麦仁四钱（炒焦）

嫩钩勾四钱（后下）

肝　火

某（原第 24 案）

气火上逆，益阴平肝。

川贝母一钱五分（去心）　云苓三钱　　　细生地四钱（蛤粉炒炭）

旋覆花一钱五分（绢包）　炒归身二钱　　怀山药三钱（炒）

瓜蒌皮三钱　　　　　　川石斛三钱　　怀山药一钱五分（炒）

广郁金五分（切）　　　建莲子三钱（敲）

某（原第 28 案）

阴虚，木火熏心，少寐多烦，舌黄脉细。清营，温养脾肾。

川贝母一钱五分（去心）　炒枣仁二钱　　　元武版五钱（酒炙）

广郁金五分（切）　　　元眼肉二钱（去核）　车前子三钱（炒）

炒白芍一钱五分　　　　云苓三钱　　　　炒杞子三钱

炒丹皮一钱五分　　　　小红枣三枚

某（原第 31 案）

左脉数促，右部濡软，营分肝火内炽，气分湿痰亦滞。便泻止后，未经燥结通行。当和脾养肝，以理痰火。

广郁金五分（切）　　　通草片七分　　　车前子三钱（炒）

地枯蒌三钱　　　　　云苓三钱　　　　小茴香四分

白扁豆四钱（炒）　　　炒苡仁三钱　　　淡竹叶一钱五分

川贝母一钱五分（去心）　鲜佛手一钱五分

某（原第 110 案）

肝经郁火，扰于阳明，厥阴本经见证多端，证由一本所发也。

柴胡五分（醋炒）　　　全瓜蒌四钱（打）　炙川柏四分

炒青皮一钱　　　　　炒归身二钱　　　炒延胡一钱五分

炒丹皮一钱五分　　　柏子仁三钱　　　莱菔子三钱（炒研）

白蒺藜三钱（炒去刺）　橘络五分

眩　晕

某（原第 87 案）

气虚痰盛生风，眩掉不已，咽关气结，腰痛如束。夏至大节，慎防类中倾跌。仿地黄饮子合侯氏黑散，变通用之。

台参须一钱五分（另煎冲）　　　炒枣仁四钱

大熟地四钱（砂仁末拌炒）　　　淡苁蓉一钱五分（漂）

云苓三钱　　　　　　　　　左牡蛎五钱（煅）

生于术二钱　　　　　　　　姜半夏二钱

淡干姜三分（盐水炒）　　　　炒归身一钱五分

再造丸一角（调服）　　　　　广郁金五分（切）

头　痛

某（原第 136 案）

脉息右关弦细，乃胃阴亏而肝风上乘阳明，头痛引脑，形凛烘热，舌干气逆，一本归源之法，养胃阴以杜木火冲逆为治。

生洋参一钱五分　　乌梅肉五分　　　　制首乌四钱

鲜霍斛七钱　　　　云苓三钱　　　　　玉竹三钱

生白芍一钱五分　　炒白芍一钱五分　　蔓荆子三钱

黄菊炭七分　　　　左金丸三分（包）

淋　证

某（原第 115 案）

血淋证，前误投药剂，以致缠绵日久，病象日深，痛甚淋膏，势非轻浅也。

细生地四钱（蛤粉炒）　赤苓二钱　　　　元武版一两（酒炙）

细木通五分　　　　炒丹皮一钱五分　　炒柴胡五分

川柏一钱（盐水炙）　炒青皮七分　　　　车前子三钱（炒）

生草梢二分　　　　淡竹叶三钱　　　　白茆柴根五钱（去心打）

某（原第 116 案）

淋证已延五月，曾进导赤散，溲血未见，大便通润，神疲胃呆，血热得化，当升提奇经八脉以挽之。

血片鹿茸_{三分}　　台参须_{一钱五分（另煎冲）}　　怀山药_{三钱}

柴胡_{五分（醋炒）}　　炒归身_{二钱}　　　　　　炒枣仁_{三钱}

生芪皮_{一钱五分}　　炒白芍_{二钱}　　　　　　五味子_{五分}

煨升麻_{三分}　　　小蓟_{一钱}　　　　　　小红枣_{三枚（去核）}

鲜佛手_{一钱五分}

口　糜

某（原第 125 案）

舌碎尖刺，口中黏腻，心火扰于阳明，因乎少寐多烦阴阳。

西洋参_{一钱五分}　　柏子仁_{三钱}　　　　元参_{二钱}

制首乌_{四钱}　　　川贝母_{三钱（去心）}　　云苓_{三钱}

金石斛_{一钱五分}　　炒竹茹_{一钱五分}　　生枳壳_{一钱}

灯芯_{七分}　　　　甜梨肉_{五钱}

某（原第 144 案）

肝经风热，胃中湿火，互相蕴蒸，口舌易于生疳，疳发未
透，邪乘于目，目光模糊，舌苔灰黄，清理肝胃。

蔓荆子_{三钱}　　　通草_{七分}　　　　黄甘菊_{一钱（去蒂）}

薄荷_{五分（后下）}　　赤苓_{三钱}　　　　草决明_{一钱五分（炒）}

炒丹皮_{一钱五分}　　小川连_{二分（盐水炒）}　　柴胡_{二分（炒）}

金石斛_{三钱}　　　鲜竹叶_{一钱五分}

舌蕈

某

一诊（原第130案）

心脾抑郁，郁火上乘，结为舌蕈，起经卅余年。近又续发，辣气上冲，曾见鼻衄，胃纳日减，年逾六旬。诚恐正不支持，翻花流血之变，但须补养心脾为计。

生黄芪一钱五分　　枣仁四钱　　　　元参三钱

制冬术一钱　　　　川贝母二钱（去心）　制首乌四钱

炒山药三钱　　　　云苓三钱　　　　广郁金五分（切）

西琥珀五分（冲）

二诊（原第131案）

心脾郁火结为舌蕈，已延卅余年，势有翻花流血之危。

乌犀尖一钱五分（镑先煎）　　　陈胆星三分

西琥珀五分（冲）　　　　　　　生芪皮一钱五分

炒枣仁四钱　　　　　　　　　　制首乌五钱

川贝母三钱（去心）　　　　　　柏子仁三钱

元参三钱　　　　　　　　　　　广郁金五分（切）

元眼肉二钱　　　　　　　　　　玉竹三钱

野蔷薇露八钱（冲）

脑　漏

某（原第 126 案）

肝火上行清道，鼻渊变为脑漏，非细事也。

羚羊角二钱（锣先煎）　　白杏仁三钱（去皮尖）　　通草五分

桑白皮一钱五分　　　　瓜蒌皮三钱　　　　　赤苓三钱

炒丹皮一钱五分　　　　海浮石四钱　　　　　苡仁三钱（炒）

水飞青黛五分

喉　蛾

某（原第 139 案）

脾虚血热之体，肝风挟痰上扰，木蛾红肿，鼻血日见。癸水将行，每见参前，预为调和肝脾，仿逍遥散加减。

薄荷五分（后下）　　　　　炒白芍一钱五分

细生地四钱（蛤粉炒炭）　　丹皮炭三钱（盐水炒）

炒山药四钱　　　　　　　侧柏炭一钱五分

黑山栀一钱五分　　　　　白扁豆三钱

陈阿胶二钱（蛤粉、藕节炭炒）　左牡蛎四钱（煅）

建莲子三钱（敲）　　　　　小红枣三枚（去核炒焦）

血瘀生风

某（原第135案）

忧郁气结，血凝滞于肝脾之络，血瘀生风，上乘咽关，舌根起瘰，发痒牵强，乳房胀痛见于经前，经水参差。当治风先治血，血行风自灭。

柏子仁三钱　　　炒归身三钱　　　白蒺藜三钱（炒去刺）

川贝母三钱（去心）　红花一钱　　　台乌药一钱五分（炒）

广郁金五分（切）　炙鳖甲四钱　　　炒川断三钱

鲜橘叶五枚　　　鸡血藤膏一钱五分（福珍酒炖冲）

伏　　梁

某（原第145案）

伏梁上攻于阳明之络，跳跃不已，眠食有关，呼吸之气似于季胁格碍，久病入络之征也。渴而引饮，二便少利，脏病及腑，纳减不易生血，血为之枯[1]，虚痞难消，当补脏通腑以挽之。

制首乌四钱　　　柏子仁三钱　　　瓦楞子三钱（盐水炒）

白芍一钱五分（土炒）　大麦仁四钱（炒）　　淡吴萸廿一粒

归身一钱五分（酒炒）　台乌药三分（开水磨冲）　川通草七分

云苓三钱　　　　真橘络七分　　　玫瑰花瓣四分

大橘饼一角（洗去糖）

（1）纳减不易生血，血为之枯：本作"纳减不易生血之枯"，脱误，据文义改。

二、蔡竹圃夫人会诊病案

蔡夫人　五月初四日　杨寄梅诊

午前畏寒肢冷，旋即身热，稍有微汗，胸痞体楚，舌苔腻滑，脉弦滑数。此时疠引动湿热痰滞，从少阳传走阳明，拟和解疏达，望其热退再商。

小柴胡七分	广藿梗一钱五分	小枳实一钱五分
玉枢丹五分	川厚朴五分	大豆卷三钱
生赤芍一钱五分	佩兰叶三钱	制半夏一钱五分
牛蒡子三钱	陈皮一钱	

蔡夫人　五月初五日　周春庭诊

温邪挟湿滞内郁，形寒壮热，汗少，头胀胸闷，遍体骨痛，舌白腻，脉细沃[1]。拟疏散，俾得即解乃幸。

生香附二钱	尖槟榔一钱五分	白前胡一钱五分
焦建曲三钱	紫苏叶一钱五分	淡豆豉三钱
真川朴七分	焦麦芽四钱	小防风一钱五分
炒独活一钱	枳壳七分	连须葱头三个
生姜五分		

蔡夫人　五月初五日　杨寄梅诊

频频形凛热甚，胸额汗出不彻，腰痛肢麻，头胀，脘痛拒

（1）沃：指脉来不畅，同"涩"。

手，口苦舌腻，脉象沉滑。病交二日，温邪痰滞，少阳阳明气分不宣，劳伤营卫失和。势恐逾候增重。

小柴胡七分	制半夏一钱五分
广藿梗一钱五分	保和丸三钱（包煎）
白归身一钱五分（酒炒）	炙陈皮一钱五分
桔梗一钱	大豆卷三钱
嫩桑枝四钱	生白芍一钱五分（桂枝五分泡汤拌炒，去桂）
小枳实一钱五分（麸炒）	牛蒡子三钱（打）
小防风一钱五分	秦艽一钱五分

蔡夫人　五月初六日　周春庭诊

昨夜气逆欲厥，幸而即松，寒凛身热，头胀体痛，两胁撑胀至胸脘，痞闷恶心，无寐，腹疼且膨，欲便不能畅出，舌白根腻厚，脉细数弦紧。此系温邪挟湿滞混阻，肝风乘逆，诚恐厥闭，拟芳香疏通。

广藿梗一钱五分	真川朴一钱
白蔻仁五分（后下）	淡姜渣三分
枳实七分（磨汁）	左秦艽一钱五分
炒泽泻一钱五分	紫苏梗一钱五分
大腹皮一钱五分（洗）	沉香曲三钱
旋覆花一钱五分（包煎）	桂木五分
茯神三钱	

蔡夫人　五月初六日　邵杏泉诊

温邪挟湿挟食，病起三日，身热形凛时作，舌白根厚，脉濡数，右更沃塞[1]。脘中按之大痛，遍体酸楚。此阳明邪食互阻，尚未蒸化，防其闭厥。

大豆卷三钱　　　　真川朴一钱　　　　小青皮七分

小防风一钱五分　　广藿香一钱五分　　广陈皮一钱

秦艽一钱五分　　　焦建曲三钱　　　　赤茯苓三钱

嫩桑枝一两　　　　炒麦芽四钱　　　　小通草一钱

鲜佩兰叶一钱五分（后下）

另磨冲：槟榔五分、沉香五分、枳实五分、苏梗五分，先冲服。

另用：紫苏、葱白、菖蒲、干蓬[2]各一把，生姜一块，煎汤揩熨脘腹。揩后，扎皮硝七分于脘中痛处。

蔡夫人　五月初七日　周春庭诊

腑通溏沫不爽，腹中绞痛，甚则气逆泛恶，形寒身热，头胀汗少，遍体骨痛，舌白口干，脉息较昨稍起。究属温邪挟湿滞，并阻气分，仍虑闭厥。拟再疏通。

生香附二钱　　　　大豆卷三钱　　　　沉香曲三钱

淡姜渣三分　　　　老苏梗一钱五分　　独活一钱

（1）沃塞：同"沃涩"，吴地方言，不顺畅、不舒畅之意，此处指脉涩。

（2）干蓬：即艾叶，又称蓬蒿、蓬草。

淡吴萸三分　　　　嫩桑枝五钱　　　　炒枳实一钱五分

左秦艽一钱五分　　广木香五分　　　　法半夏一钱五分

山楂炭三钱　　　　小青皮一钱

蔡夫人　五月初七日　徐翘士诊

温邪挟气滞寒阻，身热气闷，腹中膨胀，按之作痛，汗泄不遍，甚则气逆泛恶，形寒时作，舌白苔腻，口干不多饮，脉形沃塞不畅，两腿跗酸痛不耐，大便曾通四回未畅。尊年操劳之体，邪湿气浊，混淆不开，恐上升厥闭。拟通泄三焦，和解达邪。

旋覆花二钱（包煎）　小柴胡六分　　　瓦楞子一两（盐水煅）

沉香曲三钱　　　　左秦艽一钱五分　　广木香四分

当归须一钱五分　　山楂炭三钱　　　　炒泽泻一钱五分

独活一钱五分　　　佩兰叶一钱五分

另，青皮汁五分、枳实汁五分、郁金汁五分、苏梗汁五分，用佛手露一两磨冲。

蔡夫人　五月初八日　周春庭诊

病甫五日，身热汗出半体，昨夜烦躁呓语，气火升逆，口干唇燥，胸痞泛恶，头痛阵作，腰腿酸楚，腹痛且膨，则便沫不畅，舌白根腻，脉形细弦。温邪挟湿滞内蕴不达，引动肝阳上扰，究恐厥闭，拟疏化泄滞。

制香附一钱五分　　白蒺藜三钱（去刺）　炒枳壳一钱五分

佩兰叶二钱　　　　老苏梗一钱五分　　霜桑叶一钱五分

朱茯神三钱　　　　嫩钩勾三钱后下　　石决明一两（盐水煅）

法半夏一钱五分　　　　姜竹茹一钱五分　　　　蔓荆子一钱五分

炙橘红一钱　　　　　　大腹绒二钱五分

蔡夫人　五月初八日　刘藻庭诊

病经五日，不时形寒壮热，入夜烦躁不得寐，头胀骨楚，脘痞胸闷，腹痛拒按，大便虽经数次，里滞邪热郁而未化，脉来数大，汗不遍体，是兼肝气窃发，不独邪滞阻结也。一候恐其增剧。

炒香豆豉三钱　　　　　　生赤芍一钱五分　　　　　姜竹茹一钱五分

黑山栀一钱五分（姜汁炒）　小青皮七分（麸炒）　　焦麦芽三钱

法半夏一钱五分　　　　　　小柴胡七分（盐水炒）　山楂炭三钱

炒枳壳一钱五分　　　　　　炙广皮一钱　　　　　　赤茯苓三钱

小防风一钱　　　　　　　　枇杷叶四钱

另，川郁金七分，玉桔梗七分，二味磨冲。

蔡夫人　五月初九日　周春庭诊

昨夜虽得汗遍，病势依然，项间稍布白㾦，然阳明湿滞郁阻气分，诚恐内传之变。捧读尊方尽善，僭[1]加勿罪。

即于昨方加：炒牛蒡三钱（打），净蝉衣一钱（后下）。

蔡夫人　五月初九日　刘藻庭诊

昨得畅汗，表热缓而不解，夜间仍然懊憹，烦躁少寐，胸膈㾦点隐约不透，舌苔泛腻，恶心胸闷腹痛，右脉数大，左脉数大而滑，或时气逆。乃温邪郁蒸肺胃，逗留不解，最属淹缠，宿垢

（1）僭：同"僣"，僣越。此处为谦词。

亦未尽化，必得两候方定，幸勿轻视。

炒香豆豉二钱　　　姜炒山栀一钱五分　　白杏仁三钱

生赤芍一钱五分（水炒）　桑叶一钱五分　　　炒枳壳一钱五分

炒牛蒡三钱（打）　　净蝉衣七分（后下）　炒竹茹一钱五分

法半夏一钱五分　　　白前胡一钱　　　　川通草七分

枇杷叶三钱　　　　郁金汁五分（冲）

蔡夫人　五月初十日　周春庭诊

病届一候，身热有汗不解，胸次白㾦，发而未透，咳嗽恶心，口渴唇燥[1]，烦躁少寐，舌白苔糙，脉形弦数，大便不实，营虚之体，温邪湿滞内蒸少阳阳明，欲从肺经透泄，须得畅达，庶免传变。

淡豆豉三钱　　　　冬桑叶一钱五分　　生紫菀一钱

瓜蒌皮三钱　　　　黑山栀一钱五分　　粉丹皮一钱五分

炒牛蒡三钱　　　　净蝉衣七分　　　　小枳实一钱

白杏仁三钱　　　　朱茯神三钱　　　　郁金汁五分（冲）

枇杷叶三钱　　　　淡竹茹一钱五分

蔡夫人　五月初十日　刘藻庭诊

病值一候，少阳之邪化而未净，阳明之邪达而不出。昨又烦躁，形凛壮热，近乎痉厥。刻今神识虽清，胸脘烦热，两手喜握，思纳冷饮，时欲坐起，脉形数大。邪热郁炽，势属方张，总由疹㾦隐约不透，又经烦躁不安，致令邪热混蒙三焦，甚则恐其

（1）唇燥：原脱，据五卷本补。

热烁阴液，致有风动之变。

羚羊角一钱五分（先煎）　　小枳壳一钱五分　　白杏仁三钱

石决明一两（盐水煅）　　香豆豉三钱　　丹皮一钱五分

炒牛蒡三钱　　朱茯神三钱　　炒山栀一钱五分

桑叶一钱五分　　赤芍一钱五分　　嫩钩勾三钱（后下）

竹卷心一钱　　枇杷叶三钱　　朱连翘一钱五分

蔡夫人　五月初十日　董杏江诊

病经一候，虽续得畅汗，而温邪湿热不能随汗而透，郁蒸阳明，郁而为热，神志愦愦不清，烦躁不寐，舌苔灰黄，口干，胸中痞满，恶心，曾有痉厥之象，脉反弦数，大便溏沫。气阴素虚，且挟肝气旧病，势有内陷之虞，殊非轻忽。拟苦辛宣泄法。

上川连四分（酒炒）　　姜竹茹一钱五分　　郁金汁五分（冲）

制半夏一钱　　盐陈皮一钱　　朱茯神三钱

鲜桑叶四钱　　小枳壳一钱　　嫩钩勾一钱五分（后下）

大豆卷三钱　　玉桔梗七分　　枇杷叶三钱

蔡夫人　五月十一日　周春庭诊

病已逾候，身热有汗不解，烦躁少寐，唇燥口渴，胸闷不舒，白㾦虽发未透，时欲坐起，两手仍然喜握。舌黄，脉弦数。温邪湿滞，内蒸阳明化燥，势有劫液风动昏陷之险。

羚羊角一钱五分（先煎）　　连翘心一钱五分　　炒牛蒡三钱

朱茯神三钱　　青蒿梗一钱五分　　小枳壳一钱五分

生赤芍一钱五分　　赤茯苓三钱　　炒丹皮一钱五分

金石斛三钱　　　　　水竹茹一钱五分　　　石决明一两

枇杷叶三钱　　　　　桔梗汁五分（冲）

蔡夫人　五月十二日　刘藻庭诊

烦躁叉手已定，表热退而未净，痦点仍然隐约不透，咳痰难咯，胃不甚饥，肺胃邪热尚有逗留未撤。两脉数象较和，滑大不静，惟恐反复复热，慎之。

金石斛三钱　　　　　香青蒿一钱五分　　　连翘心一钱五分

川贝母三钱（去心）　水竹茹一钱五分　　　粉丹皮一钱五分

小枳壳一钱　　　　　朱茯神三钱　　　　　枇杷叶三钱

炒牛蒡三钱　　　　　生赤芍一钱五分　　　白杏仁三钱

周春庭加：煅石决一两（先煎），川通草一钱。

蔡夫人　五月十三日　刘藻庭诊

胃纳较宣，舌干液少，津不上乘，木火易旺，稠痰咳咯不顺。右脉数象虽减，左脉数而带滑，兼涉于弦。厥阴木火内旺，肺胃余邪尚有留恋，勿致反复乃幸。

煅石决一两（先煎）　　　真川贝三钱（去心）

竹二青一钱五分　　　　　干霍斛四钱

粉丹皮一钱五分（盐水炒）　瓜蒌仁三钱（打）

朱茯神三钱　　　　　　　白杏仁三钱

黑山栀二钱五分　　　　　桑白皮一钱五分（水炙）

枇杷叶三钱　　　　　　　鲜橘叶六片

建兰叶三片

蔡夫人　五月十四日　周春庭诊

表热较前稍和，舌津亦润，寐则呓语，咳嗽不松，脉尚滑数，营阴内虚，肺胃之余热未楚，尚防反复。

冬桑叶一钱五分	黑山栀一钱五分	干霍斛四钱
真川贝三钱（去心）	天花粉一钱五分	白杏仁三钱
枇杷叶三钱	朱茯神三钱	海浮石三钱
石决明一两（盐水煅）	川通草一钱	水竹茹一钱五分

蔡夫人　五月十五日　刘藻庭诊

津液得渐滋润，痦点续布较显，咳痰不利，胸膈痞闷，肺胃余邪撤而未净，额热不退，腑气不宣。再以前法损益，勿致反复乃妙。

羚羊角一钱五分（先煎）	川贝母一钱五分（去心）	炒牛蒡一钱五分
川通草七分	冬桑叶一钱五分	连翘心一钱五分
生赤芍一钱五分	白杏仁三钱	炒丹皮一钱五分
小枳壳一钱	枇杷叶三钱	干佩兰七分
竹二青一钱五分（水炒）		

蔡夫人　五月十六日　周春庭诊

昨夜烦躁汗泄，继以白痦渐布，额热未了，咳呛不爽，舌白淡，脉弦数。肺胃余热尚未尽出，宿垢未下。明朝两候，恐其变幻，拟宗清泄。

羚羊角一钱五分（先煎）	川贝母一钱五分（去心）	瓜蒌皮三钱
连翘心一钱五分	冬桑叶一钱五分	白杏仁三钱

川通草七分　　　　朱茯神三钱　　　　炒丹皮一钱五分

炒麦芽三钱　　　　炒牛蒡一钱五分　　枇杷叶三钱

水竹茹一钱五分

蔡夫人　五月十七日　周春庭诊

病届两候，表热虽退，白㾦亦布，腹膨便秘，纳少寐少[1]，舌白脉数。阴分虽虚，余热与宿垢未化，犹恐反复，拟清润化解。

川石斛三钱　　　　冬桑叶一钱五分　　瓜蒌仁三钱

小枳壳一钱　　　　煅石决一两（先煎）　炒丹皮一钱五分

火麻仁三钱　　　　川通草五分　　　　朱茯神三钱

白杏仁三钱　　　　川贝母一钱五分（去心）　枇杷叶三钱

蔡夫人　五月十八日　周春庭诊

腑通未畅，腹中不舒，白㾦未还，两胁气撑，少寐少纳，舌根之苔不化，脉来细数。阴分日虚，余热未楚，兼之肝气不协，尚虑反复。

金石斛三钱　　　　　　　　炒丹皮一钱五分

小青皮七分　　　　　　　　小枳壳一钱

旋覆花一钱五分（包煎）　　川贝母一钱五分（去心）

广陈皮一钱　　　　　　　　川通草五分

郁金汁五分（冲）　　　　　石决明一两（盐水煅）

朱茯神三钱　　　　　　　　炒香谷芽五钱

炒香麦芽三钱

（1）寐少：原脱，据五卷本补。

347

蔡夫人　五月十九日　刘藻庭诊

腑气已通，瘄点发而旋化旋布，此邪之出路也。肝火易旺，气机升逆不舒。舌苔化薄不净，胃纳少味，面部带浮，脉形濡数，正气渐见转虚。余邪虽有留恋，由渐和养，佐入清泄为佳。

生洋参一钱	细生地四钱	盐橘白五分
煅石决一两（先煎）	盐丹皮一钱五分	川石斛三钱
朱茯神三钱	川贝母三钱（去心）	金铃子皮五分
枇杷叶一钱五分	建兰叶五片	

另：生熟香谷芽各五钱，煎汤代水。

蔡夫人　五月二十日　周春庭诊

白瘄未还，腑通不畅，复热汗泄稍衰，神倦嗜卧，心悸口干，舌淡，脉小数。病已半月，阴分焉有不虚之理，肺胃余邪逗留，诚恐变迁。拟扶正泄邪。

生洋参一钱	桑叶一钱五分	川贝母一钱五分（去心）
小枳壳一钱	香青蒿一钱五分	粉丹皮一钱五分
白杏仁三钱	炒麦芽三钱	生甘草三分
广陈皮一钱	鲜佩兰一钱五分	

蔡夫人　五月二十一日　周春庭诊

病后白瘄虽立，复热两日，有汗不解，口苦而干，胸脘痞闷，腹膨溲少，大腑不行，舌白根厚，脉形细数。阴分虽虚，邪滞内阻，气机膹郁不宣，最恐增剧，拟宣肺导滞。

青蒿梗一钱五分	蜜紫菀一钱五分	瓜蒌皮三钱

冬桑叶一钱五分　　枇杷叶三钱　　川郁金汁五分

炒丹皮一钱五分　　大腹皮一钱五分　　枳实汁五分

赤茯苓三钱　　滑石三钱　　保和丸三钱（包）

蔡夫人　五月二十二日　周春庭诊

复热三日，白㾦未回，胸痞恶心，腹膨且痛，欲便不能，小溲不利，口苦而干，舌白厚腻，脉弦而数。病后正气虽虚，湿滞交阻，脾胃传送失司，诚恐气升塞厥。

脾约麻仁丸四钱（包）　　法半夏一钱五分　　瓜蒌实三钱

川通草七分　　姜竹茹一钱五分　　广桔红一钱

赤茯苓三钱　　香青蒿一钱五分　　大腹皮一钱五分

炒泽泻一钱五分　　沉香曲三钱

蔡夫人　五月二十二日　刘藻庭诊

复热三日，汗不遍体，汗后则烦热，胸闷口苦，干哕泛恶，舌根苔厚，口黏作渴，胸脘痞塞，少腹膨痛，欲更衣而不得，小溲发热，脉形弦数。由于病久元虚，余邪余滞蒸热，三焦气分不能宣泄，以致上下交阻，㾦亦续布不透。仍宜前法主治，勿致升逆闭厥乃幸。

上川连五分（盐水炒）　　青盐半夏一钱五分　　白杏仁三钱

大麦仁四钱　　全瓜蒌四钱　　黑山栀一钱五分

桑叶一钱五分　　水竹茹一钱五分　　枳壳一钱五分

炒丹皮一钱五分　　新会皮一钱　　赤茯苓三钱

煅石决一两（先煎）　　枇杷叶三钱　　竹卷心一钱

更衣丸三钱（包）

蔡夫人　五月二十三日　周春庭诊

腑虽通而不畅，腹鸣仍然攻痛，复热不解，神晕头空，胸痞恶心，口苦且干，舌白厚，脉弦数。复病正虚，邪热尚恋，宿垢亦未净化，虑其升逆转虚之变，拟以清润。

上川连五分（盐水炒）　　盐半夏一钱五分　　全瓜蒌五钱

煅石决一两（先煎）　　竹二青一钱五分　　广陈皮一钱

炒枳壳一钱　　　　　火麻仁三钱　　　　朱茯神三钱

黑山栀一钱五分　　　大麦仁三钱　　　　益元散三钱（包）

枇杷叶三钱

蔡夫人　五月二十四日　周春庭诊

复病一候，昨得战汗，腑通痞透，舌苔未化，脉数不静。正气内虚，邪滞尚未尽出也。恐再反复变幻，拟以清泄。

金石斛三钱　　　　桑叶一钱五分　　　川贝母一钱五分（去心）

香青蒿一钱五分　　炒丹皮一钱五分　　朱茯神三钱

白杏仁三钱　　　　方通草五分　　　　香麦芽三钱（炒）

石决明一两（盐水煅）　炙橘红一钱　　　枇杷叶三钱

蔡夫人　五月二十四日　徐翘士诊

病经三候，还复七日。昨午时寒战大热，得有畅汗，夜半热净。今午后复寒复热，汗未畅透[1]，而神情烦躁，胸膈气闷非常，时欲泛恶，舌苔灰垢腻浊，白痦续布未透，小溲短赤，脉形弦数

（1）汗未畅透：本作"汗而畅透"，与文义不符，今据五卷本改。

搏指，肝阳上升不降。尊年烦体病久，正气虽亏，复病温邪，滞气复聚猖獗，须防再闭致厥。拟疏通开痞泄浊法。

旋覆花一钱五分（包煎）　沉香曲三钱　　　制半夏一钱五分

青蒿梗一钱五分　　瓦楞子一两（盐水炒）　炙橘红一钱

小青皮一钱（水炒）　川厚朴五分　　　小枳壳一钱

川通草一钱　　　　玉桔梗一钱　　　鲜荷梗一尺

麻仁丸三钱（包）

另，郁金汁五分，苏梗汁五分，二味用佛手露磨冲。

蔡夫人　五月二十五日　周春庭诊

复病一候而解，继以寒战大热，两次汗泄而退。作时烦躁胸痞，腹痛恶心，舌苔灰白，脉仍弦数。病久正气内虚，湿邪痰浊深恋少阳阳明，欲疟之象，诚恐正不克敌而变，拟以和解。

水炒柴胡五分　　　法半夏一钱五分　　大腹皮一钱五分

小青皮一钱五分　　广藿梗一钱五分　　炙橘红一钱

炒枳壳一钱　　　　赤茯苓三钱　　　制川朴五分

姜竹茹一钱五分　　白蔻仁五分（后下）　淡姜渣三分

蔡夫人　五月二十六日　徐翘士诊

复病九日，前得大汗畅痞而热解，胸中仍觉热闷，舌苔灰焦而厚，渴欲饮凉，寐稍安神，易于惊醒，胃不知饥，脉形濡数，矢气频频，宿滞未行，小溲短少而赤。病久正气虽亏，邪湿滞渐次化燥，一切谨慎，勿致反复复热为幸。拟清泄肺胃润肠法。

上川连七分（盐水炒）　宋半夏一钱五分　　朱茯神三钱

盐陈皮—钱　　　青蒿梗—钱五分　　大腹绒三钱

炒麦仁三钱　　　炒丹皮—钱五分　　瓜蒌仁三钱

生赤芍—钱五分　小枳壳—钱　　　　水竹茹—钱五分

黑山栀—钱五分　火麻仁三钱　　　　白杏仁三钱

枇杷叶三钱

蔡夫人　五月二十七日　周春庭诊

复病旬日，痦点皮落，表热已解，胸仍烦热，腹痛且鸣，但转矢气而不大便，小溲不利，舌根苔黑且腻，脉形濡数。病久正虚，宿垢内阻，湿热蕴蒸阳明，尚虑反复。

上川连五分（盐水炒）　大麦仁三钱　　　沉香曲三钱

大腹绒—钱五分　　　宋半夏—钱五分　　全瓜蒌五钱

白杏仁三钱　　　　　朱茯神三钱　　　　水竹茹—钱五分

小枳壳—钱　　　　　炒丹皮—钱五分　　新会皮—钱

黑山栀—钱五分　　　火麻仁四钱　　　　枇杷叶三钱

蔡夫人　五月二十八日　徐翘士诊

复病旬日外，阳明之湿热滞尚蒸难化，腹鸣，矢气频通，宿滞未能下行，舌苔化半，根尚焦灰不退，左脉尚静，右脉带数，神倦得寐，喉干觉燥，咽嗌不利，痰吐不爽。病久正气内亏，湿热浊阻未能速化。正在炎暑，小心反复变端，拟清化导滞，泄热和胃。

脾约麻仁丸五钱（包）　朱茯神三钱　　　炒丹皮—钱五分

竹二青—钱五分　　　　小枳壳—钱　　　元参心—钱五分

川连五分（盐水炒）　　海浮石三钱　　　宋半夏—钱五分

地枯蒌三钱　　黑山栀一钱　　川通草一钱

干霍斛三钱　　大腹绒一钱五分　　枇杷叶三钱

生谷芽五钱

蔡夫人　五月二十九日　周春庭诊

昨投清化导滞，脘腹得舒，但有矢气，仍不更衣，内灼口渴，舌边红根焦垢腻，脉细弦数，咽嗌不利。病届四候，正气内虚，湿热化燥，宿滞移下，不易速化耳。虑其变幻，拟再导滞清化。

脾约麻仁丸三钱（包）　　地枯蒌三钱　　元参心一钱五分

连翘仁一钱五分　　川石斛三钱　　宋半夏一钱五分

川通草一钱　　朱茯神三钱　　瓜蒌仁三钱

竹茹一钱（水炒）　　黑山栀一钱五分　　鲜稻叶三钱

蔡夫人　六月初一日　周春庭诊

病逾四候，蒸热不退，顷间寒凛壮热，汗畅而解，口腻且渴，寐则恍惚，舌根黑化且厚，便秘溲少，脉形右弦左细数。病久正虚，湿恋不化，恐延变迁，拟和化。

青蒿梗一钱五分　　宋半夏一钱五分　　赤茯苓三钱

淡黄芩一钱　　盐橘白一钱　　益元散三钱（包煎）

黑山栀一钱五分　　金石斛三钱　　白杏仁三钱

炒泽泻一钱五分　　柏子仁三钱　　鲜稻叶四钱

鲜荷梗一尺

蔡夫人　六月初二日　徐翘士诊

病逾四候，复经反复，昨日寒凛两次，壮热汗畅而解，白痦复布，少寐神烦，腹中痞膨气攻，屡有矢气，宿滞仍未下行，脉形弦数带滑，痰多难咯，舌根黑焦而腻，口渴欲饮不多，小溲短赤而浓。素体营阴耗亏，虽属久恙，正气总虚，而邪热湿痰郁而不化，反复屡屡，唯恐邪正不支而起风波。

小柴胡五分	小枳壳一钱五分	陈胆星五分
盐半夏一钱五分	盐陈皮一钱	大腹绒一钱五分
水竹茹一钱五分	赤茯苓三钱	金石斛三钱
炒丹皮一钱五分	小青皮七分	白杏仁三钱
炒牛蒡三钱	净蝉衣七分（后下）	枇杷叶三钱

蔡夫人　六月初三日　周春庭诊

病延月余，屡次反复。昨投和解之剂，寒凛壮热未至，额热仍然，少寐神烦，白痦续布，胸痞，口腻不渴，舌苔淡垢，脉弦滑数，小溲不利，大便旬日未行。病久正虚，营卫失和，湿热与痰交阻，气机膹郁不宣，虑其转虚之变，拟和营开泄上焦气分。

油归身一钱五分	盐陈皮一钱	老枇杷叶三钱
炒泽泻一钱五分	生赤芍一钱五分	赤茯苓三钱
白杏仁三钱	全瓜蒌三钱	宋半夏一钱五分
蜜紫菀一钱五分	白蔻仁五分（后下）	大腹皮一钱五分
郁金汁五分（冲）	桔梗汁五分（冲）	鲜佛手一钱

蔡夫人　六月初四日　周春庭诊

昨投开泄上焦，胸痞稍松，舌苔化薄，自觉痰气易逆，腹鸣且痛，大便仍未下，脉滑弦数。病久正虚，究属湿热挟痰，内结气分，尚虑虚波，拟开气涤痰。

蜜紫菀一钱　　　　　川通草一钱　　　　郁金汁五分（冲）

旋覆花一钱五分（包煎）　枇杷叶三钱　　　　嫩前胡一钱五分

赤茯苓三钱　　　　　杜苏子三钱　　　　桔梗汁五分（冲）

瓜蒌皮三钱　　　　　白杏仁三钱　　　　竹沥达痰丸五钱（包）

蔡夫人　六月初五日　程鬘云诊

湿温病起汗多伤津，津亏邪恋，反复数四，欲疟未准。热势灼然，痰涌不寐，烦躁夜甚，匝月之病，纳谷式微。伏邪内踞，正不支持，虚波变险可危。拟扶正达邪，以冀转机为幸。

鲜生地八钱　　　　　火麻仁三钱　　　　大麦冬三钱

生草梢五分　　　　　鲜霍斛一两　　　　淡黄芩一钱

白杏仁三钱　　　　　生赤芍一钱　　　　人参须一钱（另煎冲）

川贝母三钱　　　　　竹卷心三钱　　　　陈金汁一两（冲）

蔡夫人　六月初六日　程鬘云诊

昨进扶正气，养津液，佐理暑邪，彻夜安寐，自觉舒适。清晨遍体酸楚，神倦嗜卧，胸闷烦热，津津汗泄。刻进稀粥一盏，气怯神倦。脉象弦数，舌光苔糙干涸。显然疟邪晨发，由乎气伤津枯，风热内恋，正不支邪，虚波告脱，岂可不防乎！

人参条一钱五分（另煎冲）肥玉竹三钱　　　　炒苡仁三钱

生甘草五分　　　　　制首乌五钱　　　　左秦艽一钱

炒枣仁三钱　　　　　小红枣三钱（去核）大麦冬三钱（去心）

川贝母一钱五分（去心）细生地四钱　　　　鲜佛手一钱五分

蔡夫人　六月初七日　程鬘云诊

脉情较起，谷食渐进，诸恙较前俱得转轻，所嫌者匝月来热蒸汗瘄，泄气克伐不堪，津液已竭，舌苔糙厚，俱起糜点，此乃病之最危最险之款也。今拟益气存阴，以冀挽回万一之幸耳。

人参条一钱五分（另煎冲）	肥玉竹三钱	鲜霍斛一两
川贝母三钱（去心）	鲜首乌一两	生甘草五分
生白芍一钱	白茅根七钱（去心）	大麦冬三钱（去心）
淡黄芩一钱五分	青蒿一钱五分	小红枣三枚（去核）

蔡夫人　六月初八日　程鬘云诊

昨晚安卧，热缓若退，今日竟得神脉安静，舌苔化润，津液幸有回动之善机也。加意守定益气生津，以托伏邪，一路风恬浪静为妙。大便时须慎虚波是嘱。

人参条一钱五分（另煎冲）	大麦冬三钱	生赤芍一钱五分
鲜生地八钱（打）	淡元参三钱	炒苡仁三钱
鲜首乌一两	肥玉竹四钱	鲜霍斛一两
柏子仁四钱	白茅根一两（去心）	青蒿露一两（冲）

蔡夫人　六月十一日　程鬘云诊

暑邪由正气正阴得复而自化，热退两日，胃气已醒，诸恙向安。惟日上舌苔化而根糙，舌质光红，所怕大便下行，阴夺而舌涸变险，尚非坦途也。

生洋参二钱（另煎冲）	人参须一钱五分	生甘草三分
松子仁三钱	鲜首乌一两	大麦冬二钱（去心）

元参心三钱　　　　生鳖甲一两　　　　细生地六钱

川贝三钱　　　　　小青皮三分　　　　火麻仁四钱

荷花露一两

蔡夫人　六月十三日　程霭云诊

昨日午后大便得通，燥结坚而成块，连下数枚，神情倦怠，脉息弦细沉迟，舌光苔糙，口泛腻痰，乃阳明浊气上乘也。拟益气养营，以保本原，冀能日臻佳境为幸。

人参条一钱五分（另煎冲）　　　　大生地五钱（浮石粉拌）

川贝母三钱（去心）　　　　　　　大麦冬三钱（去心）

生冬术一钱　　　　　　　　　　　炒麦芽三钱

黑枣仁四钱（炒）　　　　　　　　盐半夏一钱五分

元眼肉一钱五分　　　　　　　　　生炒白芍各一钱五分

鲜佛手一钱五分　　　　　　　　　鲜稻叶三钱

蔡夫人　六月十八日　程霭云诊

病后食旺便多，津液久伤，后虽日见佳境，无如性情躁急，肝火内盛，与余热互相熏灼，干咳舌干。正虚未复，将届立秋大节，须防反复是要。盖治病易，养病难也。

人参条一钱五分（另煎冲）　　　　怀山药三钱

炒白芍一钱五分　　　　　　　　　炒枣仁四钱

鲜霍斛一两　　　　　　　　　　　五味子三分

生洋参一钱五分（另煎冲）　　　　小柴胡二分（醋炒）

大麦冬二钱（去心）　　　　　　　肥玉竹三钱

生芪皮一钱五分　　　　　　　金铃子七分（蜜炙）

元眼肉一钱五分

蔡夫人　六月二十日　程曧云诊

病后调摄失慎，气阴不复，而肝木横逆，腹痛自病中误下破气破滞而起，舌色光红，脾虚肝旺也。戒恼怒，庶免变迁。

人参须一钱五分（另煎冲）　　　　醋炒白芍三钱

炒木瓜一钱　　　　　　　　　　四神丸二钱（包煎）

大熟地四钱（砂仁末五分拌炒）　　乌梅炭七分

大有党参三钱（建神曲一钱五分拌炒）　生白芍一钱五分

炒苡仁四钱　　　　　　　　　　脾肾双补丸[1]三钱（包煎）

大麦冬三钱（去心）

蔡夫人　六月二十二日　程曧云诊

病后失补，恼怒动肝，肝木克脾，便泄数十次，完谷不化，脉弦舌光。扶土畅肝以挽乎，或邀万一之幸。

人参须一钱五分　　　　　　　炒建曲三钱

广藿梗一钱五分　　　　　　　鲜佛手一钱五分

炒白芍三钱　　　　　　　　　赤茯苓三钱

上肉桂三分（研细，饭糊丸）　　淡吴萸一分

煨木香三分　　　　　　　　　川郁金五分

---

[1] 脾肾双补丸：见于《先醒斋医学广笔记·卷二》：药用人参、莲肉、菟丝子、五味子、山茱萸肉、真怀山药、车前子、肉豆蔻、橘红、砂仁、巴戟天、补骨脂。主治脾肾虚弱、虚寒飧泄、腹痛泻痢、食少神倦者。

白蔻仁五分（后下）　　　　　　　鲜佩兰一钱五分

蔡夫人　六月二十二日亥时　程鬘云诊

肝风横激脾土，便泄虽缓，而神脉并弱，尚恐寅卯时虚波变险之虞耳。

土炒白芍三钱　　　　　　　人参条三钱（上肉桂三分同煎冲）

淡干姜三分（小红枣三枚同炒）　　楂炭末三分（调服）

白蔻末五分（后下）　　　　　　煨木香一钱

炒苡仁五钱　　　　　　　　赤茯苓三钱

鲜佛手一钱五分　　　　　　广藿香一钱五分

蔡夫人　六月二十三日　程鬘云诊

肝风较定，痛泄减稀，今日知饥思谷，刻间心烦之下，恐为风阳复动为患也。

人参须三钱　　　　　　　大白芍三钱（肉桂二分拌炒去桂）

大黑枣三个　　　　　　　五味子九粒（炒）

炒枣仁三钱　　　　　　　西党参四钱（建曲三钱拌炒）

炙甘草五分　　　　　　　炒苡仁三钱

怀山药三钱　　　　　　　制于术一钱五分

蔡夫人　六月二十四日　程鬘云诊

右关脉息颇有起色，便泄渐止，日夜只有三次，胃能安谷，肝风亦有平静之象，但性易恼怒，诚恐木又克土，土败致脱也。况值立秋大节，未许坦途也！

老山人参_{二钱}　　　　大白芍_{三钱（桂末二分酒拌炒去桂）}

五味子_{十一粒}　　　　西党参_{四钱（建曲三钱拌炒）}

生甘草_{五分}　　　　　赤石脂_{三钱（煅）}

制冬术_{三钱}　　　　　焦苡仁_{四钱}

菟丝子_{三钱（盐水炒）}　　山药片_{三钱}

大黑枣_{三枚}

蔡夫人　六月二十六日　程鬘云诊

悲哀动中，则脾气下夺，便泄稀而复多，中下二焦阳气被肝木冲激，不克立定，有虚波告脱之虞也。病从危津中挽出，屡次反复，恐难转吉耳。

益智仁_{一钱}　　　春砂仁_{五分（后下）}　　炙甘草_{五分}

炒木瓜_{一钱}　　　煨肉果_{五分}　　　　制附子_{三分}

炒白芍_{三钱}

上药共研细末，用人参汤调化。

蔡夫人　六月二十七日　程鬘云诊

昨法神效异常，痛泄并止，神脉皆正，胃纳醒而舌苔化薄，质绛俱退，乃上乘之妙境也。所怕一经恼怒动肝，饮食不节，再有反复，秋木凋零，断难挽回者也。

制附子_{五分}　　　煨肉果_{五分}　　　　黄肉炭_{一钱五分}

炙甘草_{三分}　　　益智仁_{七分（煨）}　　炒白芍_{三钱}

西党参_{三钱（建曲三钱拌炒）}

上药共为细末，绢包煎汤，和入人参汤服下。

蔡夫人　六月二十九日　程鬘云诊

肝脾损伤，必须节饮食、戒恼怒，乃第一义谛也。危病转机，诚属万一之幸事，毋忽之。

人参条二钱　　　制附子三分　　　　　　炒枣仁四钱

炒杞子三钱　　　西党参三钱（建曲三钱拌炒）　炙甘草四分

炒白芍一钱五分　煨肉果四分　　　　　　元眼肉一钱五分

大黑枣三个

蔡夫人　七月初六日　程鬘云诊

心脾血虚，肝风内起，面浮脉弦，防肿满喘逆之变。但久病反复，元虚未复，停药失调，从何而恢复耶？

人参条一钱五分　煅牡蛎五钱　　　炒枣仁五钱

炒菟丝三钱　　　熟地炭四钱　　　泽泻一钱五分

焦苡仁四钱　　　炒木瓜五分　　　制附子三分

炙甘草五分　　　炒杞子三钱　　　补中益气丸四钱（包煎）

蔡夫人　七月十六日　程鬘云诊

病后气阴渐复，培养为佳。

西党参三钱　　　熟地炭四钱　　　炒枣仁四钱

生冬术二钱　　　川贝母二钱（去心）　炒苡仁三钱

炒杞子一钱五分　煅牡蛎一两　　　菟丝子三钱（盐水炒）

春砂仁七分（后下）　人参须二钱（另煎冲）

蔡夫人　七月二十三日　杨寄梅诊

病后脾肾阳虚，胃强易于便泄，脉形细软，尺部小，延久恐成肿满，拟中下立法。

炒党参四钱	盐陈皮一钱	朱茯神三钱
盐五味五分	制冬术一钱五分	炒扁豆三钱
煨肉果七分	建莲肉三钱	怀山药三钱
炒苡仁三钱	补骨脂三钱（盐水炒）	芡实三钱

蔡夫人　八月份　杨寄梅定膏方

拟脾肾双补法。

西党参三两	怀山药三两
绵杜仲二两（酒炒）	制于术一两五钱
大麦冬一两五钱（去心）	酸枣仁一两五钱（盐水炒）
大熟地八两（益智仁五钱拌炒）	建莲肉三两
炙甘草四钱	五味子五钱（盐水炒）
清阿胶一两五钱	盐陈皮八钱
煨肉果五钱（盐水炒）	白茯苓三两（人乳拌）
枸杞炭二两（盐水炒）	补骨脂一两五钱（盐水炒）
川断肉二两（酒炒）	黑丹皮一两
春砂仁五钱（打）	龟版胶一两

另，糯米半斤淘洗，川石斛三两，煎汤代水用。

三、医论二则

霍乱论

霍乱者，暑邪直中三阴经也。虽见肢冷，冷⁽¹⁾汗脉伏，却非全属真阳衰脱之证。乃夏月汗出阳衰，中气空洞，暑邪乘隙而入。试思如系虚寒衰脱为患，何独盛于暑令乎？岂不恍然可悟。每见医方纯用附桂姜术，甚之硫黄、来复丹等，一味温补，全忘暑邪为病，如作文而失其题旨矣。暑邪壅遏⁽²⁾，内扰化火，上干肺胃，呕逆水饮不入。邪入手厥阴、手少阴，则胸膈烦闷，或心神昏乱，顷刻致毙。每见服温热药而四肢仍然厥冷，用开散暑邪法⁽³⁾，即得肢温脉复，屡经应验，非敢自夸。病家急切求医，医不精思明辨，但以名价⁽⁴⁾欺人，能勿寒心自愧也。凡暑邪乘阳虚直走三阴为霍乱，病虽相同，其中有三阴手足六经见证分别。急救之法，先以回阳托邪，候邪热所现何经，或属阴暑，或属阳暑，分辨清楚，随机而用。施治若早，邪未入脏，定可挽回。邪入足太阴经，为肢麻；入足厥阴肝经为转筋吊脚。足厥阴肝经内藏足少阳胆火，故口渴饮水即干；入足太阴脾经则不渴饮。肝脾

（1）冷：五卷本"冷"后有"寒"字，衍。

（2）暑邪壅遏：五卷本作"壅遏暑邪"。

（3）开散暑邪法：当指行军散、红灵丹之类，见《霍乱论》。

（4）名价：谓医者之名誉身价。

两证相同，惟此为辨。腹痛者，脐上太阴脾，当脐少阴肾，少腹厥阴肝，脘属胃，绕脐属大腹^{（1）}。或痛而不吐泻者为干霍乱；或呕多泻少，或泻多吐少，或吐泻并盛，或但吐泻而不腹痛^{（2）}，病情万变，不易窥测。故仁心施送单方，或效或不效者，良由病非一例也。谨就管窥之见，参前贤精微确论，并以临证应验诸法，不揣浅陋，质诸方家指教，愿病家勿致药误是幸。

时在壬戌（1862 年）夏六月

吴县鬓云女士顾德华谨识

郁痨论

时下积虚积郁之证，庸工询知郁，但与辛香破气，不顾津枯液涸。询知虚，亦不知何脏气血之虚。一味恋补，若兼肝郁，每易胀闷。病者或疑虚不受补，医者亦自不解，即明知非补不可，又恐逆病家之意，易于受贬，必全撤补药，易破气克伐之品，所谓重虚是也。其病岂有不日蹈危机乎？或更他医，病家先述不能受补之故，对证之方，永相避道，由此致伤者，亦复不少也。直至告脱，统用峻补以了事。治虚不过察脏腑血气升降偏胜，使其

（1）大腹：本作"大肠"，误，据五卷本改。

（2）但吐泻而不腹痛：本篇主要论述暑邪所致的吐泻霍乱，此言但见吐泻而不腹痛者，应是真性霍乱，亦见王孟英《重订霍乱论》。

和平，即谓之可也。盖阴阳一太极，如环无端，气竭血亦竭，血枯气亦止。然汤药入咽，须借胃气敷布药性，运行各经。若胃中气液已竭，其药入腹，肠中无气以运，焉能得力。斯时，虽当世卢扁，亦难措手矣。再有吐血不可服补药，恐补成虚劳之说。习俗相沿，甚至吾侪中亦有是言，诚为可笑。殊不知吐血一证血去阴伤，阴伤则火愈炎，火愈炎则更易动血。当不计岁月，以补剂培养，驱除动血之因，恢复所失之血。病人制七情，慎起居，方可痊愈。然此证始起饮食如常，人每易忽。孰知血后阴液无有不伤，阳气必致少涵，或劫肺为咳嗽喉痹；或逆胃生痰，五心烦热；或克脾便溏，或熏心盗汗。火克庚金而结肛痔，痰循甲木遂成瘰疬，不胜枚举，无一非虚阳上下劫其津液外泄也。若不培补，必延至肉脱喑哑，肺脾两损，则神仙莫挽矣。盖万病莫过此证为难治，立方极费心思，而见功极难，不比伤寒阳明化火时，势若极险，而立方及易，每一服，即可见效。然医者岂可畏难就易，不细究内因诸证乎？余治女科中，除伤寒时症外，每多忧郁思虑，损伤肝脾，或脾阴虚，肝邪化火上憯；或脾阳衰，肝邪化气下陷。余立法培脾而勿滞肝木，疏肝而勿破脾气。然肝郁痰瘀，化风化火化气，诚有千万变化，当随机以应为善。余镂心于此，历十余年，自觉颇有心得。质诸明眼，或有所取耶。

同治七年（1868年）岁次戊辰
孟秋月吴门鬓云内史顾德华识

四、李青崖致顾鬘云信札一函

鬘云才弟同砚妆阁：

愚入春以来，诊案烦劳，刻无暇晷。又值连绵阴雨，寒燠不齐，形神委顿。间吟才弟佳句，以解尘烦，觉笔墨间自具一种灵秀之气，兼多淑孝之音。诗以定性，洵不诬也。昨晨正当静卧，忽闻使者来惠吾尺书，开缄迅读，至起居无恙，结念为之顿解。夫医之为道，至精且微，自非大聪敏人不能会其旨，非大诚实人不能造其极。愚于此中，敢云窥诸万一？而毕生研究探索，颇有心得之端。数十年访求同志，殊少惬心，惟才弟质地高明，本具夙慧，灵光所到，触处皆通，深幸吾道有传人焉。属望之殷，不禁系思之切耳。所询尊慈太夫人咳呛音闪之理，字字句句，深得经义，深合吾心，不甚所喜之至。前读灵素一言，上下贯通，左右逢源，五行胜复了了，此天才也。尚自虚怀好问，精思明辨，所学诚未可量。余之暑证一书，草创于前，望出英才，医学精进，振作于后，锦囊从此属妆台矣。羲梅砚弟，品学端方，贤伉俪志在孝亲济世，诚大有为之人才也，钦佩。藉候侍福，书不尽言。

癸卯长至前三日
友生李照手启

附一　顾德华年谱

*嘉庆二十二年丁丑（1817 年），顾德华出生。

*道光十二年壬辰（1832 年）秋，顾德华十六岁，患暑证神昏痉厥，病延匝月，后延华杏帆，服玉女煎而愈。愈后自学医药经典。

*道光十三年癸巳（1833 年）秋，顾开均患肺痈，延陈莘田治疗而愈。德华割股疗亲。

*道光二十年庚子（1840 年），德华患嗽病，由程文治陪同，赴毗陵请李青崖治病并拜师学医。此前已与程文治（羹梅）结婚。

*道光二十一年辛丑（1841 年）春，文治、德华回苏。

*道光二十二年壬寅（1842 年），治疗第一个病人，程姓三阴疟。

*道光二十三年癸卯（1843 年），程文治（羹梅）患烂喉丹痧，德华诊治而愈。夏至李青崖致函德华。

*道光二十六年丙午（1846 年），胞妹小瑛患烂喉丹痧不治。

*道光二十七年丁未（1847 年），顾兆熊卒。

*道光二十八年（1848 年），程文治病故，韦师《闻见阐幽录》记载程文治"以亲疾籲天，适得外疡，时莘田方远出，为他医治方所误"而死（卒年未详）。咸丰八年戊午（1858 年）顾德华"自祭"，祭文中有云，"怜尔十年来，逆境欣欣守"，说明她已守寡十年，由此推测程文治卒于1848年。

　　*咸丰二年壬子（1852年）冬，韦君绣患关格症，德华为韦师疏方。同时韦师在病中建议检录存稿，编撰《花韵楼医案》。

　　*咸丰三年癸丑（1853年）春，韦师卒，时年六十二。德华开始收集所治病案和编撰医案。四五年完成。

　　*咸丰八年戊午（1858年），德华"自祭"。撰自祭诗五古一章。

　　*咸丰十年庚申（1860年），顾开均卒。

　　*咸丰十一年辛酉（1861年），汪朝棨跋，据跋文云已完成《花韵楼医案》。

　　*同治一年壬戌（1862年），撰霍乱论。

　　*同治七年戊辰（1868年），撰郁痨论，时年52岁。

　　*同治八年己巳（1869年），顾德华被授予旌表。（同治《苏州府志·四》）

附二　顾德华生平考

　　《江苏历代医人志》一书中关于顾德华有如下记述，"顾德华……为苏州名医顾允若之太姑母""七子山顾……顾德昌、顾德华兄妹"[1]，此后的许多文章都沿用此说，认定顾德华与七子山世医顾德昌为亲兄妹。顾德华为《花韵楼医案》的作者，而顾德昌是名医顾允若的曾祖父。这种说法，最早来源于宋立人先生。宋立人之父宋爱人早年求学于七子山顾允若门下，见其家中藏有《花韵楼医案》四卷，顾氏视为传家之宝，秘不示人。宋爱人询问其师，顾氏表示顾德华乃其太姑母，为其曾祖德昌公之胞妹，后宋爱人又将此事告之其子宋立人。20世纪80年代，南京中医学院陈道瑾先生为编著《江苏历代医人志》而搜集江苏医家史料，其间采访宋立人，宋立人即将此说告之，故而有此记述。但由于历史资料缺乏，陈道瑾先生与宋立人先生并未就顾德昌与顾德华的关系进行详细考证，仅仅是依据"口口相传"之言。随着近年来相关资料的丰富，对于顾德华与顾德昌的实际关系产生了诸多疑问之处。因此，为了厘清其中关系，特将顾德华的身世及生平进行如下分析考证。

出生世家

　　顾德华（1817—1868），字鬘云，江苏吴县人。生于清·嘉庆二十二年[据《花韵楼医案·自序》所云"壬辰（1832）秋，年十六，患伤暑证"句推算所得[2]]；卒于同治七年（是她完成最后一篇文章——郁痨论的那一年，次年就获政府旌表[3]）。顾德华生长在一个富裕的绅衿之家，为我国著名文字训诂学家、南朝梁陈·黄门侍郎顾野王的三十九代裔孙[4]。顾野王这一家族，源远流长，枝繁叶茂，是一个文化底蕴深厚、历史渊源久远的大家族，在苏州地区族系支脉繁多。从德华的祖父顾兆熊（1762—1847）开始，属于"六安归吴支"，初居娄门之郊，后迁金阊[4]。兆熊虽无科第功名，然家室富足，热衷于宗族事业，参与修建祠宇、编撰《金阊陈乡贤顾将军祠堂志》，对社会公益也十分关心，立义冢、助赈济[4]。生有顾开圻、顾开均、顾禄、顾开增四子。次子顾开均（？—1860）亦即顾德华父亲，字仲安，国子生，候选州同[3]，也有称他"参军[5]"，但无实职。他是一位很有文化修养而情致广泛的风雅人士，工诗能画，尤好盆艺，将诗情画意熔铸于园艺之中，浑然一体，相得益彰。每逢元宵佳节，城外药王庙借其盆梅以供欣赏，观者济济[6]。开均著有《颐素堂诗》《紫薇花馆诗抄》《玉玲珑馆盆梅唱和集》等诗作。不幸的是，咸丰庚申年（1860年），太平军东进苏城。据《漏网喁鱼集》记载：四月初四，官兵未战先退，纵火劫掠，南壕金阊一带，延烧三昼夜[7]。"山塘七里繁华梦，赢得姑苏一炬红"（俞平伯诗）[8]。顾开均就在此役中，殁于兵灾[9]，时年七十左右。顾德华母亲沈氏于同治间授旌表[3]。

顾德华有一胞妹叫小瑛，道光丙午年（1846年）感染烂喉丹痧，德华屡欲探视，父母恐其传染，禁不许往。小瑛后因汗泄太过，营虚热炽，风动痉厥，救治不及而亡[2]。

开均四兄弟中，要以顾禄最有才华。顾禄（1794年生[10]，卒年不详），字总之，一字铁卿，号茶磨山人。才高智敏，豪迈任侠，然有不拘小节、放荡不羁之失。顾禄对江南社会的民俗风情和掌故、建筑等深有研究，著述颇丰，尤以《清嘉录》（有日本翻刻本）、《桐桥依棹录》影响深远，还辑有《颐素堂丛书》。韦君绣《闻见阐幽录》记载：顾禄"为友陈某诱致邪僻，同系于官"。但据明清史学家谢国桢研究员推断，认为清政府自道光以来，政风日窳，民生凋敝。顾禄恃才傲纵，在其著述的字里行间未免流露些不满心态，竟为当事者所忌，被诬下狱[11]，出狱后忧愤得疾而卒。自顾禄、开均亡故之后，顾兆熊一支的境况，就同日薄西山的清王朝一样逐渐走向衰落，难以复振。

受业名儒

顾德华受家庭熏陶，早年学习国学，其老师是嘉庆间被誉为"吴门七子"之一的韦光黻。韦光黻（1789—1853），字君绣，号涟怀，又号洞虚子。长洲县人。工诗文，擅书画，博览群书，多才多艺，也曾师从张友樵研习岐黄[5]，悬壶于阊西之枫桥，但是问津者稀。德华早年从韦氏习诗文书法，未涉医学。韦氏著有

《山草堂吟稿》《闻见阐幽录》《蕊珠居集论》等。他订立过一个撰写六种医著的计划，可是最终没有完成[5]。韦氏在医学方面的论述，陆九芝《世补斋医书》中曾有多次引用，如在《世补斋医书·文五·犀角升麻辨》中引用了韦氏有关阳明病神昏的论述。又如《文九·续苏谈防其说》批判清末"医道之坏"时提到："韦氏《蕊珠居集》亦痛切言之，询乎其为砭时救俗之书[12]。"说明韦氏之于医学确实非常关注，惜其医著多已散佚，只见一鳞半爪而已。

顾德华是幸运者，既受到文化底蕴深厚的儒士家风的长期熏陶，更有才华横溢的名儒韦光黻的悉心培育，她在"呈韦君绣师"的诗中表达："喜得春风吹满座，红梅花染绛帷香[13]。"映射出师生间的融融之乐，也正是在这春风化雨的温煦和滋润的环境下，一位青年才女茁壮成长。

韦光黻在顾德华成长发展的每一个节点上，都起到了非常重要的影响和推动作用。如顾德华到毗陵治病、学医，韦师不仅极力赞成，且吟诗送行，勉励有加。学成行医后，韦师又建议并指导德华编撰《花韵楼医案》，且多次嘱咐，促其早付剞劂。韦师之于德华可谓关怀备至，指导有方。

咸丰壬子年（1852年）冬，韦光黻来信云"旧疾复发"。德华根据信中所述症状，"悬审病机，乃知关格重证，药力难挽，乃备陈原委，疏方呈之"。不料病情发展迅疾，次年癸丑春（1853年），韦光黻殁于无锡鹅湖镇（延祥乡，今无锡荡口镇附近），享年 65 岁。德华得知，深为痛惜。

诗誉闺中

明清之际，德才兼备的女性观日益为社会主流文化所接受。女性逐渐走出闺阁，开始交游唱和，诗酒雅集，结社吟诗，并创作出大量优秀的闺阁作品。由此，闺秀文学悄然崛起，并在清代中叶达到顶峰，江南地区闺阁吟咏蔚然成风。在这种社会风尚的影响下，深受家学熏陶及名师教诲的顾德华，成了一名闺秀诗人。她天资聪慧，虚怀好学，心性颖悟，性格坚强而有决断。她能诗工楷，与吴中本地文人雅士之间不时酬赠唱和，相互交流，逐渐在苏城文化界中崭露头角。她的诗作淡雅素朴，李青崖老师曾赞赏说："间吟才弟佳句……笔墨间自具一种灵秀之气[14]。"顾德华的《花韵楼诗稿》可惜已经散佚。目前所存，只在清代女诗人恽珠的《国朝闺秀正始续集·补遗》中，辑有顾德华《香雪海歌》《听韦修月师妹弹琴》《海涌峰观日出》《呈韦君绣师》等七首[13]，顾震涛《吴门表隐》卷首《诗录》中一首[15]。《花韵女史医案》（抄本）中有《述怀》和《自祭》诗各一章[16]。现存诗作虽不多，亦足以窥其才艺风格。

顾德华的书法功底也不一般，顾禄从塔影山馆移居抱绿渔庄时，德华为之题赠楹联一副："塔影在波，山光接屋；画船人语，晓市花声。"这是集明人文中的语句而成[17]。

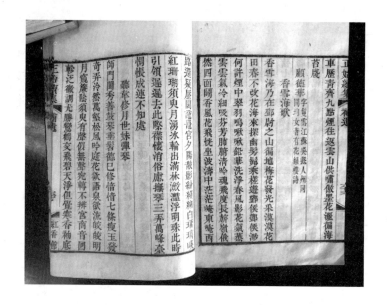

问道岐黄

顾德华的学医过程有两个阶段。第一阶段"八年自学"，出于因病学医，保养其生。顾德华自幼体弱多病，十六岁那年（道光十二年，公元 1832 年）患暑温重证，"群医遍投香薷柴葛，继以连朴，汗不泄而神昏痉厥。延匝月，屡濒危险……更延杏帆华君，投以玉女煎，渐次向瘳"。这是她第一次感受到医学对于人生的重要性，于是抛却女红绣事，每天阅读方书。

次年秋季，德华父亲顾开均罹患肺痈，请陈莘田先生治疗，至秋冬之交，病情转剧，几成不治之症。直至次年春季，才逐渐好转而愈。德华经年侍奉，日事医药，急得"割股疗亲[5]"。

经历自身及父亲的这两次危重病症，德华体念到无论养生，还是事亲，都需要医药知识及其诊疗技术。同时也深感医学之博大精深，非浅学所能洞悟机理。于是德华立志自学，无论《素》《灵》《伤寒》，金元四家，温热学说，遍览群籍，打下了一定的医学理论基础。

顾德华丈夫程文治，字羹梅，吴县人，生年不详。羹梅也是一位医生，初习内科，后从名医陈莘田学习外科，很受器重，多次为师代诊。在1835～1840年间与顾德华结婚。道光二十三年（1843年）四月，陈师患病，程羹梅代师出诊，不慎感染了烂喉丹痧，经德华诊治而愈[2]。

第二阶段从师学医。道光庚子年（1840年）顾德华患咳血症，经顾、程两家商定，决定请毗陵（即常州府）名医李青崖诊治。并由程羹梅陪同前往，悉心调治。某日，李青崖主动提出给德华和羹梅讲授医学。德华二人当即禀明父母，一同执贽于青崖之门。其实李青崖提出授徒之事，另有企求，从两年后青崖师给德华的信中可见端倪。他说："数十年访求同志，殊少惬心。惟才弟质地高明，本具凤慧，灵光所到，触处皆通，深幸吾道有传人也[14]。"意在培养一位多才好学、文化底蕴深厚、医学经典扎实的优秀传承者，也是青崖师对德华从医禀赋慧根的充分肯定。

顾德华在毗陵除了随师侍诊，聆听老师讲解医学外，还经常提出问题，相互答疑，相互切磋。有一次，青崖师结合自己的临床经验，阐释了疟病的病因、病机、热型和治疗。从经典理论联系临床实践，环环相扣，步步深入，给她留下了深刻印象。于是顾德华潜心研读，锲而不舍，持之以恒，她以这种"惟志、惟勤"（《周书》）精神，使之医道大进，竟然以医为业，终其一生。

辛丑（1841年）春，顾德华病愈回苏。临别时，青崖师谆谆教诲，郑重指出：行医之道，要"上报亲恩、中济疾厄、下救贫病"。此话与张仲景《伤寒杂病论·原序》之"上以疗君亲之疾，下以救贫贱之厄，中以保身长全，以养其生"一句相仿，是医家必须具备的品德风尚，青崖师将它赠给正要走上济世之道的得意门生顾德华，以作座右之铭，可见李师之用心良苦。

行医吴中

顾德华回苏后，下一年（1842年）才开始临床应诊。所治病人绝大多数是亲戚朋友相互介绍延请者，患者以妇女为主，除了妇科疾病，还有部分内科杂病和外感时病。她对每一个患者都能精诚相待，亲如家人，省疾诊病，精细周详。在临床诊疗中善于吸收和运用前人的医学成果，疗效卓然，深得社会好评。韦君绣《闻见阐幽录》记述：德华"疗妇人疾辄效。尚衣使者夫人以礼坚招，不得已应之，投剂霍然，认为寄女。由是戚党争相延治，情不能却，异乎炫术求售者也"。与此同时，这位织造署的尚衣使者庆某本人，患肝风筋脉挛急，难以伸展，曾请苏城名医吴仲山治疗一段时间，屡用再造丸、活络丹之类辛温药无效。于是也邀德华诊视。德华诊断为类中，宗河间法从肝阳风痰调治，庆某诸恙渐平，指臂舒展，归京就职时竟得痊愈。治好了这位大人物的疾患，消息不胫而走，医名迅速传播，声誉日高，由是出现了士大夫"争相延治"的现象。

德华在丈夫羹梅的全力支持下，致力于医疗业务，久经实践探索，学验日益提高，治愈了不少重病急症和久病顽疾，如俞姓的"死胎不下"案、江姓的"沥浆难产"案，在当时的医疗条件下都属至危至险、死亡率较高的妇产科重证，经过她的精心调治，患者重获新生。她的品德、医术以及对患者关爱体恤，得到社会舆论的认可和重视，成为一位名振吴中的优秀女医。

孤苦终老

正当顾德华医务蒸蒸日上的时候，不幸的事竟然连续降临到程羹梅父子身上。韦君绣《闻见阐幽录》记述"程羹梅……事亲至孝，以亲疾籲天，愿减算以延父年"。而与此同时，羹梅正患外疡，莘田师又远出游览，以致被他医误治而卒。顾德华在咸丰八年（1858年）作的"自祭"诗中说，"怜尔十年来，逆境欣欣守"[16]，可以说明她已经守寡十年，果如此则羹梅乃卒于道光二十八年（1848年）。

羹梅英年早逝，顾德华仅三十二岁，顿然陷入悽戚清苦的困境，医务家事，一肩担负，继以三载郁病，只得回家依赖父母。德华在《述怀》中云："百感纷来独力支，事繁食少几人知，炎凉态变嗟何速，因果缘偿恨太迟。冰雪清心天应鉴，烟霞痼疾自难医，买山得遂幽居愿，一句弥陀课六时。"德华深感世事维艰，人心叵测，从而参究佛学，企望假佛家的力量以调摄自己舍不开的心境和烦扰俗缘。

咸丰三年癸丑（1853年）开始，德华尊韦师之命，向病家索回所存病案，在深宵灯下，历经数载，撰成《花韵楼医案》四卷[16]。

同治七年戊辰（1868年）顾德华撰写了最后一篇文章——郁痨论。同治八年（1869年）被授予旌表，以表彰她的节孝。因而认定顾德华殁于同治八年，享年52岁。

一位优秀女医在三十年间，以仁心大爱，为患者解除病痛，为医学事业勤奋一生，做出了卓越贡献，在清代医学史上应占一席之地。

与顾德昌的兄妹关系问题

过去盛传苏州七子山名医顾德昌是顾德华的兄长，顾允若家也称她为太姑母。此事是否属实，是一个绕不开的话题，有必要加以探讨。从顾野王开始的大家族中，可以形成多种亲疏不同的兄妹关系，有亲兄妹（同胞兄妹），堂兄妹，同支系和不同支系的兄妹等。通过有关资料对顾德昌和顾德华的家庭、宗族、师承关系等情况分析如下：

❶ 亲兄妹问题

1.师承关系。据20世纪50年代苏州平江区卫生科编辑《顾恕堂方案》时调查，顾德昌幼从其胞叔新周公习医，此后七子山顾医之名日隆，可见顾德昌医学得自家传，其家世代行医。然据《花韵楼医案》自序中记述，顾德华师从毗陵李青崖学医，并未提及其家学渊源，这就使人怀疑了。此外，顾德华行医之后，多次向李青崖老师请教，或探究病源，或交流经验。但和七子山名医顾德昌却无任何交流，其所遗资料中亦无顾德昌点滴记录，两人似乎从无交集，甚至互不认识。故而很难认定其兄妹关系。

2.家庭情况。道光十三年（1833年），顾开均患肺痈，病情危重，作为女儿的顾德华日夜侍奉，割股疗亲。而顾德昌作为顾德华的胞兄、顾开均的"儿子"，且是当时名医，在顾德华的记述中，竟然毫无顾德昌踪迹，既未处方，也不探问，全无亲情可言。这在当时儒绅礼教之家是无法理解的，也是不可容忍的。因此，认为顾德昌是顾德华的胞兄、顾开均的"儿子"依据不足。

3.年龄问题。顾德昌的年龄具有决定性的根据。顾开均生年不详，但据考证，其父顾兆熊约生于乾隆二十七年（1762年），其弟顾禄生于乾隆五十九年（1794年），则顾开均生于1762—1794年。今据《顾恕堂方案》调查，顾德昌（号恕堂）生于乾隆四十七年（1782年），卒于道光二十五年（1845年）。由此可以得出，顾德昌出生时，其"祖父"顾兆熊仅21岁，而顾开均为顾兆熊第二子。从现代医学角度分析，男子具备生育能力约为12岁，因此，如假说成立，则顾德昌出生时，顾开均至少12岁，而顾兆熊则9岁即生二子顾开均，则长子出生时仅为8岁；这显然是有悖常理的。即使在封建社会中存在早婚早育的情况，但在作为儒绅世家的顾家，是否允许这种情况存在，是值得怀疑的。另外，顾德昌幼从其胞叔新周公习医，如顾德昌为顾开均之子，则其胞叔顾新周为顾禄与顾开增其中一位，而顾禄生于乾隆五十九年（1794 年），比顾德昌年尚小 11 岁，且资料中并无记载顾禄精于医学，而四子顾开增则更小，顾德昌何以从其学医。因此，从年龄上看，认为顾德昌是顾开均的"儿子"很难成立，两者更像是同龄人。

由此可见，从师承关系、家庭情况和年龄来看，顾德昌是顾开均之子、顾德华胞兄这种说法难以成立。

❷ 宗族问题

不同支系之间，血缘有远近之异，交往有疏密不同。如顾震涛与顾德华，不是同一支系，二人年龄相差 67 岁（震涛生于乾隆十五年，公元 1750 年），但他们都是顾野王的十九世裔孙，且有诗文交流，因此在《吴门表隐》卷首"诗录"中二人以兄妹相称，这是支系很远的兄妹。

光福是德华裔族最早的发源地，顾野王第五子允南的后裔有一部分没有外迁而留居在光福一带，包括横山（七子山）、楞伽山（上方山）。由此推测，七子山顾德昌极有可能属于光福支系。果如所说，则七子山的顾德昌与六安归吴支的顾开均之间，也有血缘关系，但相距较远。

小结

顾德昌与顾德华是亲兄妹的说法很难成立，两者之间可能是存在血缘关系的远亲。至于他们的辈分长幼如何，那就需经族谱考查，才能得出可靠的结论。可惜至今未能查到相关资料可助证明。

通过对顾德华家庭和个人历史的考证总结，说明顾德华之所以能成为享有盛誉的一代名医，是多方面的因素造就的。既有她文化底蕴深厚的家风长期熏陶，也有苏城名儒韦君绣和毗陵名医李青崖的谆谆教诲，更有她天资聪慧，悟性独具，勤奋好学，对事业坚韧不拔的意志，以及宅心仁厚的个人素质。

自古以来，社会各阶层上自宫闱后妃，下及平民妇女，都很需要有女医为她们诊病服务。因妇女之间声气相通，言可尽意，可以做到"四诊"俱全。所以妇女有病无不希望有一位才高学富的女医为她们解除病痛。可是女医很少，与实际需求差距甚大，查《江苏历代医人志》，两千年来的史志中江苏地区的女医寥若晨星只得六人（包括明代无锡的谈允贤、清代苏州的顾德华）[1]，即使在某一时段出现一位女医，也难以济事，满足不了实际要求。究其缘由，在历史长河中，虽然情况复杂，原因众多，但其最根本的原因是封建礼教、宗法理念、男权至上，妇女地位低下。对妇女存在着歧视、鄙视的态度，以为女子眼短，才智不足，甚至把女医看作三姑六婆之流。因此作为一名女医很难得到社会的肯定和支持，无法像男医生那样不受限制地做一全职医生。特别是清代大力推行旌表制，给妇女戴上更加沉重的枷锁，使其困在了贞节牌坊之下。所以封建制度不除，男女不能平等，妇女要在某个事业上有所成就，取得发展，几无可能。由此可见，顾德华在那个年代能成为闻名遐迩的女医实属不易，当为吾辈后人敬仰学习。

参考文献

（1）陈道瑾、薛渭涛.江苏历代医人志[M].南京，江苏科学技术出版社，1985.

（2）顾德华.花韵楼医案[M].抄本，四卷本，宋寅伯抄录，1928。五卷本，上海中医药大学图书馆藏.

（3）江苏府县志辑10：同治苏州府志（四）[M]//中国地方志集成。南京：江苏古籍出版社，1991.

（4）顾兆熊.金阊陈乡贤顾将军祠堂志[M].抄本，道光二十六年（1856），苏州图书馆.

（5）韦光黻.闻见阐幽录[M].苏州图书馆，吴中文献小丛书之三，1939.

（6）邹弢.三借庐笔谈[M].顾廷龙，续修四库全书：子部：小说家类.上海古籍出版社1996，633.

（7）柯悟迟.漏网喁渔集[M].历代史料笔记丛刊·清代史料笔记，中华书局，1997.

（8）俞平伯.顾禄桐桥倚棹录附录俞平伯题记[M].顾颉刚藏本，上海古籍出版社，1980.

（9）曹允源，李根源.民国吴县志[M].苏州，文新公司，1933.

（10）稻畑耕一郎.清嘉禄著述年代考－兼论著者顾禄生年[M].新世纪图书馆，2006.

（11）谢国桢.顾禄桐桥倚棹录附录谢国桢题记 [M].顾颉刚藏本，上海古籍出版社，1980.

（12）陆九芝.《世补斋医书》卷五、卷十二 [M].山左书局，光绪十二年（1886 年）.

（13）恽珠.国朝闺秀正始续集：补遗 [M].红香馆，1831（道光十一年）66b—68a.

（14）李青崖.花韵楼医案附录·李照致顾鬘云函 [M].抄本，五卷本，上海中医药大学图书馆藏.

（15）顾震涛.吴门表隐 [M].南京：江苏古籍出版社，1999.

（16）顾德华.花韵楼女史医案 [M].抄本.

（17）顾禄.桐桥倚棹录 [M].上海古籍出版社，1980.

附三 《花韵楼医案（四卷本）》学术成就

顾德华是一个临床家，不是理论家，只有连篇案例，没有长篇大论。所留存的两篇"医话"，亦是来自临床实践的"感想"。夹叙夹议是顾氏案例记录的特色。其分析病情或细致入微或简明扼要，反映其深厚的语言功力和中医理论底蕴。

根据《花韵楼医案（四卷本）》中引述的医学理论和方药思路，可以清晰地看出她的学术渊源，既深且广，除了《灵》《素》《伤寒》《金匮》诸经典外，还得益于许叔微、刘完素、李东垣、朱丹溪和叶天士等诸多名家。顾氏在学习与实践过程中继承了他们的优秀学术思想和临证经验，融汇而贯通之，且能有所创新。她在临床中不仅妇科领域名重一时，诊治内科杂病、外感热病也是成绩斐然。

理论娴熟，应用得当

中医理论源远流长，中医著作汗牛充栋。顾氏聪明睿智，又经过近十年的勤奋学习，中医理论烂熟于心。临证之时对中医理论的应用得心应手。如对疟疾六经分治及脏腑定位理论源于《黄帝内经》。顾氏言："暑热伏营，凉风束卫。交秋降令……发为大疟……通调……阴阳。"与"夏伤于暑，秋必痎疟"（《素问·阴阳应象大论》）"夫痎疟皆生于风……阴阳上下交争，虚实更作，阴阳相移也"（《素问·疟论》）可谓一脉相承。其"三日一作者，邪入于三阴经也。作于子午卯酉日者，少阴疟也。作于寅申巳亥日者，厥阴疟也。作于辰戌丑未日者，太阴疟也"完全来自《丹溪心法》，在具体治疗过程中又常"仿仲景法""用东垣方"。对疟疾的辨治过程融合了《黄帝内经》及张仲景、李东垣、朱丹溪的各家理论。

最为可贵的是顾氏对理论的应用没有门户之见，既无寒温之争，又无经方时方之分，更无"温""清""补""泻"的偏好，而是能够"兼容并收"各家学说，灵活运用。外感病历来有寒温之争，伤寒学派、温病学派，医家们各执己见。按地缘关系而论，顾氏应该受叶天士的学术思想影响最深，也擅长使用清热解毒、凉血益阴止血、息风止痉等方药治疗温热病，但其从不生搬硬套强分寒热，而是善于将《伤寒论》理论与温病学说融汇贯通。所言"阳明气火迫血上行""暑风湿热蕴蓄阳明"等语已经融入了六经、卫气营血、三焦理论。如治桂某温病案，未拘泥叶氏"温邪上受，首先犯肺，逆传心包"之说，而以六经立论，且"拟仲景法""仿仲景……汤加减"施治。其中以葛根芩连汤加减治疗"少阳之邪传入大肠"；用"急下存阴"方药治疗"阴虚舌绛，阳明腑气未通"；用仲景法（四逆加人参汤）治"正虚""脉细"，"下利神倦"；仿"竹叶石膏汤"意"补""气阴"，"清"余热。

理论是为临床服务的，理论的选用完全由病情决定。顾氏从不先设条条框框，自我限定，生搬硬套理论，而是从临床实际需要出发，根据具体病情选择相应的理论。顾氏能够取得巨大的临床成就，说明其理论应用得当，所用理论经受住了临床实践的检验。

创建新说，纠正"习俗"

顾氏重视实践和经验的习惯，并非影响其对理论的进一步探讨。"开散暑邪"理论由顾氏创立。所谓开散暑邪理论，即"暑邪袭伏……宜先开肺气以达邪"，"虽无寒邪，亦当先开肺气"。暑邪致疟，治疟自然应该开散暑邪。顾氏言"治疟之法，时医每见其邪在气分，胸满不食，不知开肺泄邪"，此乃对不知开散暑邪者的批评，从反面论证了"开散暑邪"的理论的正确性。

暑性属热，"热者清之"，暑多夹湿，治当清热祛湿，但顾氏强调暑邪需要"开散"。所谓"开散"，顾氏又称"开肺""开气"，是开通肺气，亦即"开肺泄汗""开泄上焦气分"，此泄汗不是为了"解表"，其所治疾病的病位在肺，在"气分"，不是卫分。开散法，是通过开肺发汗，使在气分之暑热、暑湿之邪从表而解。病邪侵犯人体由浅入深，开肺发汗也使病邪由深出浅。如"邪陷心包，舌不出关，几至厥脱，而以回阳开泄陷邪，邪从外走阳明"，即是使内陷心包之邪外走阳明，此时顾氏又称"开泄陷邪法"。案中有言，"蔻仁、牛蒡、郁金开泄肺气"，所以开散法常用药物是牛蒡子、郁金、蔻仁。暑热之病多用牛蒡子、郁金，暑湿、湿热之疾则加用蔻仁。肺热生痰，开肺化痰则用桔梗、川贝母。

暑邪从卫入气，从气入营。在营分之暑邪的治疗，开肺需与清营同用。如"伤暑病交第八日，汗出热衰，汗收复热。舌干黄厚，边泛白腻。大便溏泄，神昏呓语，循衣摸床，邪已走入包络，诚至危之候也"，拟开肺清营并进。

其开散暑邪法的提出，是基于顾氏暑病多虚的认识，顾氏所谓"试观乡人胃壮强食之辈，患疟者勿药亦瘥，良由正能胜邪耳"，"中气久馁，伏暑发疟……初起失开肺经……卫风营热不能化达"，所以"暑邪病……正虚邪从内陷营分，神倦气闷……急急扶正托邪，冀能邪从少阳转出，肺气开通，生机可握"。正虚是指"脾气夺而津液亏"，所以顾氏开散法，演变成"开达清托"法，"暑邪抑遏于里"，用开散法使在里之暑邪"外达"，结合犀角、生地黄、丹皮等清热凉营或和人参、麦冬等扶正托邪。

不仅暑邪需要开散，其他温热病也需要开散。如"冬温忽发，月事适行，阴气先虚，邪从内传。一候之前，失于开泄肺经。今病交十三日，曾服小柴胡汤，微微得汗。其邪充斥肺胃，兼入营分矣。昼夜烦躁，神魂飞越，脉涩弦数，舌绛苔厚，痰滞不行，大便溏泄。深恐痉厥，必多变险。淡豆豉三钱，牛蒡子三钱，牡丹皮一钱五分，细生地三钱，淡黄芩二钱，苦桔梗一钱五分，真贝母三钱，广郁金一钱，左秦艽一钱五分，赤茯苓三钱，山楂炭三钱"。

在创建新说的同时纠正了一些错误的理论。顾氏将错误的理论称为"习俗"。如"盖人未有中气不虚而患疟痢者，谁谓小儿无补法哉。况幼稚血气未充，病久转虚，扶本祛邪，一定之理"，

"再有吐血不可服补药，恐补成虚劳之说。习俗相沿，甚至吾侪中亦有是言，诚为可笑。殊不知吐血一症血去阴伤，阴伤则火愈炎，火愈炎则更易动血。当不计岁月，以补剂培养，驱除动血之因，恢复所失之血"。纠正了"小儿无虚"及"吐血不可服补药"之说。

精思明辨，随机应变

症状是疾病的外在表现，也是辨别病因病机的重要依据。透过现象看本质，但症状有真有假，诊断易被假象所迷惑。顾氏善于捕捉特异性症状，因时因地因人而异，推论病理部位和病变性质。"邪入足太阴经，为肢麻；入足厥阴肝经为转筋吊脚。足厥阴肝经内藏足少阳胆火，故口渴饮水即干；入足太阴脾经则不渴饮。肝脾两症相同，唯此为辨。腹痛者，脐上太阴脾，当脐少阴肾，少腹厥阴肝，脘属胃，绕脐属大肠。或痛而不吐泻者，为干霍乱。"不仅是霍乱，对其他疾病的诊断，顾氏往往也是能够洞察细微，使病机的辨别入细入深。

病因病机是治疗的对象，病因病机辨认清楚后，治疗才能有的放矢。顾氏针对持续的病理变化，能够做到见招拆招，确是杏林高人。其云："余治女科中，除伤寒时症外，每多忧郁思虑，损伤肝脾，或脾阴虚，肝邪化火上僭；或脾阳衰，肝邪化气下陷。余立法培脾而勿滞肝木，疏肝而勿破脾气。然肝郁痰瘀，化风化火化气，诚有千万变化，当随机以应为善。"在治疗外感病时更是审时度势，而又当机立断。

治疗方案，周密适当

"拟宣和营卫气血，通调督任阴阳""拟滋营，佐以清理阳明""拟表里合解""拟养肝阴，和阳明，调摄为主""拟疏其痰气，养其营血""拟培养奇经八脉，佐理肝脾""拟宗《内经》治肝第三法，镇守中州以靖逆气""拟和脾养肝，佐理肠胃痰热""拟养血和脾治痰之本，理气平肝治痰之标""拟守中下以保本元，佐理肝阳痰火以清神志""拟益阴潜阳，平肝化痰，兼清营分余热""拟下滋肾阴，中守胃关，旁佐调畅郁火法"，如此等等，其立法注重整体调节可见一斑。杂病的治疗，重视脏腑之间的生理病理关系，进行多脏腑调节。顾氏在治疗女科病症时特别强调体用双调、肝肾同补、补益脾土。因"女子以肝为先天""肝体阴而用阳""治宜养肝之体，疏肝之用"，常以归芍补血养肝体，香附、郁金疏肝用。又肝肾同源，水以涵木，多以枸杞子、川续断肝肾同补。又"见肝之病，知肝传脾，当先实脾"，故以白术、茯苓益气健脾。其治疗方案周密适当、照顾全面。

再如华姓疟痢（便泄）案，以清热凉营、解暑截疟、培补中焦、祛湿止泻、益气养血滋阴等攻补兼施的方法，针对其暑热疟邪、脾虚湿蕴、气血阴液亏损的病因病理，进行了全面调治。再如治华童疟痢案，以桔梗"开肺泄热"，青蒿、秦艽清热截疟，"元武版滋养任脉以缓热；鳖甲能攻血络瘀结，合元武兼驱营分伏暑"，人参、当归、芍药培补中焦，益气养血。全方诸多治法配合，扶正与祛邪两相兼顾，相得益彰。

组方灵活，加减变通

"知读方书而执其方者，如取糟粕；悟其理者，自能应变无穷"，顾氏从不"墨守成方"与此指导思想有关。"仿仲圣法""仿东垣法""仿许学士法加减""仿玉女煎意""仿薛立斋补中益气汤合六味丸法"，"仿归脾、逍遥合而加减"，其习惯模仿某法某方进行加减变通，用其法未用其方，虽用其方而未尽用其药，药物组方只需符合方剂"大意"即可，故而全书未有一个处方与原方完全相同。所用的成方丸剂也是加入汤剂与其他药物一起煎服。如"拟理中大意"，方中"台参须一钱五分（另煎冲），制附子三分，淡干姜五分，云茯苓三钱，川断肉三钱，白归身一钱五分，炙甘草三分，广陈皮五分，小红枣三枚，酸枣仁三钱"。未用白术，不是理中汤全方；加附子，又备四逆汤方，且有附子理中之意。"疟后感风反复，面浮腹膨，总由脾气虚弱之故。"茯苓利水以治腹膨，张仲景在理中丸下有"腹满者，去术，加附子"之语。之所以用茯苓不用白术而加附子，恐因"腹膨"之故。其用当归、陈皮等补血活血化痰利水，以防其形成疟母。枣仁、红枣之用，是因患者素有心悸失眠病证。川续断与当归、附子、人参同用是在于"肝脾肾同补"。处方用药完全按病情需要而定，其配方灵活，又不失"矩周规值"。

再如治张某昏厥案："神昏发厥，口噤不语，撮空惊惕，少腹肿满，小便不通，脉细涩无神。肺金几绝输化之源，肝木更现衰败之象，势属难治。青葱管五寸（泡汤），童便一杯，猪胆汁三小匙。另用蟋蟀干二枚，瓦上炙去翅足，研细末调服。二诊，昨用通畅决渎一法，小便已通，痉厥已止。"以《伤寒论》白通加猪胆汁汤去干姜、附子，加蟋蟀，改辛温通阳为辛凉通利之剂，取得极佳的治疗效果，也反映顾氏具有极强的处方变通能力。

用药精巧，独具匠心

顾氏虽然无门户之见，但更擅用清热类药，尤其频繁使用犀角、羚羊角、地黄、金汁，各种浆、汁，凉血止血、息风止痉、益阴生津等药，以治疗高热神昏、血热妄行、阴虚动风及热伤津液等病证。

对地黄使用的第一个特点是品种多样，所用品种包括鲜生地、生地黄（干地黄）、生地炭、熟地黄、炒枯熟地黄、熟地炭。其炮制品更是"丰富多彩"，具体有：鲜生地黄与淡豆豉同打，鲜生地黄与生姜同打；生地黄用砂仁末拌炒，生地黄用制附子拌炒，生地黄与蛤粉炒，生地黄与浮石粉拌，生地黄与蛤粉炒炭，生地炭用蛤粉炒；熟地黄用青盐拌炒，熟地黄用干姜拌炒，熟地黄用砂仁末拌炒，熟地黄用砂仁拌炒炭，熟地黄与蛤粉炒，熟地黄与蛤粉炒炭，熟地黄用制附子拌炒，熟地黄与海石粉炒；熟地炭用酒炒，熟地炭与砂仁末拌炒等。

顾氏使用地黄的另一特点是用量较大，熟地黄常用五六钱，生地黄用至一两，鲜生地黄最多用二两，且多次生地黄与鲜生地黄或者生地黄与熟地黄同用。取生地黄滋阴凉血之用，治疗营血热重，逼血妄行以及阴虚动风病证。以熟地黄滋补阴血之功，治疗肝肾亏虚病证。在血虚出血病证时用熟地炭既补血又止血，用生地炭既凉血又止血。肠燥便秘之时，用大剂量生地黄能增液通便。各种炮制品，可避其性凉滋腻碍胃诸害，竭尽地黄的效用。可以说顾氏对地黄的使用已用到极致，顾氏使用地黄的水平，历代医家无出其右。

顾氏对金汁的运用也颇具特色。金汁是人屎的第三级产物，是用人屎经过滤汁、久埋地下而成清澈明莹的液态药物。古代用粪便入药原始甚早，《黄帝内经素问》首用鸡矢醴，《金匮要略》首用人粪汁治"食诸菌中毒，闷乱欲死"。至东晋·葛洪扩大了使用范围，他在《肘后备急方》中说："伤寒时气温病已六七日，热极，心下烦闷，狂言见鬼，欲起走。绞粪汁，饮数合至一二升。谓之黄龙汤，陈久者良。"除治疗时疫温病，高热狂乱外，还用于箭毒蕈毒，天痘黑陷，毒蛇咬伤等病。至明代汪机加强炮制，制出了（陈）金汁。"用棕皮绵纸上铺黄土，浇粪淋土上，滤取清汁，入新瓮内，碗复定，埋土中一年，取出清若泉水，全无秽气，年久者弥佳。"

或许以为金汁是人屎所制，秽浊之品，不堪入药，所以在历代医案中很少见用。唯独叶天士《临证指南医案》在疫门、温热、暑证中使用甚多，取金汁与犀角同用，取得卓著疗效，引起社会重视。《温热论》指出："凡荣分受热，则血液受劫，心神不安，夜甚无寐，或斑点隐隐者可用犀角、竹叶之属……若加烦躁，大便不通，金汁亦或加入。"说明金汁是治疗邪入营分的清热解毒药。

顾德华沿用叶天士使用金汁的思路，并在此基础上有所创新，补充了治疗"大便热泄"的功能，其云："金汁救热陷有神效，并治大便热泄尤妙，非敢自炫学识，实有心得不敢自秘。"不仅如此，其用金汁与温热药配伍治疗寒热夹杂病证，也是顾氏的一大发明。

《花韵楼医案（四卷本）》中应用金汁共有十一例，其中治疗烂喉丹痧一例，用犀角大青汤加金汁、锡类散，二剂而愈。治疗温病、暑温、伏暑疟疾类者七例，皆是邪入营分，内陷心包，而致烦躁神昏，风动痉厥的重证。都是金汁与犀角同用，甚至与至宝丹同用，每能转危为安。有时壮热心烦，有内传先兆者，即抓住时机，及时应用犀角、金汁，可截断疾病的进一步传变。其治一例暑疟兼下利，连热不退，小溲不通，唇牵指瘛，舌绛无苔，脉右细左数。取附子理中丸加金汁，温中与清解同用。午前进药，申刻小溲连通两度，自利顿止，风阳内动之势亦缓。顾氏对金汁使用，取得较好的疗效，值得我们重视，需要加以探索。

秦艽是顾氏喜用的一味药，共使用近百次。秦艽苦辛而微寒，功能祛风湿、清虚热而利湿退黄，主要治疗风湿痹痛、骨蒸潮热和湿热黄疸。顾氏认为秦艽的基本作用是"驱""经络伏风"，驱风从而透达湿、热等邪。其中有 48 次是用在初诊患者身上，亦彰显其"驱风"之功。常与防风、桑枝、牛蒡子等配伍以"轻疏上焦以散风"，治疗"感风鼻塞""风邪郁伏太阴""暑热凉风留顿""传染风温时疠""冬温……失于开泄肺经""暑湿泻痢""湿热下注阳明之络，外束风（邪）""暑风湿热""疟疾""历节痛风""暑风郁伏肺卫，暑热蕴蒸营分""营虚血热""喘哮""湿温""暑热……汗泄未透""暑邪袭伏少阳""少阳间日疟""卫风营热不能化达""伏暑秋发""伏暑发疟""暑热深伏营分""暑热内伏，凉风外束""营热""痉厥""瘅疟""三阴久疟""伤暑……汗收复热""伏暑……表热夜盛""暑重风轻""潮热"等。顾氏用治青腿牙疳，颇有创意。患者"脉弦细数，牙龈腐烂流血，舌绛苔白，食减便溏，患经匝月"。顾氏"以脉证格之，乃湿热混淆于阳明，兼夹风邪也。今视两腿遍起青色，即是外科中青腿牙疳症"。"因青色属风而显于阳明部位，故用秦艽一味，余药（石斛、生甘草、茯苓、马勃、藿梗、土贝母、野蔷薇、黄芩、生冬术等）化湿热"。"三诊，牙疳全好，胃纳亦增，湿热风邪俱化矣"，顾氏"自喜不已"。

顾氏使用川贝母高达219频次。众所周知，川贝母具有清热化痰止咳、散结消肿之功，多用于燥热久咳及各种痈肿的治疗。顾氏除用于痰热咳嗽、哮喘病证外，还用于肝郁、肝阳亢旺诸证，还有就是代替半夏用于妇人之虚劳咳嗽、吐血咯血、肺痿肺痈、乳痈等病证。"盖半夏、陈皮本宜于脾胃湿痰气滞之病；苟属表风里热，发于阴虚体质者，服之伤液，不易得汗，汗后或多舌干口渴。然人皆看惯，不疑为害，医家又复写惯，亦不细究；或有病家见熟识之药，虽不对证亦为合意。"痰是病理产物，又是致病因素。本书病案中与痰相关的病证有咳嗽、气喘、心悸、少寐、闭经、喉肿、木蛾、瘰疬、癥块、舌蕈等。半夏性燥，可治痰湿。但若痰湿兼有里热、津液不足、气阴两虚、血虚等病证，舌苔黄腻或干或花剥或少苔或无苔，咳吐黄痰或痰中带血或痰黏难咳或呛咳，只要存在其中一种情形，顾氏即改用川贝母，故其在用小陷胸汤、麦门冬汤甚至温胆汤时却不用方中的半夏，而用质润之川贝母。不仅如此，顾氏擅于应用川贝母"清""疏"之功，治疗肝郁、肝风、肝火的病证。案中所治病证有："心烦"，"如痴如狂"，"肝经郁火伏于营分"，"血枯经闭"，"经少胸闷"，"经水愆期"，"忧郁气结……乳房胀痛"，"乳房作胀"，"肝阳痰火上升……不能安寐"而"神昏呓语，循衣摸床"，"心肝不宁"，"肝脾不调"而"营血内亏"者，"思虑郁怒伤肝所致"，"呕血"，"心中嘈烦"，"虚火郁阳"，"虚阳郁火"，"阴虚木火熏心，少寐多烦"，"瘀郁"而又"胸闷烦热"，"经后血虚，肝木不和"，等等。

顾氏用药也有一定的局限性。其局限性包括两个方面，一是柴胡、附子用量太小；二是不用麻黄、大黄。

顾氏的基本认识是，"人参、柴胡升提""柴胡有升肝之害""柴胡……升肝胆气火"。顾氏使用柴胡局限于"疏肝解郁"和"升提"的功效，用量很小，最大用量才5分。如用李东垣的"调中益气汤"治疗"邪在太阴""神疲纳少"的疟疾，以及"气从下陷""经居三月有余"的崩漏；用李东垣益胃升阳汤治疗"临经腹痛腰酸，气从下注则便泄溏薄"；用李东垣的补中益气汤治疗"六脉虚弦，形神困倦""经前腹中酸坠""崩漏""脾阳下陷，肛脱难收，肠脂自滑而下""清阳不升，浊阴不降，大便燥结，肠脂时下""经居三月有余，骤然腹痛酸坠不已""淋痛"，皆是以小剂量的柴胡与人参黄芪配伍升提中气。用逍遥散治"肝木乘土"的痢疾，"肝脾气陷，便后下血……脱肛"，仍是小剂量柴胡以疏肝解郁。即便是用小柴胡汤治疗"暑邪袭伏少阳"间日疟，其柴胡用量仍然是 3 分、5 分，有失仲景用大剂量（8 两）柴胡清热的旨意。

顾氏用附子的用量与柴胡相仿。所用附子皆是制附子，共用 44 频次（不包括 2 次附子理中丸），其中用量 1 分的 6 次，1.5 分的 2 次，2 分的 6 次，3 分的 11 次，4 分的 1 次，5 分的 4 次，7 分的 2 次，1 钱的 2 次。常用量 3 分，最大用量是 1 钱。这种用量下难以胜任较好的温阳角色，其止痛作用也有限，比较符合其"引阳潜藏"及"守阳"以防"阳脱"的用药思路。

顾氏治病未用过一次麻黄、大黄。其祛风散寒一般都是用荆芥、紫苏、防风，最多用桂枝，而且桂枝用量很小。顾氏谓："近见执煞温表一法，不论春尾夏初，概用麻黄温肺，每致口渴转甚。"又曰："若审定果有寒邪抑肺，寒痰痹肺，自宜紫苏、荆芥温表，重则非麻黄不可。"可见，顾氏对麻黄有所畏惧，所以全书没有一案用过麻黄。此非麻黄药物之过，而是顾氏未能悟透仲景麻黄与石膏配伍之妙着。顾氏不用麻黄是有原因的，因为其所治疾病多是温病。但令人疑惑的是治疗那么多的温热性疾病为何没用过大黄。大黄有非常好的泄热通腑作用，是治疗急性外感疾病阳明腑实、高热神昏谵语的要药。外感热病即便是急下存阴之时，顾氏都未用大黄。虽然鲜首乌、生白芍、生地黄都有泻下作用，但仍不足以完全替代大黄的效能，放弃使用具有"将军"美誉的大黄，着实可惜。